W0255680

ISBN 978-3-662-27213-8   ISBN 978-3-662-28696-8 (eBook)
DOI 10.1007/978-3-662-28696-8

Inhaltsverzeichnis

Fortsetzung des Inhaltsverzeichnisses auf Umschlagseite III!

Gesammelte Gesundheitsstatistische Abhandlungen und Kurzberichte

Folge I (1936)

Bearbeitet von Dr. **Kurt Pohlen**

Vorbemerkung

Es hat sich als zweckmäßig herausgestellt, die im Rahmen der „Arbeiten aus dem Reichsgesundheitsamte" erscheinenden gesundheitsstatistischen Abhandlungen in Sonderheften und Sonderbänden zusammenzufassen. Diese Sammlung ist als eine Ergänzung des gesundheitsstatistischen Teiles des Reichs-Gesundheitsblattes gedacht, zumal es außer dem Reichs-Gesundheitsblatt an einer besonderen medizinalstatistischen Zeitschrift fehlt. Als erster Band der „Gesammelten gesundheitsstatistischen Abhandlungen und Kurzberichte" ist der 71. Band der Arbeiten aus dem Reichsgesundheitsamte vorgesehen, von dem das erste Heft mit Beiträgen von Dr. Kurt Pohlen hiermit zur wohlwollenden Aufnahme übergeben wird. Die folgenden drei Hefte des 71. Bandes werden ungefähr in halbjährigem Abstande erscheinen und gleichfalls diejenigen Abhandlungen von Dr. Pohlen enthalten, die in den verschiedenen Zeitschriften (außer dem Reichs-Gesundheitsblatt) veröffentlicht werden.

Sonderabdruck aus

Gesundheit und Erziehung

Verlag von Leopold Voß in Leipzig

49. Jahrgang   Heft 5, Seite 136–144   Mai 1936

Der Ernährungszustand der Schulkinder

Von K. Pohlen

Mit 3 Abbildungen im Text

(Aus der humanmedizinischen Abteilung des Reichsgesundheitsamtes)

Im allgemeinen besteht das Bedürfnis, bei den schulärztlichen Reihenuntersuchungen neben den Angaben über das Vorkommen von bestimmten pathologischen Erscheinungen (chronische Krankheiten und Gebrechen) auch zu einem zusammenfassenden Urteil über den Gesundheitszustand zu gelangen. Es hat sich eingebürgert, hierfür den Ernährungszustand zu verwenden, der, für jeden einzelnen mit einer der drei Noten: gut $= I$, mittel $= II$ oder schlecht $= III$ ausgedrückt, sich bequem für statistische Zusammenstellungen und Vergleiche benutzen läßt.

Über die Frage, was im einzelnen Fall als guter, mittlerer oder schlechter Ernährungszustand zu gelten hat, bestehen noch keine reichseinheitlichen Vorschriften [1]. Die begrifflichen Erklärungen des vom Reichsgesundheitsamtes im Jahre 1921 aufgestellten Einheitsfragebogens für die schulärztlichen Reihenuntersuchungen sind zwar nicht überall übernommen worden; in den meisten Orten unterliegt doch die Wahl der Bezeichnungen gut, mittel oder schlecht den gleichen Grundsätzen, denen zufolge der Ernährungszustand nach dem Fettpolster auf dem Brustkorb zu beurteilen ist. Er ist als gut zu bezeichnen, wenn keine Rippenkonturen sichtbar sind, er gilt als mittel, wenn die Rippenkonturen unterhalb der Brustwarzen sichtbar sind, und als schlecht, wenn die Rippenkonturen auch oberhalb der Brustwarzen am Ansatz der Rippen am Sternum sichtbar sind. Alle drei Bezeichnungen sollen bei der Betrachtung des Brustkorbes bei senkrecht auffallendem Lichte verstanden werden.

Daneben wird in manchem Ort, so auch in Berlin, die Beurteilung des Ernährungszustandes mit der des allgemeinen Gesundheitszustandes, teils durch komplizierte Formeln, verbunden.

Der Grad des mehr oder minder deutlichen Sichtbarseins von einzelnen Rippenkonturen macht naturgemäß zum erheblichen Teil ganz subjektive Entscheidungen des beobachtenden Schularztes notwendig, zumal die Beurteilung des Gesamternährungszustandes nicht von

---

[1] Vgl. K. Pohlen: Die Statistik des Ernährungszustandes der Schulkinder in Preußen im Jahre 1932. Zeitschrift der Gesundheitsführung für Mutterschaft, Kindheit und Jugend. I. Band, Heft 11, 1934, S. 532—541.

rein äußeren schematischen Bedingungen abhängig sein darf. Das ist z. B. wichtig bei den konstitutionell Mageren, bei denen durchaus kein „unbefriedigender Ernährungszustand vorzuliegen braucht. Mager und schlechter Ernährungszustand ist nicht dasselbe.

Bislang waren die Unterlagen über die Bewertungen des Ernährungszustandes von Schulkindern noch sehr spärlich und ließen sich zudem wegen der verschiedenartigen Zusammenfassung nur schwer miteinander vergleichen [1]. Da aber solche Angaben unter Umständen ein vorzügliches Mittel zur schnellen Übersicht und zum

		Knaben				Mädchen			
	Schuljahr	Gesamtzahl der untersuchten Schulkinder	Davon erhielten die Bezeichnung			Gesamtzahl der untersuchten Schulkinder	Davon erhielten die Bezeichnung		
			gut	mittel	schlecht		gut	mittel	schlecht
1	2	3	4	5	6	7	8	9	10
Ernährungszustand	Schulanfänger								
	4./5. Schuljahr								
	Schulabgänger								
Allgemeiner Gesundheitszustand	Schulanfänger								
	4./5. Schuljahr								
	Schulabgänger								

einfachen Vergleich des Gesundheitszustandes unserer Schuljugend bieten können, ist die ausdrückliche Frage nach dem Ernährungszustand in die Jahresgesundheitsberichte der Amtsärzte aufgenommen worden [2]. Bis zum Jahre 1933 wurden in

[1] Vgl. auch: Der Ernährungszustand der Schulkinder in: K. Pohlen: Gesundheitsstatistisches Auskunftsbuch für das Deutsche Reich. Ausgabe 1936. S. 117/118.

[2] K. Pohlen: Zur Berichterstattung der Kreisärzte über die Gesundheitsfürsorge (Soziale Hygiene) in Preußen für das Jahr 1934. Zeitschr. für Medizinalbeamte 1934, Nr. 12, S. 492 bis 516.

den, den Jahresgesundheitsberichten zugrunde liegenden Fragebogen nur die all=
gemeineren Angaben verlangt:

„Ärztliche Beobachtungen bei der Durchführung der Schulgesundheitspflege: (Ernährungs=
zustand, Gesundheitszustand, Krankheiten — insbesondere bei Schulanfängern und Schul=

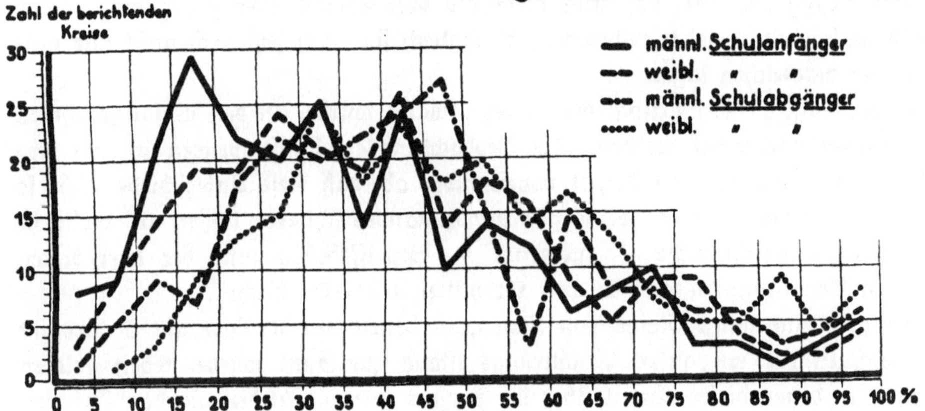

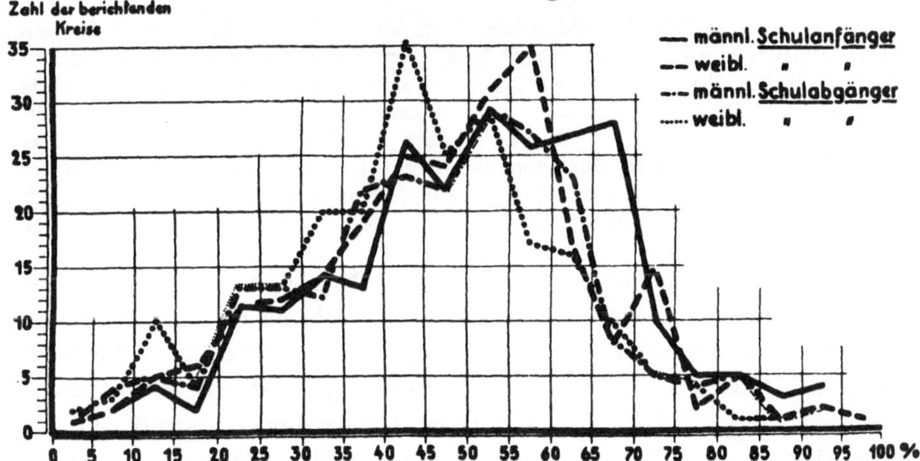

abgängern — Wohnungs= und Bekleidungsverhältnisse und ähnliche. Falls besondere Sta=
tistiken geführt werden, beifügen!).“

Infolge dieser unbestimmten Fragestellung hatten von den nahezu 500 preu=
ßischen Kreisen (einschl. der 20 Berliner Bezirksämter) nur 85 Mitteilungen über

den Ernährungszustand gemacht, die sich jedoch nicht nach Geschlecht und Alters=
gruppen gliedern ließen.

Für das Jahr 1934 ist die Frage nach dem Ernährungszustand — und ebenso
nach dem allgemeinen Gesundheitszustand, die jedoch in geringerem Ausmaße
beantwortet wurde — in eindeutiger Form gestellt worden. Hierbei hat das nach=
stehende Schema gedient.

Der Erfolg war der, daß nun mehr als drei Viertel aller preußischen Kreise
diesbezügliche Antworten erstatteten, wenngleich sich auch jetzt noch nicht alle mit=
einander vergleichen lassen.

Leider muß die Erfahrung, die früher gemacht wurde, bei den umfangreicheren
Unterlagen wiederholt werden. Die Beobachtungsergebnisse weichen in den ein=
zelnen Erhebungsgebieten derart voneinander ab, daß diese Unterschiede nicht so
sehr auf Verschiedenheiten des Ernährungszustandes schließen lassen, als vielmehr
auch eine unterschiedliche — subjektive — Begriffsbestimmung der drei Noten
für den Ernährungszustand I: gut, II: mittel und III: schlecht[1].

Es gibt eine ganze Reihe von Orten, in denen nur weniger als 5 Prozent
der Schulkinder ein guter Ernährungszustand zuerkannt wurde neben solchen
Orten, in denen dieser Anteil über 95 Prozent betrug. In den gleichen Grenzen
schwankte der Anteil der Schulkinder mit einem mittleren Ernährungszustand,
während die Prozentziffer der schlecht ernährten Schulkinder sich von 0 bis 60 Pro=
zent bewegte.

In den vor= und nachstehenden Schaubildern sind die berichtenden Kreise, soweit sie ver=
gleichbare Angaben geliefert haben, nach Maßgabe ihrer Beobachtungsergebnisse verteilt.

Es ist z. B. in der Abb. 1 zu erkennen, wie viele von den berichtenden Kreisen — städtische
sowohl als auch ländliche — mitteilten, daß der Anteil der Schulkinder mit gutem Er=
nährungszustand zwischen 0 und 5 Prozent, zwischen 5 und 10 Prozent, 10 und 15 Pro=
zent usw. betragen habe. Diese Streuung ist getrennt für die männlichen und weiblichen
Schulanfänger und Schulabgänger dargestellt. Ebenso sind die Ergebnisse der Kreisberichte für
die Häufigkeit des mittleren und schlechten Ernährungszustandes in den Abbildungen ver=
anschaulicht.

Es kann aus den Abbildungen ersehen werden, daß sich die ungenauesten Zif=
fern auf den guten Ernährungszustand beziehen, während der mittlere Ernäh=
rungszustand bereits eine deutliche Häufung um etwa 50 Prozent der Schulkinder
aufweist. Bei dem schlechten Ernährungszustand ergibt sich eine ausgesprochen
linkssymmetrische Häufigkeitskurve mit einem überragenden Modalwert. Die all=
gemeine Streuung, d. h. die Unterschiede in der begrifflichen Abgrenzung der Be=
wertungsgruppen, ist erheblich größer als die Unterschiede des Geschlechts und

---

[1] Vgl. auch: Ärztliche Beobachtungen bei Ausübung der Schulgesundheitspflege in: Das
Gesundheitswesen des preußischen Staates im Jahre 1934. Teil B. Gesundheitsfürsorge (So=
ziale Hygiene). Veröffentlichungen aus dem Gebiete der Medizinalverwaltung. Berlin 1936,
S. 218—224.

des Schulalters. Im allgemeinen zeigen die Schulanfänger bei beiden Geschlechtern einen geringeren Ernährungszustand als die Schulabgänger.

Da in der Gesamtheit der preußischen Kreise sowohl die Großstädte als auch die dünn besiedelten Landbezirke als Einheiten auftreten und die einen durch sachlich geschulte und hauptamtlich angestellte Schulärzte eine andere statistische Grundlage bieten als die Landkreise, in denen der schulärztliche Dienst zum größten von nebenamtlich tätigen Ärzten ausgeübt wird, sind die Einzelergebnisse der preußischen Großstädte für das Jahr 1934 in der nachstehenden Übersicht zusammengestellt.

Wie weit die subjektive Anschauung der Schulärzte in den einzelnen Erhebungsgebieten voneinander abweicht, zeigt am deutlichsten das Beispiel der beiden benachbarten Berliner Bezirksämter Weißensee und Pankow, in denen die sozialen und hygienischen Verhältnisse ziemlich übereinstimmen. In Weißensee wurden nur 3,6 Prozent der männlichen und 4,5 Prozent der weiblichen Schulanfänger für gut genährt befunden, dagegen 29,8 Prozent bzw. 28,3 Prozent als schlecht genährt. Dagegen betrug der Anteil der männlichen Schulanfänger mit gutem Ernährungszustand in Pankow 43,2 Prozent und der der weiblichen 62 Prozent; andererseits war in Pankow

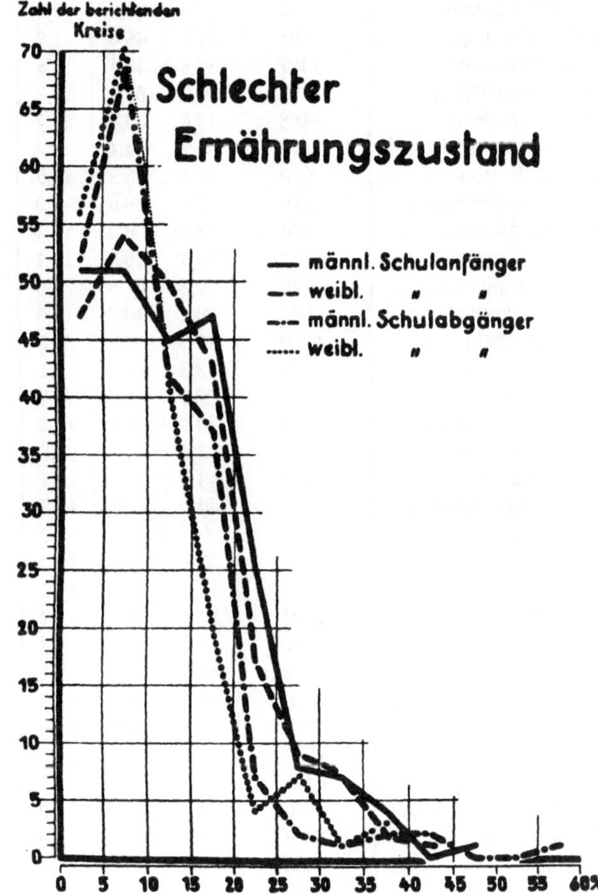

der schlechte Ernährungszustand nur mit 2,1 Prozent bzw. 3,9 Prozent der Noten vertreten. Es ist natürlich ganz ausgeschlossen, daß die Kinder mit vollwertigem Ernährungszustand in Pankow rund 13mal so zahlreich vertreten sind als in Weißensee. Auffällig ist ferner der große Unterschied im Ernährungszustand der Weißenseer Schulanfänger und Schulabgänger. Der Anteil der

Der Ernährungszustand der Schulkinder in den preußischen Großstädten im Jahre 1934

Ort	Knaben				Mädchen			
	Gesamtzahl der untersuchten Schulkinder	davon hatten ....% einen Ernährungszustand			Gesamtzahl der untersuchten Schulkinder	davon hatten ....% einen Ernährungszustand		
		gut	mittel	schlecht		gut	mittel	schlecht
Schulanfänger								
Berlin-Mitte	911	17,3	69,9	12,8	894	16,2	70,6	13,2
Berlin-Tiergarten	995	22,3	59,9	17,8	967	27,5	55,6	15,9
Berlin-Wedding	1291	31,7	46,6	21,7	1234	37,5	43,2	19,3
Berlin-Prenzlauer Berg	1377	32,8	48,4	18,8	1365	32,2	47,8	20,0
Berlin-Horst Wessel	1497	20,7	62,5	16,8	1685	31,7	52,8	15,5
Berlin-Kreuzberg	1488	18,6	59,8	21,7	1465	25,6	51,9	22,5
Berlin-Charlottenburg	1178	36,2	54,4	9,4	1151	39,7	50,3	10,0
Berlin-Spandau	969	31,3	55,2	13,5	860	31,4	52,1	16,5
Berlin-Wilmersdorf	515	27,2	69,9	2,9	650	35,4	51,5	13,1
Berlin-Zehlendorf	356	17,7	66,9	15,4	295	18,0	66,1	15,9
Berlin-Schöneberg	707	35,4	46,5	18,1	695	35,8	51,1	13,1
Berlin-Steglitz	770	12,2	81,8	6,0	776	31,8	63,5	4,7
Berlin-Tempelhof	581	39,4	49,7	10,9	588	42,2	49,1	8,7
Berlin-Neukölln	1700	13,3	63,2	23,5	1589	13,1	63,6	23,3
Berlin-Treptow	649	42,5	48,7	8,8	633	52,2	41,0	6,8
Berlin-Köpenick	655	28,2	51,6	20,2	608	25,8	53,0	21,2
Berlin-Lichtenberg	1229	40,6	48,9	10,5	1202	46,9	42,9	10,2
Berlin-Weißensee	524	3,6	66,6	29,8	464	4,5	67,2	28,3
Berlin-Pankow	664	43,2	54,7	2,1	645	62,0	34,1	3,9
Berlin-Reinickendorf	1126	40,7	47,0	12,3	1158	47,3	41,8	10,9
Breslau	3589	35,3	52,4	12,3	3296	43,5	48,5	8,0
Hindenburg	1307	11,8	73,2	15,0	1286	16,3	67,4	16,3
Beuthen	1023	17,2	51,4	31,4	834	20,4	55,3	24,3
Altona	1791	15,2	66,5	18,3	1713	18,2	64,1	17,7
Kiel	1222	33,9	54,9	11,2	1247	48,2	40,0	11,8
Harburg-Wilhelmsburg	820	33,5	46,7	19,8	709	33,0	40,8	26,2
Münster	756	20,4	58,6	11,0	780	24,1	72,2	3,7
Arnsberg	1152	22,1	56,4	21,5	1127	27,2	52,9	19,9
Wiesbaden	1051	26,4	68,7	4,9	1030	32,2	62,8	5,0
Frankfurt a. M.	420	40,0	55,0	5,0	390	40,0	50,0	10,0
Wuppertal-Ost	1523	25,0	60,0	15,0	1420	28,1	59,4	12,5
Remscheid	605	27,6	58,8	13,6	598	32,1	51,8	16,1
Mülheim a. Ruhr	1062	48,1	42,9	9,0	971	46,7	44,1	9,2
Uerdingen	131	3,8	60,3	35,9	107	11,2	56,1	32,7
Essen	5039	27,0	59,6	13,4	4720	28,9	57,3	13,8
Duisburg-Hamborn	4202	12,9	68,2	18,9	3897	15,4	66,4	18,2
Düsseldorf	363	25,6	56,8	17,6	409	30,3	55,5	14,2
Köln	4022	22,7	60,9	16,4	3656	33,1	52,7	17,2
Aachen	1153	21,9	60,3	17,8	1227	30,2	55,0	14,8

Ort	Knaben				Mädchen			
	Gesamtzahl der untersuchten Schulkinder	davon hatten ...% einen Ernährungszustand			Gesamtzahl der untersuchten Schulkinder	davon hatten ...% einen Ernährungszustand		
		gut	mittel	schlecht		gut	mittel	schlecht
Schulabgänger								
Berlin-Mitte	969	21,3	60,9	17,8	940	35,1	52,1	12,8
Berlin-Tiergarten	1059	33,8	54,9	11,3	890	44,8	49,1	6,1
Berlin-Wedding	1457	54,9	32,8	12,3	1512	71,5	21,2	7,3
Berlin-Prenzlauer Berg .	1394	45,9	38,9	15,2	1450	48,0	37,9	14,1
Berlin-Horst Wessel	1798	36,5	51,7	11,8	1631	44,6	47,0	8,4
Berlin-Kreuzberg	1582	43,9	46,7	9,4	1455	53,1	39,2	7,7
Berlin-Charlottenburg ...	1014	36,7	55,7	7,6	1127	42,8	53,0	4,2
Berlin-Spandau	804	33,5	55,2	11,3	834	35,7	55,0	9,3
Berlin-Wilmersdorf	594	39,2	51,5	9,3	778	61,4	32,4	6,2
Berlin-Zehlendorf	146	24,0	57,5	18,5	138	21,0	67,4	11,6
Berlin-Schöneberg	743	46,6	41,5	11,9	769	46,8	49,6	3,6
Berlin-Steglitz	555	36,6	62,1	1,3	186	59,2	38,7	2,1
Berlin-Tempelhof	437	37,8	54,9	7,3	479	31,9	58,3	9,8
Berlin-Neukölln	1362	17,0	61,9	21,1	1226	23,1	59,3	17,6
Berlin-Treptow	678	53,0	42,0	5,0	621	54,9	41,4	3,7
Berlin-Köpenick	420	51,7	38,3	10,0	488	50,2	35,4	8,4
Berlin-Lichtenberg	1257	50,8	35,0	10,2	1173	56,6	35,9	7,5
Berlin-Weißensee	430	25,8	61,4	12,8	489	36,4	52,7	5,9
Berlin-Pankow	604	38,4	58,3	3,3	595	55,6	41,5	2,9
Berlin-Reinickendorf.....	919	57,6	35,2	7,2	1053	66,9	27,6	5,5
Breslau	2962	40,9	52,5	6,6	3210	56,9	34,3	3,8
Hindenburg	1051	42,5	51,3	6,2	1100	36,5	53,6	9,9
Beuthen	689	28,9	57,9	13,2	749	27,4	62,6	10,0
Altona	896	28,6	52,9	18,5	871	28,7	57,4	38,9
Kiel.................	1129	31,7	58,0	10,3	1245	45,8	44,2	10,0
Harburg-Wilhelmsburg ..	856	52,8	36,3	10,9	387	67,7	30,0	2,3
Münster	606	45,7	49,3	5,0	631	54,8	42,2	3,0
Arnsberg	2225	27,5	52,9	19,6	1020	33,5	51,7	14,8
Wiesbaden	685	47,2	50,2	2,6	647	44,0	52,9	3,1
Wuppertal-Ost	1390	25,0	65,9	9,1	1375	30,0	64,3	5,7
Remscheid	670	31,7	56,4	11,9	672	43,8	45,5	10,7
Mühlheim a. Ruhr	890	50,4	43,1	6,5	852	61,6	31,9	6,5
Essen	4472	21,5	64,3	14,2	4367	33,3	54,0	12,7
Duisburg-Hamborn	3674	22,8	61,2	16,0	3644	27,4	58,8	13,8
Düsseldorf	861	22,0	55,2	22,8	887	32,9	60,1	7,0
Köln	4129	28,1	50,8	21,1	3855	26,9	46,8	26,3
Aachen	973	31,5	59,2	9,3	964	45,8	46,4	7,8

„guten" betrug bei der jüngsten Altersklasse 3,6 Prozent (Knaben) und 4,5 Pro=
zent (Mädchen), dagegen bei den älteren Schülern 25,8 Prozent (Knaben) und
36,4 Prozent (Mädchen).

Ähnliche Unterschiede sind bei den beiden industriellen Großstädten Mühlheim a. d. Ruhr und Uerdingen zu finden, die sich keineswegs mit gesundheitlichen Begebenheiten erklären lassen. Eine Feststellung des Ernährungszustandes, die, zu „Statistiken" zusammengefaßt, derartige sachlich nicht begründete Unterschiede ergibt, muß aber als wertlos angesehen werden. Auf der anderen Seite ist es jedoch für die laufende Beobachtung und Beurteilung der Volksgesundheit notwendig, brauchbare Zahlenunterlagen zu gewinnen. Nicht um dem Medizinalstatistiker vergleichbare Zahlen zu liefern, sondern vielmehr um die Grundlage für die Kenntnis über den Gesundheitszustand des Deutschen Volkes zu schaffen.

Wenn nun schon in Berlin mit der guten schulärztlichen Versorgung derartige unüberbrückbare Differenzen zwischen zwei benachbarten Bezirksämtern bestehen, muß man dem zwischenörtlichen Vergleich in den Landbezirken sehr zweifelnd gegenüberstehen.

Eine Besserung der statistischen Unterlagen über den Ernährungszustand ist auf zwei Wegen möglich, einmal dadurch, daß die Beurteilung des Ernährungszustandes sich völlig frei macht von allem Schematismus und daß die Verteilung der Noten I, II, III = gut, mittel, schlecht, ausschließlich auf Grund des ärztlichen Allgemeineindrucks vorgenommen wird. Damit werden die Schwierigkeiten, die durch die konstitutionellen Eigenschaften der Schulkinder entstehen, am ehesten beseitigt, denn es erscheint praktisch unmöglich, für jede der verschiedenen Konstitutions- und Mischformen eine besondere Abgrenzung der Merkmale des guten, mittleren und schlechten Ernährungszustandes aufzustellen. Auf der anderen Seite ist es aber sehr zu wünschen, daß in irgendwelchen Berichten über den speziellen Gesundheitszustand eng umschriebener Bevölkerungsgruppen nur solche Zahlen aufgenommen werden, die auf wirklich einwandfreier Grundlage gewonnen sind. Es ist aufschlußreicher, aus einem kleineren Kreis von Erhebungsgebieten und aus geringeren Erhebungsmassen Unterlagen zu erhalten, die aber jeder Prüfung standhalten, als allumfassende Zahlenreihen zu gewinnen, die keinen, oder nur geringen Erkenntniswert besitzen.

Sonderabdruck aus

Deutsches Ärzteblatt

**Mitteilungsblatt der Reichsärztekammer
und der Kassenärztlichen Vereinigung Deutschlands**
Verlag der Deutschen Ärzteschaft, Berlin SW 19, Lindenstraße 44
Nr. 25, 66. Jahrgang, Seite 645—648

Die Meldungen von Geschlechtskranken wegen Entziehung aus der Behandlung oder Beobachtung

I. Meldungen von Geschlechtskranken an die Gesundheitsbehörden überhaupt

Der § 4 des Reichsgesetzes zur Bekämpfung der Geschlechtskrankheiten (RGBG) vom 18. Februar 1927[1]) bestimmt, daß die Gesundheitsbehörden (das sind nach dem Gesetz zur Vereinheitlichung des Gesundheitswesens die Gesundheitsämter) zum Schutze der Allgemeinheit die Weiterverbreitung von Geschlechtskrankheiten zu verhüten haben. Während bei allen anderen wichtigen Infektionskrankheiten eine allgemeine Anzeigepflicht der Gesundheitsbehörde die notwendigen Unterlagen für die Bekämpfung der Weiterverbreitung liefert, fehlt diese Einrichtung aus wohlerwogenen Gründen bei den Geschlechtskrankheiten. Der Gesetzgeber hat in allen Fällen, in denen der Erkrankte selbst die **erforderliche Sorgfalt** zur Verhütung einer weiteren Übertragung der Geschlechtskrankheit übt, davon abgesehen, eine Möglichkeit zu schaffen, die zu einer unbefugten Mitteilung über die Geschlechtskrankheit an Dritte führen könnte.

In den Fällen aber, wo entweder aus mangelnder Einsicht oder aus Nachlässigkeit des Erkrankten eine Gefahr zur Weiterverbreitung besteht, ist eine Meldepflicht eingeführt worden. Zu diesem Zweck haben die Gesundheits- und Ordnungspolizei sowie die Einrichtungen der sozialen Fürsorge (Beratungsstellen) im § 4 des RGBG die Aufgabe erhalten, alle ihnen bekannt gewordenen Personen, die **dringend verdächtig sind, geschlechtskrank zu sein und die Geschlechtskrankheit weiterzuverbreiten**, unverzüglich der Gesundheitsbehörde anzuzeigen[2]). Hierzu gehören in erster Linie diejenigen Personen, die gegen den § 5

---

[1]) Vgl. Reichs-Gesundheitsblatt 1927, S. 182/183.

[2]) Vorläufige Anweisung des preußischen Ministers für Volkswohlfahrt zur Durchführung des Reichsgesetzes zur Bekämpfung der Geschlechtskrankheiten vom 18. Februar 1927 und der hierzu ergangenen Ausführungsverordnung vom 24. August 1927. (Vom 31. August 1927.) Reichsgesundheitsblatt 1927, S. 688—693. — Diese vorläufige Anweisung ist mit dem Erlaß des preußischen Ministers für Volkswohlfahrt, betr Durchführung des Reichsgesetzes zur Bekämpfung der Geschlechtskrankheiten vom 18. Februar 1927 (vom 28. Januar 1928) für endgültig erklärt. Reichsgesundheitsblatt 1928, S. 262.

(Ausübung des Beischlafes durch Geschlechtskranke) oder § 6 (Eheschließung von Geschlechtskranken, ohne eine entsprechende Mitteilung an den Ehepartner) oder § 14 Nr. 1 (Stillen von Kindern durch geschlechtskranke Ammen) oder § 16 III oder IV (unerlaubte gewerbliche Unzucht) des Reichsgesetzes verstoßen haben, oder die auf Grund des § 9 RGBG (Entziehung aus der ärztlichen Behandlung oder Beobachtung) angezeigt worden sind. Ferner kann in der Regel auch bei denjenigen Personen, die sich einem häufig wechselnden Geschlechtsverkehr hingeben (Prostituierte), der dringende Verdacht einer Geschlechtskrankheit und deren Weiterverbreitung angenommen werden. Schließlich werden auch noch die Anzeigen dritter Personen, abgesehen von solchen, bei denen der Urheber der Anzeige nicht zu erkennen ist, wenn sie andere einer Geschlechtskrankheit bezichtigen, auf Grund einer mündlichen Vernehmung der anzeigenden Person geprüft und dann weiter verfolgt, wenn ein ausreichender Anhalt für die Richtigkeit der behaupteten Tatsachen vorhanden ist.

Die Gesamtzahl der bei den Gesundheitsbehörden eingegangenen Meldungen von solchen Personen, die dringend verdächtig waren, geschlechtskrank zu sein und die Geschlechtskrankheit weiter zu verbreiten, betrug im Jahre 1934 71 410, 21 269 Männer und 50 141 Frauen[3]). Diese Angabe bezieht sich auf die eingegangenen Meldungen ohne Rücksicht darauf, daß eine gewisse, vorläufig noch unbekannte Zahl von mehrfachen Meldungen bezüglich der gleichen Person vorgekommen sind. Um einen Maßstab für die Häufigkeit derjenigen Personen, die dringend verdächtig waren, geschlechtskrank zu sein und ihre Krankheit w e i t e r z u v e r b r e i t e n, zu bekommen, muß man die Zusammenstellung der Meldungen auf die Bevölkerung im Alter von 14 bis 50 Jahren beziehen, auf die nach den Ergebnissen der letzten Reichsgeschlechtskrankenzählung bei weitem der Hauptanteil der Erkrankten entfällt und der bei den Männern rund 95 v. H. und bei den Frauen rund 93 v. H. beträgt. Dann kamen auf je 10 000 der männlichen Personen im Alter von 14 bis 50 Jahren 22,7 Meldungen und auf je 10 000 Frauen der gleichen Altersstufe 57,3 Meldungen, die als reichlich hoch angesehen werden können. Unter den insgesamt 71 410 Meldungen betrafen 26 040 solche Personen (10 665 Männer und 15 375 Frauen), die sich der ärztlichen Behandlung oder Beobachtung ihrer mit Ansteckungsgefahr verbundenen Geschlechtskrankheit entzogen hatten und von den behandelnden Ärzten auf Grund des § 9 RGBG gemeldet wurden. In 13 447 Fällen (1189 Männer und 12 258 Frauen) handelt es sich bei den angezeigten Personen um solche, die von der Polizei auf Grund des § 16 III oder IV (unerlaubte gewerbliche Unzucht) festgestellt oder aufgegriffen worden sind, oder gegen die ein Ermittlungsverfahren aus § 5 (Ausübung des Beischlafes durch Geschlechtskranke), § 6 (Eheschließung von Geschlechtskranken ohne eine entsprechende Mitteilung an den Ehepartner) und § 14, I (Stillen von Kindern durch geschlechtskranke Ammen) geschwebt hat. Bei den übrigen 31 923 Personen (9415 Männer und 22 508 Frauen) hat es

---

[3]) Vgl. den Abschnitt „Geschlechtskrankenfürsorge" in: Das Gesundheitswesen des preußischen Staates im Jahre 1934 Veröffentlichungen aus dem Gebiete der Medizinalverwaltung, Bd. 46, Heft 5, Berlin 1936, und die entsprechenden früheren Jahresberichte.

sich um sonstige Gründe des Verdachtes auf eine Geschlechtskrankheit und deren Weiterverbreitung gehandelt, vornehmlich um die Meldungen von durch eine Infektion geschädigte
Personen und um Meldungen von Erkrankungen bei Personen
häufig wechselnden Geschlechtsverkehrs, zumal die sittenpolizei-
liche Aufsicht über Personen, die gewerbsmäßig der Unzucht
nachgehen, durch das Reichsgesetz aufgehoben ist.

Von den 71 410 überhaupt eingegangenen Meldungen entfielen allein 23 171 (32,4 v. H.) auf Berlin und weitere 34 050
(47,7 v. H.) auf die übrigen Großstädte, sodaß auf die Großstädte insgesamt vier Fünftel aller Anzeigen kamen. In den
sonstigen Stadtkreisen*) sind den Gesundheitsbehörden 6148
Personen (8,6 v. H. der Gesamtzahl) gemeldet worden, während
es in den Landkreisen*) mit Mittelstädten 3201 (4,5 v. H.) und
in denen ohne Mittelstädte 4840 (6,8 v. H.) waren. Dagegen
muß man bedenken, daß sich die Einwohnerzahl auf die 5 Gemeindegrößenklassen anders verteilt, und zwar zu 10,7 v. H.
auf Berlin, zu 24,4 v. H. auf die übrigen Großstädte, zu
11,5 v. H. auf die sonstigen Stadtkreise, zu 18,8 v. H. auf die
Landkreise mit sowie zu 34,5 v. H. auf die Landkreise ohne
Mittelstädte.

Gemeindegrößen-klasse*)	Zahl der den Gesundheitsbehörden gemeldeten Personen							
	insgesamt		auf rund von § 4 RGBG		von den Ärzten auf Grund von § 9 RGBG		von d. Polizei wegen Ver-gehen gegen §§ 5, 6, 14 Nr. 1, 16, III IV RBGB	
	männl.	weibl.	männl.	weibl.	männl.	weibl.	männl.	weibl.
Ia: Berlin	6 423	16 748	1 535	2 844	4 720	8 121	168	5 783
Ib: Übrige Groß-städte	9 370	24 680	4 511	14 025	4 265	5 257	594	5 398
II: Sonstige Stadtkreise .	2 105	4 043	1 189	2 612	692	876	224	555
III: Landkr mit Mittelstädten	1 249	1 952	856	1 236	343	428	50	288
IV. Landkr. ohne Mittelstädte .	2 122	2 718	1 324	1 791	645	693	153	234
zusammen	21 269	50 141	9 415	22 508	10 665	15 375	1 189	12 258

Die Zahl der Meldungen, die im Jahre 1934 erfolgten, war
mit 71 410 die höchste seit dem Inkrafttreten des Reichsgesetzes zur Bekämpfung der Geschlechtskrankheiten. Im
Jahre 1929, dem ersten Jahre, in dem die Meldungen von Personen, die dringend verdächtig sind, geschlechtskrank zu sein
und die Geschlechtskrankheit weiterzuverbreiten, ausgezählt
sind, wurden 62 743 Personen festgestellt. Im Jahre 1930
waren es bereits 69 134. Seitdem hat die Zahl der Meldungen
nur unwesentlich geschwankt (1931: 70 498, 1932: 70 689, 1933:
68 066). Der Rückgang im Vorjahre 1933 dürfte unter Berücksichtigung des neuerlichen Anstiegs auf 71 410 Personen

---

*) Zu den sonstigen Stadtkreisen gehören mit wenigen Aus-
nahmen die Städte mit einer Einwohnerzahl zwischen 30 000 und
100 000. In der Gruppe „Landkreise mit Mittelstädten“ sind solche
zusammengefaßt, die wenigstens eine Stadt von 15 000 und mehr
Einwohnern oder wenigstens zwei Städte mit 10 000 und mehr Einwohnern enthalten. Zu den Landkreisen ohne Mittelstädte gehören
die übrigen Landkreise, die keine nennenswerte städtische Agglomeration aufweisen.

nur ein scheinbarer, hervorgerufen durch eine unvollkommenere Erfassung der wirklich erstatteten Meldungen sein. Es ist hierbei zu beachten, daß insbesondere in Berlin eine außerordentliche Zunahme der Anzeigen auf Grund von § 9 RGBG zu verzeichnen war, die sich gegenüber dem Jahre 1933 in einer Verdoppelung der Anzeigen ausdrückt (1933: 2988 Männer und 3888 Frauen, 1934: 4720 Männer und 8121 Frauen).

II. Entziehung aus der ärztlichen Behandlung oder Beobachtung

Die Zahl von 26 040 Personen, 10 665 Männer und 15 375 Frauen, die im Jahre 1934 allein auf Grund des § 9 RGBG gemeldet worden sind, erscheint außerordentlich groß. Allerdings sind in diesen Meldungen nicht nur diejenigen Personen enthalten, die sich der ärztlichen Behandlung oder Beobachtung ihrer mit Ansteckungsgefahr verbundenen Geschlechtskrankheit entzogen haben, sondern es wurden hierbei auch diejenigen gemeldet, die infolge ihres Berufes oder ihrer persönlichen Verhältnisse andere besonders gefährden (Friseure, Kellner usw.). Zahlenmäßige Unterlagen liegen über den Anteil dieser zweiten Personengruppe nicht vor, es geht jedoch aus entsprechenden Mitteilungen von verschiedenen Gesundheitsbehörden hervor, daß die Meldungen wegen Gefährdung durch Beruf oder persönliche Verhältnisse nur eine sehr untergeordnete Rolle spielen und bei der Beurteilung der Ergebnisse der Meldungen nach § 9 vernachlässigt werden können. Den in der vorstehenden Tabelle enthaltenen Angaben über die Meldungen durch die Ärzte wegen Entziehung aus der ärztlichen Behandlung und Beobachtung haften aber drei weitere Fehlerquellen an, die sich nach entgegengesetzter Richtung auswirken. Einerseits wird — nach der Meinung verschiedener Gesundheitsbehörden — die Pflicht zur Anzeige nach § 9 von den Ärzten nur verhältnismäßig unvollkommen erfüllt, so daß mitunter nur ein Bruchteil derjenigen, die sich wirklich der Behandlung oder der Beobachtung entziehen, zur Kenntnis der Gesundheitsbehörde kommen. Inwieweit diese Ansicht verallgemeinert werden kann und ob sie nur für bestimmte Orte oder Gegenden bzw. Gemeindegrößenklassen zutrifft, kann natürlich nie mit Sicherheit festgestellt werden. Auf der anderen Seite sind häufig unter den Meldungen auch solche vertreten, die Personen betreffen, welche nur nachlässigerweise bei einem etwaigen Arztwechsel dem erstbehandelnden Arzt von diesem Wechsel keine Mitteilung gemacht haben. Über den Anteil von derart nachlässigen Personen sind keine Unterlagen vorhanden, es sollen jedoch in Berlin sehr viel sein. In den einzelnen Gemeindegrößenklassen dürfen sich hierbei sicher beträchtliche Unterschiede aufdecken lassen, wenn die eingehenden Meldungen, die ohnehin sämtlich auf diesen Sachverhalt hin geprüft werden, auch in den Jahresgesundheitsberichten dementsprechend gegliedert werden. Schließlich muß man beachten, daß es sich bei den Angaben der Gesundheitsämter über die Zahl der Meldungen nach § 9 immer um F ä l l e von Entziehung aus der Behandlung oder Beobachtung und nicht um P e r s o n e n handelt. Die Wirkung dieses methodologischen Unterschiedes darf nicht zu gering eingeschätzt werden. Wenn z. B. ein Geschlechtskranker, bei dem die Behandlung und Be-

obachtung der Krankheit sich über Jahre erstreckt, in beliebigen
Zeitabständen mehrmals, sei es bei dem gleichen Arzt oder
auch bei verschiedenen Ärzten aus der Behandlung oder Beobachtung entweicht, so wird diese Person auch mehrmals gemeldet und jede dieser Meldungen wird einzeln gezählt, ge-
wertet, als ob es sich um mehrere Einzelpersonen handelt. Für
den Erkenntnisinhalt der statistischen Zusammenstellungen ist
es dabei gleichgültig, ob die nacheinander erfolgten Meldungen
alle im gleichen Berichtsjahre liegen oder ob sie zu verschiedenen Berichtsjahren gehören. Ein Ausweg aus dieser Schwie-
rigkeit ist dadurch möglich, daß man nicht nur die Frage nach
den Meldungen auf Grund des § 9 schlechthin stellt, sondern
daß man die Frage auf das Verhalten der Personen richtet:
„Wieviel Personen sind im Berichtsjahr erstmalig nach § 9 von
einem Arzt gemeldet worden und bei wieviel Personen hat
es sich um eine wiederholte Meldung gehandelt." Man muß
hierbei noch berücksichtigen, daß auf Grund der wenigstens zur
Zeit noch geltenden amtlichen Ratschläge[5]) die behandelnden
Ärzte, bevor sie die vorgeschriebene Anzeige an die zuständige
Gesundheitsbehörde erstatten, den säumigen Patienten möglichst von sich aus zur Wiederaufnahme der Behandlung er-
mahnen sollen, und daß die vorgeschriebene Meldung an die
Gesundheitsbehörde erst dann zu machen ist, wenn dieser Mahnung keine Folge geleistet wird. Trotzdem wird man kaum
zu hoch greifen, wenn man annimmt, daß bezüglich ein und
derselben Person sogar im Laufe eines Jahres drei Meldungen
erfolgen können; ob sich diese Zahl im Laufe der gesamten Be-
handlungs- und Beobachtungsdauer häufiger vervielfacht, ohne
daß von der Gesundheitsbehörde zu Zwangsmaßnahmen geschritten wird, kann allerdings bezweifelt werden.

Mangels genauerer Zahlenunterlagen bleibt zunächst nichts
übrig, als — i m S i n n e e i n e r A r b e i t s h y p o t h e s e —
anzunehmen, daß sich die vorstehend aufgeführten Fehlerquellen, wenigstens für das ganze Landesgebiet von Preußen, einigermaßen ausgleichen.

Während der 31tägigen Erhebungszeit der letzten Reichszählung der Geschlechtskranken[6]) vom Jahre 1934 (15. Januar bis 14. Februar) sind in Preußen insgesamt 11 719 Fälle
von Geschlechtskrankheiten, einschließlich der jedoch nicht zahlreichen Doppelzählungen bei vorgekommenen Mischinfektionen,
erstmalig in die ärztliche Behandlung gekommen. Berücksichtigt man hierbei nun nicht die 894 Fälle von latenter Syphilis, weil es sich nach den Vorschriften des § 9 RGBG nur um
die mit Ansteckungsgefahr verbundenen Erkrankungen handelt, und läßt man schließlich auch noch die 39 Blennorrhoe-
und 235 angeborenen Syphilisfälle als für die Übertragung
durch den Geschlechtsverkehr nicht in Frage kommend weg, so
bleiben immer noch 10 551 Neuzugänge übrig[7]), auf deren

<hr>

[5]) Ratschläge an Ärzte über die Mitwirkung bei der Bekämpfung
der Geschlechtskrankheiten. Bearbeitet im Reichsgesundheitsamt.
Berlin 1927. — Beilage zu Nr. 40 des Reichs-Gesundheitsblattes
1927, S. 10—11, und Einheitsformblatt für Ärzte zur Mahnung
säumiger Patienten, S. 32.

[6]) D o r n e d d e n und B a l a n d: Reichszählung der Geschlechtskranken 1934. 1. Beiheft zum Reichs-Gesundheitsblatt 1935, S. 1
bis 36.

[7]) D o r n e d d e n und B a l a n d: Nachtrag zur Reichszählung der
Geschlechtskranken. Reichs-Gesundheitsblatt 1935. S. 604—621.

Entziehung aus der Behandlung oder Beobachtung der § 9 RGBG anzuwenden wäre. Unter der Annahme, daß der Monat 15. Januar bis 14. Februar als repräsentativ für das ganze Jahr rechnen kann, würde sich dann ein Jahreszugang von rund 124 000 Neuzugängen mit Ansteckungsgefahr ergeben.

Bezieht man die 26 040 auf Grund des § 9 gemeldeten Personen auf den errechneten Gesamtzugang von 124 000, so ergibt sich, daß 21 v. H., d. h. mehr als jeder Fünfte, der in eine ärztliche Behandlung getretenen Geschlechtskranken diese Behandlung trotz schriftlicher Ermahnung des Arztes vorzeitig abbricht.

Berechnet man nach der gleichen Zurechnungsmethode die Zahl der während der Erhebungszeit vom 15. Januar bis 14. Februar 1934 erstmalig wegen einer mit Ansteckungsgefahr verbundenen Geschlechtskrankheit in ärztliche Behandlung getretenen Männer und Frauen[6]), so erhält man die Neuzugangszahlen von 7251 bzw. 3300. Den sich hieraus ergebenden Jahreszugangszahlen an Neubehandlungen, rd. 85 000 Männer und 39 000 Frauen, sind die entsprechenden Zahlen der säumigen Patienten, 10 665 Männer und 15 375 Frauen zuzuordnen.

Aus dieser Gegenüberstellung kann man feststellen, daß die Männer noch verhältnismäßig häufiger ihre begonnene ärztliche Behandlung zu Ende führen, wenngleich immer noch 12,5 v. H. oder jeder achte Patient sie in fahrlässiger Weise unterbricht. Dagegen sind die Verhältnisse bei den Frauen einfach trostlos. Don je fünf Frauen, bei denen die Behandlung einer Geschlechtskrankheit begonnen wird, entziehen sich nach diesen Angaben zwei vorzeitig deren Behandlung und namentlich deren Beobachtung bis zur endgültigen Gesunderklärung, so daß sie erneut eine ernste Gefahr für die Weiterverbreitung der venerischen Seuchen bilden.

Man muß bei diesen erschreckend hohen Zahlen aber — abgesehen von den oben angegebenen Fehlerquellen — immerhin noch daran denken, daß sich die Meldungen zu einem bis jetzt noch unbekannten Teil auf ein vorzeitiges Unterbrechen der Beobachtungszeit nach beendeter Behandlung beziehen. Da in dem Formular der „ärztlichen Anzeige über einen Fall einer ansteckungsgefährlichen Geschlechtskrankheit"[7]) unterschieden wird zwischen Personen, die die Behandlung und solchen, die die Beobachtung trotz erfolgter schriftlicher Mahnung abgebrochen haben, könnte die jährliche Berichterstattung der Gesundheitsbehörden bequem die Meldungen wegen § 9 nach diesen beiden Gesichtspunkten aufteilen.

Infolge aller dieser Unsicherheiten ist es nicht angängig, die aus den Meldungen nach § 9 RGBG hervorgehenden Zahlen der säumigen Patienten einzelner Verwaltungsbezirke oder Gemeindegrößenklassen auf die Zahl des bei der Reichsgeschlechtskrankenzählung ermittelten wahrscheinlichen Jahreszugangs an Neuerkrankungen zu beziehen. So würden sich z. B. für die Stadt Berlin, die immerhin mehr als 4 Millionen Einwohner zählt, nach der obengenannten Methode 1407 ansteckungsgefährliche Fälle von Geschlechtskrankheiten

<hr>

[6]) Anlage 9 der Ratschläge an Ärzte über die Mitwirkung bei der Bekämpfung der Geschlechtskrankheiten. A. a. O. S. 33.

bei Männern und 613 bei Frauen ergeben, die einen errechneten Jahreszugang von 16 000 bzw. 7200 Neubehandlungsfällen ausmachen. Diesen Jahreszugangszahlen stehen Meldungen nach § 9 RGBG von 4720 Männern, d. i. rund ein Viertel, und 8121 Frauen, das würden mehr als die Erkrankten sein, gegenüber.

Die Entwicklung der Meldungen von Geschlechtskranken, die sich der ärztlichen Behandlung oder Beobachtung entzogen haben, zeigt für ganz Preußen seit dem Jahre 1929, in dem diese Meldungen erstmalig in den preußischen Jahresgesundheitsberichten ausgezählt worden sind, nur eine leichte Abnahme bei den Männern und eine ebensolche Zunahme bei den Frauen. Die Zahl der von den Ärzten nach § 9 erstatteten Meldungen betrug in ganz Preußen:

In ganz Preußen			Dagegen in Berlin		
Jahr	Männer	Frauen	Jahr	Männer	Frauen
1929	12 266	10 600	1929	3 833	2 882
1930	11 418	11 513	1930	3 474	3 156
1931	11 448	12 416	1931	3 497	4 062
1932	10 253	11 621	1932	3 251	3 598
1933	9 998	11 561	1933	2 988	3 883
1934	10 665	13 134	1934	4 720	8 121

Die ganz auffällige Zunahme in Berlin im Jahre 1934 soll lediglich auf einer vollkommeneren Erfassung beruhen, wenngleich es bei der Organisationsform von Berlin nicht unmöglich ist, daß sich in diesen Jahren, aber nicht nur für das Berichtsjahr 1934, einige Hundert organisatorisch bedingte Doppelmeldungen befinden.

Obwohl die Beziehung der Meldungen über vorzeitig abgebrochene Behandlungen oder Beobachtungen von Geschlechtskranken auf die errechneten Gesamtjahreszugangsziffern der Geschlechtskrankheiten nicht fehlerfrei ist und für einzelne Gebietsteile nur mit der größten Vorsicht benutzt werden darf, so deckt sie, rein als Größenordnung betrachtet, zum mindesten das Vorhandensein eines höchst bedenklichen Mangels an Verantwortungsgefühl der Geschlechtskranken gegenüber der Volksgemeinschaft auf, der dringender Abhilfe bedarf. Volle Klarheit wird man zwar über alle die Tatbestände, die mit den Geschlechtskrankheiten zusammenhängen, nie bekommen, ihnen aber von Schritt zu Schritt näherzutreten bedeutet für die praktische Arbeit der Gesundheitsverwaltung außerordentlich viel.

Betrachtet man die bisherigen Ergebnisse der sanitären Statistik bezüglich der Meldungen nach § 9, so darf festgestellt werden, daß sie das Wissen über die Ursachen unserer Gesundheitsverhältnisse stark vermehrt haben, indem sie das Problem eines Mangels an Verantwortungsgefühl der Geschlechtskranken gegenüber der Volksgemeinschaft aufgedeckt und der praktischen Gesundheitspolitik eine Richtung für das weitere Handeln gewiesen haben, sofern die angenommene Arbeitshypothese stimmt. Eine Weiterführung dieser Statistik bietet für die Zukunft keinen erheblichen Gewinn an Kenntnissen mehr, weil man bei allen Teilfragen immer erneut vor der Aufgabe steht, mit weiteren unsicheren Arbeitshypothesen die Zahlenreihen zu deuten. Die Unsicherheiten, die bei dem

Rechenverfahren der Beziehungsziffern als Fehlerquellen bezeichnet wurden, sind in Wirklichkeit aber nichts anderes als schwerwiegende Probleme, deren Lösung für den Erfolgsnachweis der gesetzlichen Maßnahmen zur Bekämpfung der Geschlechtskrankheiten hohe Bedeutung hat. Es muß deshalb, wenn man jetzt zur Erkenntnis dieser Probleme gekommen ist, an die Bearbeitung der Fragen geschritten werden: inwieweit

Personen-gruppe	Zahl der auf Grund des § 9 RGBG gemeldeten Personen					
	wegen Unterbrechung der ärztlichen Behandlung			wegen Unterbrechung der ärztlichen Beobachtung		wegen Gefährdung durch den Beruf oder sonstiger persönlicher Verhältnisse
	infolge nicht bekanntgegebenen Wechsels des Arztes	infolge wirklicher Unterbrechung		infolge nicht bekanntgegebenen Wechsels des Arztes	infolge wirklicher Unterbrechung	
		zum ersten Male	zum wiederholten Male		zum ersten Male	zum wiederholten Male	
Männer . . .						
Frauen .						
Kinder unter 14 Jahren .						

sich die ärztlichen Meldungen auf das Entziehen aus der Behandlung und auf das aus der Beobachtung verteilt, wieviel davon nur durch einen nicht bekanntgegebenen Arztwechsel verursacht wurden und wieviel Personen einmal und wieviel zum wiederholten Male gemeldet wurden. Diese Fragen lassen sich durch das vorstehende Schema beantworten.

Da in den Gesundheitsbehörden ohnehin jede eingehende Anzeige nach § 9 RGBG verfolgt werden muß, dürfte die Aufzeichnung aller im Laufe eines Berichtsjahres eingegangenen Meldungen nach dem obigen Schema keinerlei Mehrbelastung erfordern, dafür aber sehr viel neue und aufschlußreiche Tatsachen aufklären. Sofern die eingegangenen Meldungen unmittelbar den Akten der Erkrankten beigefügt werden, kann die Tatsache, daß ein Erkrankter seine Behandlung oder Beobachtung in Wirklichkeit nicht unterbrochen, sondern nur einen nicht bekanntgegebenen Arztwechsel vollzogen hat, nicht ohne weiteres aus den eingehenden Meldungen ersehen werden. In diesen Fällen könnte man zunächst sowohl bei den Anzeigen wegen Unterbrechung der Behandlung als auch bei denen wegen Unterbrechung der Beobachtung feststellen, wieviel zum ersten Male und wieviel zum wiederholten Male a n g e z e i g t worden sind. Dann werden später alle diejenigen Fälle, bei denen ein bloßer nicht bekanntgegebener Arztwechsel vorlag, besonders gezählt, aber auch nach den erstmalig und den wiederholt Gemeldeten, so daß aus den entsprechenden Differenzen ohne weiteres das obige Schema beantwortet werden kann.

Die Statistik der eingegangenen Meldungen nach § 9 könnte natürlich noch erweitert werden um die Nachweisungen über das daraufhin Veranlaßte, und zwar je nachdem, ob eine ambulante Zwangsbehandlung oder eine zwangsweise Unterbringung in einem Krankenhaus angeordnet und durchgeführt worden ist. Eine derartige Ausdehnung dieser Statistik dürfte jedoch vorläufig noch nicht zweckmäßig sein, wenigstens so lange nicht, bis die in dieser Schrift gestellten Probleme ihre Klärung gefunden haben.

Sonderabdruck aus

Der Erbarzt / Nr. 6

Beilage zum „Deutschen Ärzteblatt"

1936 / 3. Jahrgang / Seite 93—96

Verlag der Deutschen Ärzteschaft, Berlin SW 19, Lindenstraße 44

Die amtsärztlichen Untersuchungen von bäuerlichen Siedlern auf ihre erbbiologische Eignung in Preußen im Jahre 1934

In der Sorge um die Erhaltung eines hochwertigen Bauernstandes hat die nationalsozialistische Regierung die Grundsätze der erbbiologischen Auslese in die bäuerliche Siedlung eingeführt. Während in den früheren Jahren die Übertragung von Neubauernstellen[1]) fast ausschließlich nach r e i n w i r t - s c h a f t l i c h e n Gesichtspunkten erfolgte, sind jetzt die Fragen der e r b b i o l o g i s c h e n Volksgesundheit in den Vordergrund getreten. Grundsätzlich kann nur Neubauer werden, wer außer der Fähigkeit, den neuen Hof ordnungsmäßig zu bewirtschaften, auch die geforderten bevölkerungs- und rassenpolitischen Voraussetzungen erfüllt. Zu diesem Zweck werden alle Siedlungsbewerber einschließlich deren Familienangehörige einer sorgfältigen amtsärztlichen Untersuchung auf ihre erbbiologische Eignung hin unterworfen. Diese Einrichtung ist auch über die eigentliche Aufgabe, zu einer Auswahl unter den Siedlungsbewerbern beizutragen, hinaus bedeutsam. Sie ermöglicht als Gegenstück zur Gesetzgebung über Unfruchtbarmachung, die eine Auslese und Ausmerze der erbbiologisch ungesunden Volksteile bezweckt, die Feststellung und Förderung der erbbiologisch besonders wertvollen Mitglieder der deutschen Volksgemeinschaft in Gestalt einer Hochwertigenauslese.

Insgesamt sind im Jahre 1934, für das die ersten Ergebnisse über die amtsärztlichen Untersuchungen von bäuerlichen Siedlungsbewerbern statistisch zusammengestellt werden können, in Preußen 57 065 Personen auf ihre Siedlungstauglichkeit von den mit diesen Untersuchungen beauftragten Ärzten geprüft worden. Darunter befanden sich 14 825 S i e d l u n g s - b e w e r b e r, 38 382 m i t u n t e r s u c h t e F a m i l i e n - a n g e h ö r i g e und 3858 Personen, bei denen von den berichtenden Stellen eine Unterscheidung in Siedlungsbewerber und

---

[1]) Nach dem Reichssiedlungsgesetz vom Jahre 1919 sind den Landlieferungsverbänden Verpflichtungen auferlegt worden dahingehend, ein Drittel der im Jahre 1907 festgestellten landwirtschaftlich benutzten Fläche der großen Güter (einschl. Staatsdomänen) zu Siedlungszwecken bereitzustellen, sofern die landwirtschaftlich benutzte Fläche dieser Güter nicht mehr als 10 v. H. betrug. Dieses auf Grund dieser Bestimmung zu erwerbende Siedlungsland ist in Neubauernstellen und Anliegersiedlungen, d. i. Landzulagen für bestehende Kleinbetriebe, zu verteilen.

deren Familienangehörige nicht vorgenommen worden ist, die
sich jedoch wahrscheinlich zu 951 auf Siedlungsbewerber und zu
2907 auf mituntersuchte Familienangehörige verteilen. Danach
ist die Gesamtzahl der im Jahre 1934 amtsärztlich untersuchten
Siedlungsbewerber selbst auf etwa 15 776 Personen anzusetzen.

Auf 100 000 der am Tage der Volkszählung vom Jahre 1933
festgestellten Gesamtbevölkerung umgerechnet betrug der Umfang dieser erbbiologischen Hochwertigen-Auslese im Berichtsjahr insgesamt 143, wovon 40 auf die Siedlungsbewerber und
103 auf die mituntersuchten Familienangehörigen entfallen.

Unter den preußischen Provinzen steht Pommern
mit 3674 Bewerbern und 11 732 Familienangehörigen weitaus
an erster Stelle. Mehr als ein Viertel (27 v. H.) aller auf ihre
erbbiologische Siedlungstauglichkeit untersuchten Personen gehörten allein zu dieser Provinz. In weitem Abstand folgen die
Provinzen Hannover mit 2133 Bewerbern und 4918 Familienmitgliedern, Niederschlesien mit 1717 und 3917 sowie Ostpreußen mit 1697 und 4629 untersuchten Bewerbern und deren
Angehörigen. In diesen vier Provinzen wurden rund zwei
Drittel aller in Preußen durchgeführten Untersuchungen vorgenommen. Bezieht man die Gesamtzahl der Untersuchten auf
je 100 000 Einwohner, so steht die Provinz Pommern mit einer
Beziehungsziffer von 803,2 wiederum an der Spitze; um rund
ein Fünftel niedriger war der Andrang zur Neubauernsiedlung
in der Grenzmark Posen-Westpreußen mit 626,1 auf 100 000.
Im weiten Abstand folgen dann die Provinzen Schleswig-
Holstein und Ostpreußen, in denen 300,1 und 271,9 Unter-
suchte je 100 000 Einwohner kamen, während die Provinz
Hannover nur eine Ziffer von 209,9 auf 100 000 erreichte.
Alle übrigen Teile Preußens lagen unter 200, am niedrigsten,
nächst dem rein großstädtischen Berlin, in dem sich nur 14,2 Per-
sonen je 100 000 Einwohner untersuchen ließen, die Provinzen
Hessen-Nassau (24,5), Westfalen (50,0), Sachsen (50,6) und die
Rheinprovinz (51,8).

Ungefähr die gleiche Reihenfolge der einzelnen Provinzen
ergibt sich, wenn man die Zahl der beantragten Neubauernstellen auf je 100 000 Einwohner bezieht.

Von den insgesamt 15 776 Bewerbern um Neubauernstellen
war weitaus der größte Teil, 11 204 oder 71,0 v. H. in den
Landkreisen mit rein ländlichem Charakter ansässig, d. h.
in solchen, die keine Mittelstädte enthalten. Die Landkreise
mit gemischtem — städtischem und ländlichem — Charakter, in
denen wenigstens eine Stadt von 15 000 und mehr Einwohnern
oder wenigstens zwei Städte von 10 000 und mehr Einwohnern
vorhanden sind, weisen 2764 oder 17,5 v. H. der Siedlungsbewerber auf. Danach kommen nahezu neun Zehntel aller
Anträge aus den ländlichen Verwaltungsbezirken, während in
den Stadtkreisen nur rund ein Zehntel aller Bewerber
ansässig war, und zwar in den Mittelstädten mit 30 000 bis
100 000 Einwohnern 743 oder 4,7 v. H., in Berlin 156 oder
1,0 v. H. und in den übrigen preußischen Großstädten 909 oder
5,8 v. H. der Siedlungsbewerber.

Bezieht man auch bei den einzelnen Gemeindegrößenklassen
die Zahl der Bewerber um Neubauernstellen auf die bei der

Volkszählung vom Jahre 1933 festgestellte Einwohnerzahl, so
entfallen auf je 100 000 Einwohner in:

I a: Berlin   3,6 Siedlungsbewerber,
I b: übrigen Großstädten   9,5 Siedlungsbewerber,
II: sonstigen Stadtkreisen   20,0 Siedlungsbewerber,
III: Landkreisen mit Mittelstädten   35,6 Siedlungsbewerber,
IV: Landkreisen ohne Mittelstädte   76,8 Siedlungsbewerber.

Danach war der Anteil in den Landkreisen ohne Mittelstädte
rund 21mal so groß wie in Berlin. Der Unterschied zwischen
den Landkreisen ohne Mittelstädte und denen mit Mittelstädten, demzufolge sich in den erstgenannten rund 2,1mal so
viel Personen um Neubauernstellen bewarben, liegt darin be-
gründet, daß sich die Bewerber vornehmlich aus der in der
Landwirtschaft tätigen Bevölkerung zusammensetzen, während
die Städter nur zum verhältnismäßig geringen Teil als An-
wärter für die Neusiedlung in Betracht kommen.

Neben den Ergebnissen der amtsärztlichen Untersuchungen
von Siedlungsbewerbern, damit also auch über den Andrang
zur Neubauernsiedlung, sind noch Unterlagen über die tat -
sächlich errichteten Siedlerstellen vorhanden[2]).
Das auf Grund des Reichssiedlungsgesetzes bereitgestellte Siedlungsland soll sowohl zur Errichtung von Neubauernstellen,
deren Zahl sich im Berichtsjahr 1934 auf 3843 belief, als auch
zu Landzulagen an landwirtschaftliche Kleinbetriebe, die in
13 654 Fällen erteilt wurden, Verwendung finden.

Die errichteten Neubauernstellen verteilten sich in Preußen
im Jahre 1934 zu 62,2 v. H. auf Vollbauernstellen,
die in den letzten Jahren anteilsmäßig eine starke Zunahme
erfahren haben, zu 27,0 v. H. auf Einspänner- und
Kuhbauernstellen, und zu 10,8 v. H. auf Nebenerwerbsstellen, und zwar ungefähr gleichmäßig Land-
arbeiterstellen (5,7 v. H.) und Gärtner-, Handwerker- oder
Industriearbeiterstellen (5,1 v. H.)

Provinzen	Von je 100 Neubauernstellen waren im Jahre 1934 der Betriebsart nach			
	Vollbauern-stellen	Einspänner- u. Kuhbauern-stellen	Land-arbeiter-stellen	sonstige Stellen
Ostpreußen	79,8	12,9	3,1	4,2
Brandenburg . . .	67,3	17,7	7,7	7,3
Pommern	66,1	23,9	4,6	5,4
Grenzmark Posen-Westpreußen . .	72,6	24,7	—	2,7
Niederschlesien . .	51,3	44,6	1,1	3,0
Oberschlesien . .	50,0	41,8	1,8	6,4
Sachsen	51,4	25,7	16,2	6,7
Schleswig-Holstein .	54,0	29,9	10,5	5,6
Hannover	60,4	25,7	10,2	3,7
Westfalen	20,0	54,0	8,0	18,0
Hessen-Nassau . .	41,2	47,0	5,9	5,9
Rheinprovinz . . .	67,7	19,4	—	12,9
Preußen insgesamt	62,2	27,0	5,7	5,1

[2]) Vgl. Die bäuerliche Siedlung im Jahre 1934. Vierteljahrshefte
zur Statistik des Deutschen Reichs. Herausgegeben vom Statistischen
Reichsamt. 44. Jahrgang. 1935. Heft 3, S. 30—49.

In der Größe der errichteten Neubauernstellen hat sich seit
Beginn der Siedlungstätigkeit ein grundlegender Wechsel vollzogen. Während bis zum Jahre 1925 die häufigste Größenklasse der Kleinbetrieb von weniger als 2 Hektar war, der
hauptsächlich als Nebenerwerbsstelle in Betracht kam, hat sich
in der späteren Zeit immer mehr der wirtschaftlich leistungs-
fähige Mittelbetrieb von 10 bis 20 Hektar als die vorzugsweise errichtete Neubauernstelle herausgebildet. Seit 1932
machte diese Größenklasse mehr als die Hälfte aller Stellen
aus, wohingegen die Nebenerwerbsstellen von unter 2 Hektar
auf 4,8 v. H. im Jahre 1934 zurückgegangen sind.

Jahr	Gesamtzahl der Neubauernstellen	Von den in nebenstehenden Jahren errichteten Neubauernstellen im Deutschen Reich insgesamt hatten eine Größe von				
		weniger als 2 ha	2 bis 5 ha	5 bis 10 ha	10 bis 20 ha	20 ha und darüber
in absoluten Zahlen						
1919—1921	6 365	3 344	497	809	1 162	553
1922	2 963	1 640	274	357	507	185
1923	2 902	1 221	174	331	883	293
1924	2 797	1 352	116	169	969	191
1925	1 785	989	89	109	432	166
1926	1 906	637	160	106	749	254
1927	3 372	1 363	343	290	962	414
1928	4 253	1 349	465	402	1 446	591
1929	5 545	1 591	679	562	2 116	597
1930	7 441	1 648	1 242	922	2 969	660
1931	9 082	1 197	1 475	1 520	4 309	581
1932	9 046	521	913	2 545	4 646	421
1933	4 914	260	343	1 335	2 622	354
1934	4 931	239	379	847	2 612	854
1919—1934	67 302	17 351	7 149	10 304	26 384	6 114
auf je 100 Neubauernstellen						
1919—1921	100	52,5	7,8	12,7	18,3	8,7
1922	100	55,4	9,3	12,0	17,1	6,2
1923	100	42,1	6,0	11,4	30,4	10.1
1924	100	48,4	4,2	6,0	34,6	6,8
1925	100	55,4	5,0	6,1	24,2	9,3
1926	100	33,4	8,4	5,6	39,3	13,3
1927	100	40,4	10,2	8,6	28,5	12,3
1928	100	31,7	10,9	9,5	34,0	13,9
1929	100	28,7	12,2	10,1	38,2	10,8
1930	100	22,1	16,7	12,4	39,9	8,9
1931	100	13,2	16,2	16,7	47,5	6,4
1932	100	5,8	10,1	28,1	51,3	4,7
1933	100	5,3	7,0	27,2	53,3	7,2
1934	100	4,8	7,7	17,2	53,0	17,3
1919—1934	100	25,8	10,6	15,3	39,2	9,1

Nach den Erhebungen des Statistischen Reichsamtes waren
von den im Jahre 1934 angesetzten Neubauern im ganzen
Reichsgebiet (die Zahlen für Preußen sind nicht gesondert aus-
gewiesen, dürften jedoch verhältnismäßig mit den Reichsziffern
übereinstimmen) 4400, das sind fast neun Zehntel, schon vor
ihrer Ansiedlung in der Land- und Forstwirtschaft tätig. Davon waren 1646 oder 33 v. H. selbständige Land-
wirte, 761 oder 15 v. H. Bauernsöhne, die bisher in
der elterlichen Wirtschaft mithalfen, 1404 oder 29 v. H.
Landarbeiter und 589 oder 12 v. H. in der Hauptsache
landwirtschaftliche Angestellte. Die Zahl der

nicht aus der Landwirtschaft stammenden Neubauern umfaßte
im Berichtsjahr mit 531 Personen nur noch etwas über ein
Zehntel aller Siedler.

Ihrem bisherigen ständigen W o h n s i t z nach stammten im
Jahre 1934 im ganzen Reichsgebiet 4127 Neubauern oder
84 v. H. aus dem Siedlungsgebiet, in dem sie angesiedelt
wurden, davon waren 1210 oder 25 v. H. der Gesamtzahl aller
Neusiedler vorher landwirtschaftliche Arbeiter oder Angestellte,
die nach ihrer Ansiedlung die gleiche Scholle, die sie früher in
abhängiger Stellung bearbeiteten, bewirtschafteten.

Jahr	Gesamtzahl der Neubauern im Deutschen Reich	Davon stammen aus dem Berichtsgebiet		Zahl der Neubauern in den Ostgebieten[1]	Davon stammen aus West- und Süddeutschland	
		Zahl	%		Zahl	%
1923	2750	1785	64,9	1644	14	0,9
1924	2664	1631	61,2	1883	20	1,1
1925	1657	1170	70,6	1057	8	0,8
1926	1906	1137	59,7	1354	42	3,1
1927	3372	2675	79,3	2177	175	8,0
1928	4253	3345	78,7	2774	303	10,9
1929	[2] 5334	2964	55,6	4133	535	12,9
1930	7441	4519	60,7	5874	740	12,6
1931	9082	5525	60,8	7597	1126	14,8
1932	9046 ·	5489	60,7	7877	1270	16,1
1933	4914	4088	83,2	3653	473	12,9
1934	4931	4127	83,7	3191	556	17,4

[1] Ostpreußen, Brandenburg, Pommern, Grenzmark Posen-Westpreußen, Schlesien, Mecklenburg. [2] Ohne Bayern.

Auch über die R e l i g i o n s z u g e h ö r i g k e i t und die
Altersgliederung sind in den Angaben des Statistischen Reichsamtes nur die Zahlen für das ganze Reichsgebiet vorhanden.
Es entfielen im Jahre 1934 von der Gesamtzahl der Neubauern 3995 oder 81 v. H. auf die evangelische und 903 oder
18 v. H. auf die katholische Konfession.

In der Altersklasse von 30 bis 50 Jahren, die für die ländliche Siedlung am günstigsten ist, standen 3277 oder 66 v. H.
der Neubauern, 955 oder 19 v. H. waren jünger und 700 oder
15 v. H. waren älter als die optimale Altersklasse.

Von den im Jahre 1934 in allen deutschen Gebietsteilen an-
gesiedelten 4931 Neubauern haben 4844 oder 98 v. H. F a -
m i l i e n a n g e h ö r i g e, und zwar 976 oder 20 v. H. einen
Angehörigen, 1931 oder 39 v. H. zwei bis drei Angehörige,
1609 oder 32 v. H. vier bis sechs Angehörige und 328 oder
7 v. H. sieben und mehr Angehörige. Die 87 Neubauern ohne
Familienangehörige, bei denen es sich um Jungbauern handeln
dürfte, die erst auf dem neuen Hof eine Familie gründen
wollen, bilden nur 2 v. H. der Gesamtzahl.

Während es sich in den Angaben des Statistischen Reichs-
amtes nur um die wirklich besetzten Neusiedlerstellen handelt,
enthalten die Jahresgesundheitsberichte der preußischen Kreise
Unterlagen über den A n d r a n g z u r B a u e r n s i e d l u n g.
Den allein im Jahre 1934 amtsärztlich untersuchten 57 065
Siedlungsbewerbern steht eine rund ebenso große Zahl von
Neubauern, 56 999 (ohne die Bauern mit Landzulage zu bereits

vorhandenem Eigenbesitz), gegenüber, die in der ganzen Zeit
seit Inkrafttreten des Reichssiedlungsgesetzes angesetzt worden
sind. Ein Vergleich der Zahl der Siedlungsbewerber und der
Zahl der errichteten Siedlungsstellen läßt sich aber nur mit
Vorbehalt machen, weil die innerhalb eines Berichtsjahres zur
Untersuchung kommenden Siedlungsbewerber nicht immer im
gleichen Jahr für die Besetzung einer bereitgestellten Neusiedlerstelle in Frage kommen. Im Jahre 1934 betrug die Zahl der
untersuchten Siedlungsbewerber in Preußen das Fünfzehnfache
von der der errichteten Neubauernstellen. Dieses Verhältnis
schwankte zwischen dem 2,46fachen in Brandenburg und dem
32,25fachen in der Rheinprovinz. Diese Unterschiede erklären
sich dadurch, daß einerseits die Neubauernstellen vorzugsweise
in den östlichen Teilen von Preußen errichtet worden sind:
Pommern 833 Stellen, Hannover 576, Nieder-Schlesien 556 und

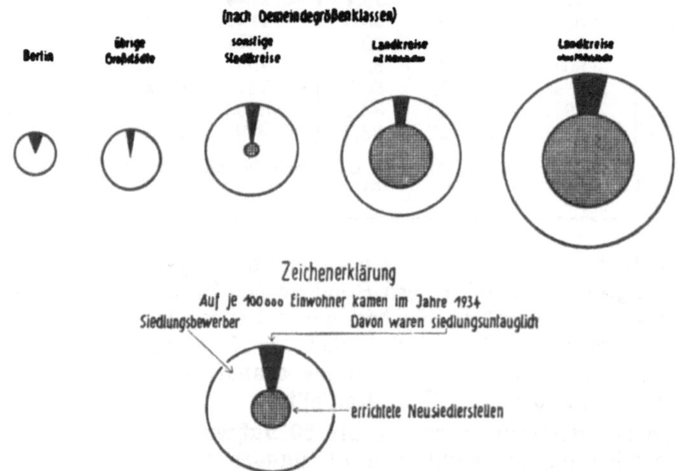

Ostpreußen 544 Stellen (diese vier Provinzen haben also rund
zwei Drittel aller Neubauernstellen in Preußen aufgebracht),
und daß andererseits die Bezirke mit dichterer und stärkerer
städtischer Bevölkerung zur Neusiedlung nicht in Betracht
kommen.

In den preußischen Großstädten ist im Jahre 1934 nur eine
Neusiedlerstelle (Wiesbaden mit 28,1 Hektar Fläche) errichtet
worden, es haben sich aber immerhin 1065 Siedlungsbewerber,
davon 156 aus Berlin, untersuchen lassen. In den sonstigen
Stadtkreisen standen fünf neue Stellen (zwei in Ostpreußen
und drei in der Rheinprovinz) 743 Bewerbern gegenüber. In
den Landkreisen mit Mittelstädten waren die beiden Zahlen 906
und 2764 und in den Landkreisen ohne Mittelstädte 2931
und 11 204.

Von insgesamt 15 776 im Berichtsjahr untersuchten Siedlungsbewerbern war das Ergebnis der amtsärztlichen Untersuchung bei 13 345 Bewerbern bekannt; es lautete in 12 713

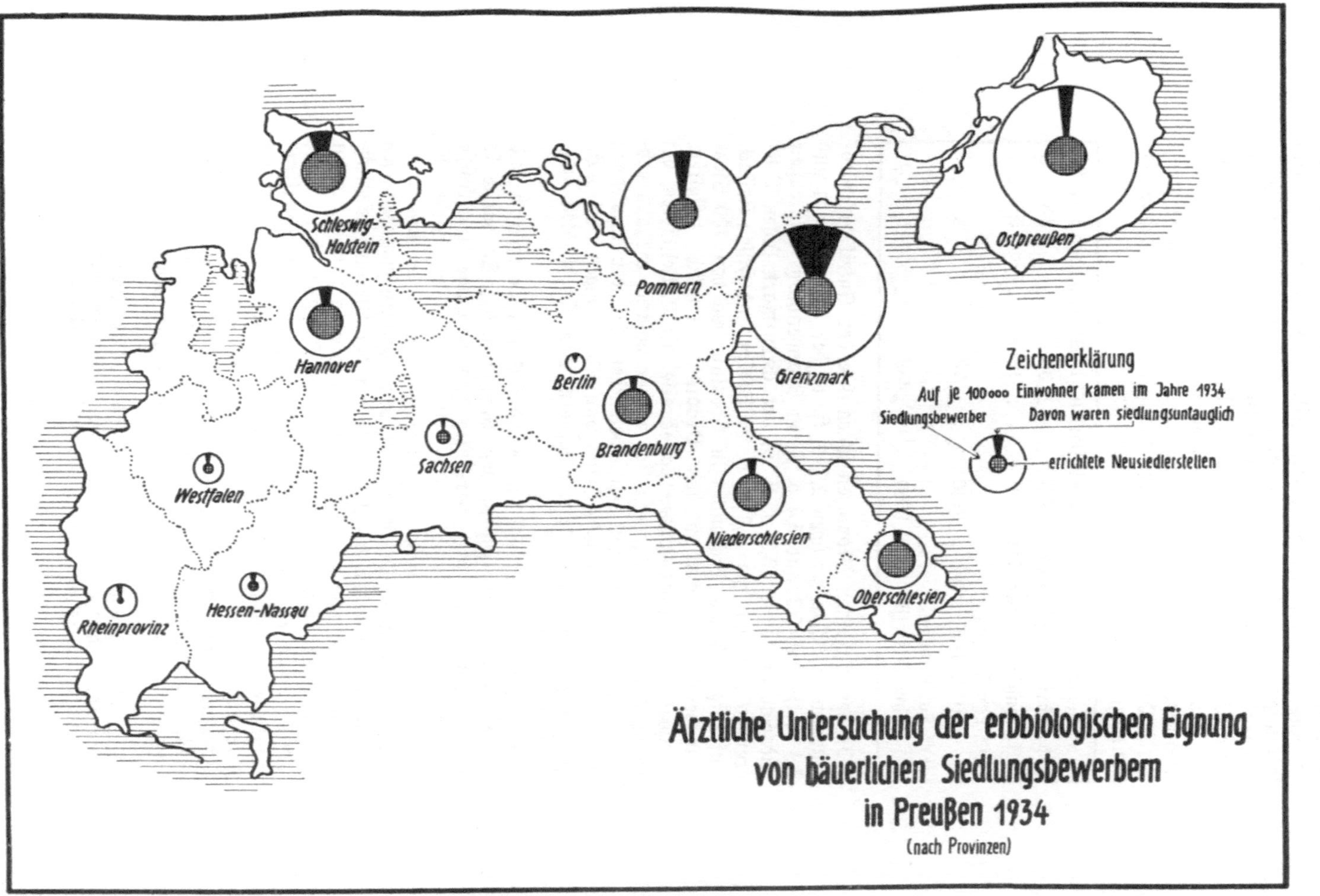

Ärztliche Untersuchung der erbbiologischen Eignung
von bäuerlichen Siedlungsbewerbern
in Preußen 1934
(nach Provinzen)

Fällen auf **siedlungstauglich** und in 632 oder 4,7 v. H. der Fälle auf **untauglich** für die bäuerliche Siedlung. Das ist eine erheblich höhere Anteilsziffer als sie bei den Ablehnungen der Eignungszeugnisse von Ehestandsdarlehensbewerbern besteht[3]). Dort betrug in dem Jahr 1934/35 der entsprechende Anteil rund 2,8 v. H. Das liegt daran, weil bei der Prüfung auf die erbbiologische Eignung zur bäuerlichen Siedlung ein viel strengerer Maßstab an die Tauglichkeit gelegt wird. Der Anteil der Siedlungsuntauglichen betrug bei den bekannt gewordenen Untersuchungen in:

Ia: Berlin	bei 156 Unterf. u.	14 Ablehnungen	9,0 v. H.
Ib: übrig. Großstädten	„ 850 „	„ 32 „	3,8 „
II: sonstig. Stadtkreisen	„ 539 „	„ 19 „	3,5 „
III: Landkreisen mit Mittelstädten	. „ 2140 „	„ 78 „	3,6 „
IV: Landkreisen ohne Mittelstädte	. „ 9660 „	„ 489 „	5,1 „

In den einzelnen Provinzen schwankte der Anteil der Siedlungsuntauglichen zwischen 2,7 v. H. in der Rheinprovinz und 2,9 v. H. bzw. 3,3 und 3,4 v. H. in Brandenburg, Ostpreußen und Sachsen sowie 13,3 v. H. in der Grenzmark Posen-Westpreußen und 9,0 bzw. 6,0 v. H. in Berlin und Hessen-Nassau. Auffällig sind die Ergebnisse in Breslau, wo von 100 Siedlungsbewerbern sämtlich das Prädikat tauglich erhielten, ebenso die der ostpreußischen Landkreise mit Mittelstädten, bei denen unter 189 Bewerbern sich keiner befand, der aus erbbiologischen oder anderen gesundheitlichen Gründen abzulehnen war. Eine auffallend hohe Ziffer von Ablehnungen, 30,3 v. H., ist dagegen in den schleswig-holsteinischen Großstädten ausgesprochen worden.

Über die einzelnen **Gründe der Ablehnungen** sind leider die Mitteilungen in den Berichten der Amtsärzte so wenig vergleichbar, daß vorläufig zahlenmäßige Rückschlüsse noch nicht angängig erscheinen. Über dieses außerordentlich wichtige Problem würden sich künftig etwas mehr Unterlagen zusammenstellen lassen, wenn bei den Untersuchungsbefunden diejenigen, bei denen die Bescheinigung der Siedlungstauglichkeit abgelehnt wurde, unterschieden werden in solche I. wegen eigener Krankheit, II. wegen erblicher Belastung bei phänotypisch Gesunden, III. wegen Ungeeignetheit von Familienmitgliedern, insbesondere der Ehefrau. Da diese Gliederung der Ablehnungsgründe auch in der Statistik der amtsärztlichen Untersuchungen von Ehestandsdarlehensbewerbern angewandt wird, würden viele dann auch diese beiden großen erbbiologischen Erhebungen miteinander vergleichen lassen.

---

[3]) E. **Meier** und M. v. **Mezynski**: Das Ergebnis der ärztlichen Untersuchungen von Ehestandsdarlehensbewerbern im dritten und vierten Vierteljahr 1934. R.-Gesundheitsblatt 1935. S. 770—773.

Sonderdruck aus „Deutsches Statistisches Zentralblatt"
1936, Heft 3, S. 71—74.
(Verlag von B. G. Teubner, Leipzig, Poststr. 3/5.)

Die Eheschließungen nach dem Trauungs- und Wohnort.

Die Eheschließungen nach dem Trauungs- und
Wohnort und die Nachweisungen der örtlichen
Eheschließungshäufigkeit mangeln im allgemeinen
daran, daß aus ihnen nur der Ort der standesamtlichen — oder kirchlichen — Beurkundung einer
eingegangenen Ehe hervorgeht. Da aber die Eheschließung ein bevölkerungsdynamischer Vorgang
von zwei Individuen ist, die unter Umständen zwei
verschiedenen örtlichen Erhebungsmaßen ange-
hören, muß aus der Heiratshäufigkeit innerhalb
eines enger umgrenzten Beobachtungsgebietes nicht
notwendigerweise das Ausmaß des wirklichen Hei-
ratswillens des unverehelichten Teiles der in Frage
stehenden Bevölkerung hervorgehen. Man muß bedenken, daß zwei Brautleute, die in verschiedenen
Orten ansässig sind, ihre Ehe entweder am Wohnort des einen oder auch an dem des anderen Ehe-
partners und schließlich auch noch an einem dritten
Ort, etwa dem zukünftigen Wohnort, schließen
können. Nur unter der Bedingung, daß innerhalb eines geschlossenen Stadt- oder Landbezirks
die Zahl der ortsfremden Personen, die zum Zweck
der Eheschließung in das betreffende Erhebungsgebiet kommen, für jedes einzelne Geschlecht ungefähr ebenso groß ist wie die Zahl der Ortsansässi-
gen, die den Willen zur Ehe vor dem Standesbeamten eines anderen Ortes erklären, kann die örtlich
gegliederte Zahl der Eheschließungen in bezug auf
die gesamte oder ledige Wohnbevölkerung einen
Erkenntnisinhalt für die Beurteilung der lokalen
Heiratshäufigkeit gewinnen.

Dieser Fragestellung kann man dann näher-
treten, wenn man die Struktur der Binnenwande-
rung zum Zweck der Eheschließung genauer kennt.

Der verdienstvolle Leiter der Baseler Statistik, O. H. Jenny, Ehrenmitglied der Deutschen Statistischen Gesellschaft, dessen Zahlenunterlagen schon mehrfach wichtigen medizinal-statistischen Problemen näherzukommen gestatteten [1]), teilt seine Nachweisungen der Eheschließungen nach dem Trauungsort und dem bisherigen Wohnort der Brautleute auf [2]). In den Berichtsjahren 1931—1934 haben von den insgesamt 5058 Paaren, die beiderseits im Kanton Basel-Stadt wohnten, 4941 ihre Ehe in Basel und 117 in auswärtigen Orten der Schweiz oder auch des benachbarten Deutschen Reichs geschlossen. Dagegen sind in der gleichen Zeit 126 Paare, von denen sowohl der Mann als auch die Frau auswärts ihren Wohnsitz hatte, nach Basel zur Trauung erschienen. Danach war die Binnenwanderungsbilanz zum Zwecke der gesetzlichen Ehebildung für diejenigen Ehepaare, die in bezug auf die Stadt Basel einen gleichen Wohnsitz hatten, ziemlich ausgeglichen. Dies trifft aber nur für die letzten vier Berichtsjahre 1931—1934 zu, während in der früheren Zeit im allgemeinen mehr Auswärtige in Basel ihre Eheschließung vollzogen, als Baseler nach auswärts zur Eheschließung gingen. So hatten innerhalb der drei Jahrzehnte 1901—1930 insgesamt 460 Paare von Personen, die beide im Kanton Basel-Stadt wohnten, an anderen Orten die Trauung vollzogen, wohingegen in der gleichen Zeit fast die doppelte Anzahl von Paaren, 879, die bislang auswärts wohnten, in Basel ihre Ehe begannen.

Von den 1522 Eheschließungen, bei denen nur der Bräutigam im Kanton Basel-Stadt, die Braut aber in einem anderen Ort wohnte, sind in den Jahren 1931—1934 947 (62 %) Ehen in Basel und 575 (38 %) Ehen auswärts geschlossen worden. Dagegen sind von den 1105 Brautpaaren, deren weiblicher Partner in der Stadt Basel und deren männlicher Partner jedoch in einer anderen Gemeinde wohnte, nur 497 (45 %) in Basel und 608 (55 %) auswärts getraut worden. Im ganzen handelt es sich

---

1) E. E. Roesle, Das Maximum der Sterblichkeit an Carcinom im Alter unter 65 Jahren und seine Überwindung. Archiv für soziale Hygiene und Demographie, 6. Band 1931, Heft 1, S. 1—11.

2) Abschnitt: Eheschließungen, vergleichende Jahresübersichten nach Trauungsort und Wohnort. Statistisches Jahrbuch des Kantons Basel-Stadt, 14. Jahrgang 1934, S. 33.

also hier um 2627 Eheschließungen mit uneinheitlichem Wohnort der Brautleute, von denen insgesamt 1444 (55 %) die Trauung vor einem Baseler Standesbeamten vollzogen haben. Abgesehen davon, daß hier also die Bilanz der Binnenwanderungsbewegung und zum Teil auch die entsprechende Ein- und Auswanderung über die schweizerische Landesgrenze zum Zwecke der Eheschließung zugunsten der Großstadt Basel ausfällt, ergibt sich aus den vorstehenden Angaben noch, daß in beiden Gruppen, in denen die Eheschließungen aus verschiedenen Orten zusammenkamen, der Wohnort des Bräutigams viel eher als Trauungsort gewählt wurde als der Wohnort der Braut. Dieselbe Erscheinung trifft man auch, nicht in dem gleichen ausgeprägten Maße, für die vor 1931 liegende Zeit, wie aus der beigegebenen Zahlenübersicht hervorgeht.

Trauungs- und Wohnort in Basel-Stadt 1901—1934.

Jahr	Von den Eheschließenden wohnten						
	im Kanton Basel-Stadt						Mann und Frau auswärts
	Mann u. Frau		nur der Mann		nur die Frau		
	mit dem Trauungsort						
	Basel	ausw.	Basel	ausw.	Basel	ausw.	Basel
1901—1905	3673	60	787	679	452	486	116
1906—1910	3954	56	875	753	550	540	117
1911—1915	3551	72	744	671	522	472	114
1916—1920	3786	94	653	569	577	521	164
1921—1925	4803	82	850	713	652	668	168
1926—1930	5408	96	961	713	585	637	200
1931—1934	4941	117	947	575	497	608	126

Danach sind in den ersten Jahren dieses Jahrhunderts, 1901—1905, von 3737 Ehen, deren beiderseitige Partner zur Wohnbevölkerung der Stadt Basel gehörten, nur 60 in auswärtigen Orten getraut worden. Dagegen kamen 116 Trauungen in Basel zustande, von denen bis dahin keiner der beiden Brautleute zur Baseler Wohnbevölkerung gehörte. Das Verhältnis von 60 zu 116 entspricht ungefähr dem für die ganze Zeit von 1901—1934. Bezüglich derjenigen Eheschließungen, bei denen nur ein Teil in Basel wohnte, hatte auch bereits in der Vorkriegszeit der Wohnort des Mannes die ausschlaggebende Bedeutung. Von den 1466 in den Jahren 1901—1905 geschlossenen Ehen, bei denen nur der Mann in Basel ansässig war, wurden 787, das sind 54 %, in Basel geschlossen, während 679 oder 46 %

in anderen Orten, vornehmlich wohl dem bisherigen Wohnort der Braut, eingegangen wurden. Bei den 938 Ehen, von denen die Frau zur Baseler Wohnbevölkerung gehörte, wurden nur 452 (48 %) in Basel und 486 (52 %) auswärts beurkundet.

Es zeigt sich aus den beiden erwähnten Beobachtungszeiten, daß nicht nur der Wohnort des Mannes eine größere Anziehungskraft zum legalen Vollzug der Ehe hat, sondern auch noch, daß die Bevölkerung eher dazu neigt, in einer Großstadt eine Trauung — und damit vielleicht auch ihre Hochzeitsfeierlichkeit — vorzunehmen als in den kleineren Gemeinden, weil der Unterschied zwischen dem Trauungsort am Wohnort des Mannes und dem der Frau dann größer ist, wenn der Mann in der Großstadt Basel und nicht an einem kleineren Ort wohnt. Es stehen sich hier die beiden Zahlendifferenzen für die Jahre 1931—1934 von 62 : 38 % und in den Jahren 1901—1905 von 52 : 48 % gegenüber. Die Differenz dieser beiden Zahlenabstände ist zwar nicht groß, ist darum aber doch vom soziologischen Standpunkte aus zu würdigen, weil sie in allen einzelnen Zeitabschnitten vorhanden ist.

Aus den vorstehenden Zahlenunterlagen der Stadt Basel ergibt sich, daß man den örtlichen Eheschließungshäufigkeiten namentlich dann, wenn sie auf die Zahl der vorhandenen ledigen Teile der Bevölkerung bezogen werden, mit einiger Vorsicht gegenübertreten muß. Die Wanderungsbewegung zum Zwecke der Eheschließung weist, wenn auch nicht allzu stark, so doch immerhin systematische Richtungen auf, die in der Lage sind, Schwankungen in der wirklichen Heiratsfrequenz benachbarter Gebietsteile zu überdecken. Je größer das betreffende Erhebungsgebiet ist, um so geringer werden die durch diese Wanderungsbewegung entstehenden Fehler sein. Zunächst liegen hierüber allerdings nur die Zahlenunterlagen aus dem Schweizer Kanton Basel-Stadt, einer Großstadt an zwei Landesgrenzen (Deutschland und Frankreich), vor, die noch der Erhärtung durch die Beispiele eines anderen Erhebungsgebietes bedürfen.

Sonderabdruck aus

Psychiatrisch-Neurologische Wochenschrift

Verlag: Carl Marhold Verlagsbuchhandlung, Halle a. S.

| Jahrg. 38 | 6. Juni 1936 | Nr. 23, S. 273/278 |

Die Entwicklung der Familienpflege von Geisteskranken in Preußen 1901 bis 1934.

Über den zahlenmäßigen Umfang der Familienpflege von Geisteskranken herrschen noch recht unklare Vorstellungen. Es ist wohl wahr, daß in Deutschland vor dem Kriege das Hauptaugenmerk auf die Entwicklung des Anstaltswesens gerichtet war und daß sich dieses zu einer verhältnismäßig großen Ausdehnung entfaltet hatte. Ebenso haben die damit zusammenhängenden Fortschritte in der Anstaltsbehandlung es mit sich gebracht, daß sich die Unterbringung der Geisteskranken außerhalb der Anstalten, die „Familienpflege" im Deutschen Reich nicht in dem gleichen Maße entwickelte wie in manchen anderen Ländern.[1] Aber daß die Gesamtzahl der im Jahre 1910 in ganz Deutschland in Familienpflege untergebrachten Geisteskranken nur 3400 betragen haben soll,[2] bei 220 881 in den Anstalten untergebrachten Personen, so daß auf je 65 Anstaltspfleglinge nur ein Familienpflegling kam, läßt die Entwicklung dieser Art von Geisteskrankenbetreuung in einem ganz falschen Licht erscheinen.

Derartig unrichtige Zahlenangaben über die Irrenpflege in Familien würden sich nicht immer wieder

---

[1] E. Matthias, Fürsorge für Geisteskranke. Hdb. d. Soz. Hyg. u. Gesundheitsfürs., hrsg. von A. Gottstein, A. Schloßmann und L. Teleky; IV. Band: Gesundheitsfürsorge, soziale und private Versicherung, S. 512-26. Berlin 1927.

[2] M. Breuer, Die Fürsorge für Geisteskranke und Nervöse außerhalb der Anstalten. Psychiatr.-neur. Wschr. 1925 Nr. 12 S. 110-15 und 119-22.

durch das Schrifttum ziehen, wenn man sich der Mühe
unterzogen — oder die Findigkeit erwiesen — hätte,
die einschlägigen Zusammenstellungen in den amtlichen
Jahresgesundheitsberichten nachzulesen. Man hätte
z. B. aus dem preußischen Jahresgesundheitsbericht für
das Jahr 1910 ³) feststellen können, daß für dieses Jahr
allein in Berlin 3130 Familienpfleglinge und in Preußen
— trotz unvollständiger Angaben — 18 884 Geisteskranke, Epileptiker und Idioten in Familienpflege nachgewiesen worden sind. Der Vergleich dieser Zahlen mit
den von M. B r e u e r zitierten läßt auf die Haltlosig-
keit der bisherigen Erkenntnisse über das Vorkommen
der Familienpflege schließen.

Die amtlichen Unterlagen über die Verbreitung der
Familienpflege von Geisteskranken in Preußen gehen
nur bis zum Jahr 1901 zurück. Es kann daher für die
vor 1900 liegenden Jahre kein genauer Überblick über
den Umfang dieser Art von Geisteskrankenbetreuung
gewonnen werden. Aus den Ausführungen von M a t -
t h i a s läßt sich folgern, daß in den letzten Jahrzehnten des vergangenen Jahrhunderts sich die Familienpflege von Geisteskranken nur auf eine Reihe von einzelnen Anstalten beschränkte und angesichts der Gesamtzahl der in den Anstalten untergebrachten Geisteskranken nur eine sehr untergeordnete Rolle spielte.
Ob aber erst um die Jahrhundertwende die Familienpflege — zum Teil durch die guten Erfolge, mit denen
sich die einzelnen Anstalten bis dahin dieser Einrichtung bedient hatten, und zum Teil wegen der wesentlich niedrigeren Pflegekosten — eine größere Verbreitung fand und erst seit dieser Zeit nach und nach bei
allen Anstalten eingeführt wurde, bleibt doch noch zu
bezweifeln. Gewiß blieb die Familienpflege bei manchen Anstalten nur auf einzelne Kranke beschränkt
und war auch in einigen Regierungsbezirken überhaupt
nicht vorhanden, aber allein schon in dem Jahresgesundheitsbericht für das Jahr 1901, in dem zum ersten

---

³) Tabelle über die in Familienpflege untergebrachten
Geisteskranken, in: Das Gesundheitswesen des Preußischen
Staates im Jahre 1910, S. 449. Berlin 1912. — Bis für die
Jahre 1919-20 in Einzelschriften, seit dem Jahre 1921 in
der Schriftensammlung: Veröffentl. a. d. Geb. d. Medizinal-
verw. — Vgl. auch die entsprechenden Gesundheitsberichte
für die späteren Jahre.

Tabelle 1. Zahl der in Familienpflege untergebrachten psychisch Kranken
in den Jahren 1901 bis 1913.

Regierungsbezirk	1901	1902	1903	1904	1905	1906	1907	1908	1909	1910	1911	1912	1913
1. Königsberg	635	630	—	686	613	624	637	645	716	605	754	750	600
2. Gumbinnen	481	457	525	537	483	541	711	738	710	759	807	804	775
3. Allenstein	—	—	—	—	414	451	483	491	495	463	520	526	560
4. Danzig	370	407	516	529	409	397	371	400	418	305	398	417	488
5. Marienwerder	—	—	—	—	667	579	571	594	582	582	673	613	607
6. Posen	—	—	43	96	189	206	208	193	114	220	250	287	311
7. Bromberg	—	—	6	121	137	153	154	211	181	194	240	321	218
8. Potsdam	—	—	—	—	655	351	405	384	431	400	403	405	436
9. Frankfurt-O.	746[5]	—	—	737	771	781	768	731	729	639	690	700	700
10. Groß-Berlin	—	—	—	—	1190	1344	4386	3929	3337	3130	2704	2499	—
11. Stettin	—	—	—	—	—	203	649	733	675	644	649	629	803
12. Köslin	—	360	—	15	430	519	541	531	609	668	679	661	659
13. Stralsund	—	—	—	—	48	57	58	58	—	61	57	54	77
14. Breslau	—	—	1346	—	1380	1360	1397	1441	814	1416	1429	1374	1375
15. Liegnitz	—	—	105	74	118	102	102	60	107	106	108	105	92
16. Oppeln	84	—	40	61	264	264	42	82	138	172	164	94	71
17. Magdeburg	[1]	—	100	—	242	570	249	206	210	117	207	414	400
18. Merseburg	—	—	—	—	189	719	777	853	856	868	832	791	705
19. Erfurt	[2]	—	—	—	133	84[7]	182	217	239	193	375	413	428
20. Schleswig	—	—	—	—	100	[7]	[2]	[2]	[2]	[2]	[2]	[2]	[2]
21. Hannover	—	—	—	—	618	637	647	660	660	581	569	636	654
22. Hildesheim	—	—	373	382	435	430	457	460	266	283	477	497	541
23. Lüneburg	[2]	126	61	120	422	425	1117	498	482	[2]	—	—	—
24. Stade	—	—	—	—	82	77	74	91	[2]	[2]	58	57	74
25. Osnabrück	[3]	—	—	—	[3]	—	[2]	[2]	[2]	[2]	—	40	39
26. Aurich	[2]	—	—	—	[2]	—	[2]	[2]	[2]	[2]	—	—	—
27. Münster	—	—	—	—	225	247	214	240	221	235	132	249	275
28. Minden	57	43	28	35	32	36	32	32	35	36	33	33	31
29. Arnsberg	—	—	—	—	—	788	692	705	852	777	802	818	935
30. Kassel	—	240	—	547	540	618	677	611	710	662	729	837	888
31. Wiesbaden	—	—	—	—	626	749	757	783	745	630	700	667	658
32. Koblenz	450	—	461	179	556	572	556	523	538	537	550	740	519
33. Köln	—	—	—	—	317	595	668	545	593	597	564	578	578
34. Düsseldorf	1426	—	—	—	1518	526[8]	394[4]	426	1426	1710	1296	1548	1567
35. Trier	446	498	424	500	586	576	810	579	623	689	659	813	834
36. Aachen	—	—	—	—	499	611	643	603	575	585	602	652	745
37. Sigmaringen	[2]	—	—	—	—	36	39	21	23	20	20	14	42
Zusammen:	4695	2761	4028	4919	14988	16228	20468	19274	19110	18884	19330	20029	17685

[1] Große Anzahl.
[2] Wenig.
[3] Sehr wenig.
[4] Unvollständig.
[5] Nach der Berichtigung von 1902.
[6] Nur von 3 Kreisen.
[7] Zahlen nicht zuverlässig.
[8] Nur von 9 Kreisen.

Male nähere Angaben über die in Familienpflege befindlichen Kranken enthalten sind, beziffert sich die Zahl auf 4294 derart untergebrachter Geisteskranker. Berücksichtigt man, daß hierbei in diesen sehr unvollständigen Unterlagen der Landespolizeibezirk Berlin sowie neben anderen auch der Regierungsbezirk Magdeburg, in denen ausdrücklich eine große Zahl von Kranken in Familienpflege sein soll, fehlen, so muß man den Gesamtumfang der Familienpflege in Preußen bereits im Jahre 1901 auf mindestens 10 000 Personen ansetzen. Man muß bedenken, daß von den 37 Regierungsbezirken nur 9 nähere Angaben gemacht haben, und daß die auf diese Erhebungsgebiete entfallenden Zahlen keineswegs so sehr viel niedriger sind als die aus den Jahren 1907 bis 1913. Es dürfte sogar die Zahl von 10 000 eine untere Grenze der Wahrscheinlichkeit darstellen. Die rein amtlichen Zahlen haben sich bis zum Jahre 1905 unter Berücksichtigung der noch immer unvollkommenen Berichterstattung auf rund 15 000 erhöht und betrugen 1907 bereits mehr als 20 000. Es ist auffällig, daß die Zahl der in Familienpflege befindlichen Geisteskranken von 1907 bis 1913 nahezu konstant geblieben ist, woraus sich schließen läßt, daß die erheblich niedrigeren Ergebnisse vor 1907 größtenteils auf eine mangelhaftere Berichterstattung und nicht auf einen derart geringen Umfang der Familienpflege zurückzuführen sind.

Auch in einer anderen Richtung ist es erforderlich, die bisher im Schrifttum vertretene Meinung über die Familienpflege von Geisteskranken richtigzustellen. Es wurde im allgemeinen mitgeteilt, daß bei dem Inpflegegeben von Geisteskranken die Familien von Pflegern und von ehemaligen Pflegern — d. h. also f r e m d e F a m i l i e n — bevorzugt wurden, und daß im Gegensatz hierzu die e i g e n e F a m i l i e des Geisteskranken nur selten in Betracht kam.[4] Das mag für eine Reihe von einzelnen Anstalten wohl stimmen, nicht aber für die große Masse der Anstalten für Geisteskranke, Schwachsinnige, Epileptiker usw., die nach genau den entgegengesetzten Grundsätzen gehandelt haben dürften. So waren von den 7480 im Jahre 1908 in Familienpflege untergebrachten Geisteskranken mit

---

[4] Vgl. z. B. die obigen Schrifttumsangaben.

diesbezüglich bekannten Angaben 6307 oder 84 vH der
eigenen und nur 1173 oder 16 vH einer fremden Familie
zur Pflege übergeben. Im Jahre 1913, dem letzten Vor-
kriegsjahre, standen sich 9101 oder 80 vH Pfleglinge in
eigenen Familien und 2336 oder 20 vH Pfleglinge in
fremden Familien gegenüber.

Der Krankheitsart nach verteilten sich in
der Vorkriegszeit die in Familienpflege gegebenen Personen in der Hauptsache auf die eigentlichen Geisteskrankheiten und die Idioten, während die Epileptiker
entsprechend ihrem Anteil an der Gesamtzahl der Erkrankten nur rund ein Zehntel ausmachten (s. Tab. 2).

Tabelle 2. Von den Familienpfleglingen
mit bekannten Angaben waren:

Jahr	Geistes-kranke		Epilep-tiker		Idioten		Insgesamt	
	Zahl	vH	Zahl	vH	Zahl	vH	Zahl	vH
1909	4239	56,4	855	11,4	2407	32,2	7501	100,0
1910	3700	55,2	404	6,0	2611	38,8	6715	100,0
1911	3941	47,2	562	6,7	3848	46,1	8351	100,0
1912	4361	47,7	687	7,5	4106	44,8	9154	100,0
1913	5843	48,8	869	7,3	5245	43,9	11957	100,0

Für die Kriegszeit und die beiden ersten Nach-
kriegsjahre fehlen die Angaben über die Familienpflege
von Geisteskranken. Durch das große Sterben der Geisteskranken während des Krieges und der Blockade-
jahre hat sich mit der Gesamtzahl der Geisteskranken
auch die der in Familienpflege befindlichen Kranken
stark gemindert. Es kommt ferner hinzu, daß durch
den Versailler Vertrag ein großer Teil vom preußischen
Staatsgebiet abgelöst wurde. Aus diesem Grunde hat
sich die Zahl der Familienpfleglinge bis zum Jahre
1921, mit dem die preußischen Jahresberichte wieder
die Meldung über diese Art der Geisteskrankenbetreuung aufgenommen haben, auf rund 15 000 vermin-
dert. Im Verlauf der nachfolgenden Jahre ist fast alljährlich eine Zunahme der in der Familienpflege untergebrachten Geisteskranken festzustellen, die im Jahre
1925 fast wieder den Stand von 20 000 erreichten, im
Jahre 1930 die Grenze von 30 000 Personen überschritten und sich bis zum Jahre 1933 auf rund 37 000 er-

höhten. Die größte Steigerung, die bisher überhaupt
festzustellen war, fand im letzten Berichtsjahr 1934
statt, in dem die in Familienpflege untergebrachten
Geisteskranken einen Stand von nicht viel weniger als
50 000 erreichten. Zum geringeren Teil ist diese außerordentliche Zunahme auf eine wesentlich vollständigere
Erfassung der Familienpflege zurückzuführen, da für
das Jahr 1934 nur noch die Angaben von vier preußischen Kreisen (Stendal-Stadt und -Land, Hanau-Land
und Tell) fehlen. In der Hauptsache dürfte die Zunahme der Familienpflege aber damit zusammenhängen,
daß infolge der Durchführung von S t e r i l i s i e
r u n g s m a ß n a h m e n ein beträchtlicher Teil von
Anstaltsinsassen nach erfolgter Unfruchtbarmachung in
die Familienpflege entlassen wurde. Berücksichtigt
man, daß die Unterbringung von Geisteskranken in Familien, namentlich in der eigenen, eine wesentliche
Senkung der öffentlichen Ausgaben für die Geisteskrankenpflege ermöglicht, so ist für die nächsten Jahre
mit der weiteren Durchführung des Gesetzes zur Verhütung erbkranken Nachwuchses auch ein weiteres Anwachsen der Familienpflege zu erwarten.

Von den im Berichtsjahr 1934 insgesamt 47 594 in
Familienpflege befindlichen psychisch Kranken entfielen 1962 oder 4,1 vH auf Berlin, 14 463 oder 30,4 vH auf
die übrigen Großstädte, 5578 oder 11,7 vH auf die sonstigen Stadtkreise (mit einer Einwohnerzahl von 30 000
bis 100 000), 9384 oder 19,7 vH auf die Landkreise mit
Mittelstädten (von 10 000 bis 30 000 Einwohnern) und
16 207 oder 34,1 vH auf die Landkreise ohne Mittelstädte. Bezieht man nun diese Zahlen über die in Familienpflege befindlichen psychisch Kranken auf die bei
der letzten Volkszählung vom 16. Juni 1933 festgestellten Einwohnerzahlen dieser G e m e i n d e g r ö ß e n
k l a s s e n ,[5] so kommen auf je 10 000 Einwohner in
Berlin 4,6, in den übrigen Großstädten 15,1, in den sonstigen Stadtkreisen 15,0, in den Landkreisen mit Mittelstädten 12,1 und in den Landkreisen ohne Mittelstädte 11,1 Geisteskranke in Familienpflege.

Es ergibt sich aus diesen Beziehungsziffern die über-

---

[5] Einwohnerzahlen in 1000: Berlin 4236, übrige Großstädte 9564, sonstige Stadtkreise 3726, Landkreise mit Mittelstädten 7772 und Landkreise ohne Mittelstädte 14 609.

Tabelle 3. Zahl der in Familienpflege untergebrachten psychisch Kranken
in den Jahren 1925 bis 1934.*)

Regierungsbezirk	1925	1929	1930	1932	1933	1934
1. Königsberg	818	378[1])	662[1])	1484	1213	2343
2. Gumbinnen	385	549	621	525	745	1514
3. Allenstein	540	326	379	474	502	451
4. Marienwerder	94	138	263[1])	273	310	268
5. Potsdam	384	227	491	311	676	720
6. Frankfurt a. O.	719	258	287[1])	420	579	315
7. Berlin	1713	1577	1699[1])	963	330	1962
8. Stettin und Stralsund	761 / 29	489 / 105	394 / 98	} 693	549	1620
9. Köslin	597	278	608	816	934	771
10. Schneidemühl	237	278	332	547	521	351
11. Breslau	1228	452	517	330	422	537
12. Liegnitz	342	252[1])	465	402	648	817
13. Oppeln	152	67	315	545	576	801
14. Magdeburg	481	969	1207[1])	2164	2554	2796
15. Merseburg	730	371	370	601	610	841
16. Erfurt	501	1477	461	1177	1049	1892
17. Schleswig	799	816	829	1150	1312	789
18. Hannover	618	604	635	594	433	541
19. Hildesheim	454	519	639[1])	723	1035	1022
20. Lüneburg	295	219	251	205	232	438
21. Stade	274	166	153	224	261	244
22. Osnabrück	237	289	513	384	232	663
23. Aurich	83	12	34	53	58	61
24. Münster	697	968	1450	771	2366	3763
25. Minden	167	731	1017	1371	1111	1177
26. Arnsberg	1761	2307	3999	4470	5097	6221
27. Kassel	959	329	532	549	683	922
28. Wiesbaden	383	767[1])	725[1])	290	350	397
29. Koblenz	444	—	1517	1296	1486	1519
30. Köln	1141	3205	4216	5551	5426	5118
31. Düsseldorf	—	2968	3823	3592	3684	4307
32. Trier	371	502	428	425	584	780
33. Aachen	547	938	1190	1466	1755	1554
34. Sigmaringen	64	36	35	35	43	79
Preußen zusammen:	19005	23567[1])	31155[1])	34824	37721	47614

*) Für die Jahre 1926, 1927, 1928 und 1931 ist eine Gliederung nach Landesteilen nicht vorhanden, sondern es liegen lediglich die Gesamtergebnisse für ganz Preußen vor: 1926 = 22489, 1927 = 24751, 1928 = 27079, 1931 = 35716.

[1]) Unvollständig.

raschende Tatsache, daß von den Anstalten und Bezirksfürsorgeverbänden die Familien in den Großstädten und größeren Mittelstädten, d. s. die Stadtkreise mit 30 000 bis 100 000 Einwohnern — allerdings mit Ausnahme von Berlin — gegenüber den Familien in den Landgemeinden und kleineren Mittelstädten von weniger als 30 000 Einwohnern bevorzugt werden. Man hätte eigentlich annehmen können, daß sich im Gegenteil die Familienpflege von Geisteskranken am stärksten in den Landgemeinden konzentriert, weil sich wohl die ruhigen und leichteren Fälle von psychischer Krankheit am bequemsten in der Landwirtschaft zu einfachen und damit nützlichen Arbeiten heranziehen lassen. Die inneren Gründe dieses — vielleicht auch nur scheinbaren — Widerspruches sollten noch einmal der Gegenstand einer Sondererhebung sein.

Über die Aufteilung der Unterbringung von Geisteskranken in die **eigenen und fremden Familien**, wobei die Verwandten zur ersteren Gruppe gehören, sind nähere Angaben nur von 43 635 der insgesamt 47 594 psychisch Kranken vorhanden. Hierbei entfielen 38 432 oder 88 vH auf die eigenen und 5203 oder 12 vH auf die fremden Familien. In den verschiedenen Gemeindegrößenklassen betrug diese Gliederung:

Tabelle 4.

Gemeindegrößenklasse	Zahl der i. J. 1934 in Familienpfl. untergebr. psych. Kranken mit bekannter Unterbringungsart	Davon waren untergebracht in:			
		eigener Familie		fremder Familie	
		Zahl	vH	Zahl	vH
I a: Berlin . . .	636	467	73,4	169	26,6
I b: übrige Großstädte . . .	13384	12201	91,2	1183	8,8
II: sonstige Stadtkreise . . .	4815	4468	92,9	347	7,1
III: Landkreise mit Mittelstädten	9384	8072	86,0	1312	14,0
IV: Landkreise o. Mittelstädte .	15416	13224	85,8	2192	14,2
Zusammen:	43635	38432	88,1	5203	11,9

Daraus ergibt sich, daß der Anteil der eigenen Familien in den Gemeindegrößenklassen am höchsten ist, in denen auch die auf je 10 000 Einwohner berechnete Zahl von in Familienpflege gegebenen Geisteskranken ein Maximum erreicht hat, und umgekehrt. Es haben sowohl die Vomhundertziffern der in eigenen Familien untergebrachten Pfleglinge als auch die Beziehungsziffern auf 10 000 Einwohner in den Großstädten (ohne Berlin) und den sonstigen Stadtkreisen die Höchstwerte, während Berlin die Mindestwerte hat und die Landkreise in der Mitte, jedoch etwas unterhalb des Mittelwertes für ganz Preußen, liegen.

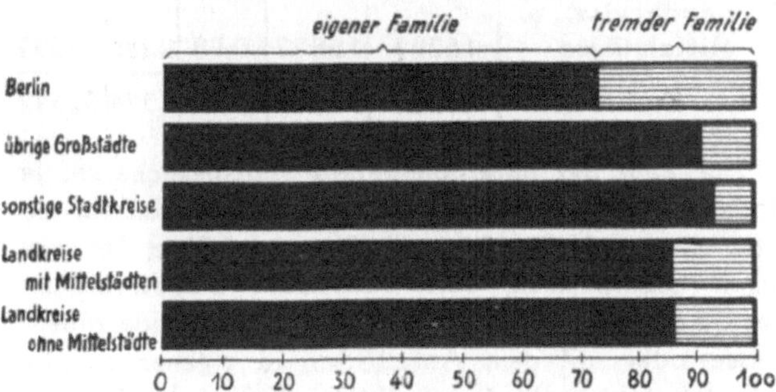

Familienpflege von Geisteskranken in Preußen
im Jahre 1934.

Zur Prüfung über die Zweckmäßigkeit der Unterbringung und über den Zustand der Pfleglinge sind im Jahre 1934 insgesamt 54 946 Hausbesuche vom Außenfürsorgepersonal der Anstalten oder vom Personal der besonderen Fürsorgestellen für psychisch Kranke oder vom Personal der Gesundheitsbehörden vorgenommen worden. Danach kommt auf einen Familienpflegling im Durchschnitt etwas mehr als 1 Besuch jährlich. An diesen Besuchen haben sich in 3374 Fällen oder 6,1 vH die Ärzte und in 51 572 Fällen oder 93,9 vH die Fürsorgerinnen beteiligt. In den einzelnen Gemeindegrößenklassen entfielen an Hausbesuchen der in Familienpflege gegebenen psychisch Kranken:

Tabelle 5.

Gemeindegrößen-klasse	Zahl der in Familienpflege befindl. psychisch Kranken	Zahl der vorgenommenen Hausbesuche			
		insgesamt		davon durch	
		Zahl	auf 1 Kranken	Arzt	Für-sorgerin
I a: Berlin . . .	1962	1352	0,69	5	1347
I b: übrige Groß-städte . . .	14463	16344	1,13	356	15988
II: sonstige Stadt-kreise . . .	5578	8646	1,55	655	7991
III: Landkreise mit Mittelstädten	9384	12727	1,36	73	12654
IV: Landkreise o. Mittelstädte .	16207	15877	0,98	2285	13592
Zusammen:	47594	54946	1,18	3374	51572

Die Zahl der unternommenen Hausbesuche auf je einen Familienpflegling war sehr unterschiedlich, sie schwankte zwischen 0,7 in Berlin und 1,55 in den sonstigen Stadtkreisen; eine besonders ausgesprochene Tendenz, daß sich mit zunehmender Gemeindegrößenklasse oder mit dem Anteil der in eigener Familie untergebrachten Pfleglinge die Häufigkeit der Hausbesuche verändert, ist nicht festzustellen. Über die Beobachtung von Mängeln bei diesen Hausbesuchen sind keine Berichte, die sich zur statistischen Zusammenstellung eignen, gemacht.

Anschr. d. Verf.: Berlin NW 87, Reichsgesundheitsamt, Klopstockstr. 18.

Sonderabdruck aus
DEUTSCHE MEDIZINISCHE WOCHENSCHRIFT
1936 / 62. Jahrgang
Verlag von Georg Thieme, Leipzig

Die Morbidität und Letalität an Selbstmord

Wir sind nicht gewohnt, beim Selbstmord von einer „Morbidität"
oder „Letalität" zu sprechen, weil wir dem Selbstmord im allgemeinen nur dann ein statistisches Interesse entgegenbringen,
wenn die auf Selbsttötung gerichtete Handlung den gewollten
Zweck (und er ist noch nicht einmal immer ernstlich gewollt)
erreicht hat. Das ist ein bedauerlicher Mangel unserer Statistik.
Nur aus der Selbstmord*mortalität* auf dessen Verbreitung und
Bewegung zu schließen, ist nicht minder unvollkommen, wie es
das ausschließliche Studium der Diphtherie-, Tuberkulose- oder
Unfallmortalität wäre. Ebenso wie bei den anderen äußeren Einwirkungen auf das menschliche Leben muß man auch beim
Selbstmord die Gesamtzahl der vorgekommenen „Fälle" betrachten
und von diesen diejenigen, die einen letalen Ausgang hatten,
herausheben, um so mehr, als es sich beim Selbstmord ja nicht
nur darum handelt, die Zahl der Sterbefälle als einen Teil der
Todesursachenstatistik festzustellen, sondern weil die Selbst-
vernichtung des Menschenlebens eine psychiatrisch erklärbare
Erscheinung ist, und darum auch die fruchtlosen Selbstmordversuche und der Anteil der erfolgreichen Versuche — also die
Letalität — von Bedeutung sind.
Im strengen Sinne des Wortes kommt dem Selbstmord zwar
der Begriff „Morbidität" nicht zu, da man die Morbidität im allgemeinen nur mit den biologisch-pathologischen Erscheinungen
und nicht mit den äußeren Einwirkungen auf den biologischen
Lebensablauf in Zusammenhang bringt. Da es jedoch an einer
ebenso geläufigen wie passenden Bezeichnung für die Häufigkeit
der Unfälle, Selbstmordhandlungen usw. mangelt, mögen die
Morbidität und die Letalität auch auf den Selbstmord angewandt
werden.
Über den Gesamtumfang der Selbstmordhandlungen sind nur
ganz vereinzelte Quellen verfügbar; sie betreffen das deutsche
Heer sowie die Bevölkerungen von Ungarn, Spanien und der Stadt
Wien, von denen die ungarischen Angaben (1) die weitgehendsten
Aufschlüsse liefern. Es wurden im Jahre 1934 den polizeiärztlichen
Dienststellen aus ganz Ungarn 5938 Fälle von Selbstmord gemeldet, von denen 2941, also fast genau die Hälfte (49,5%),
tödlich verliefen. Von den nicht tödlichen Selbstmordversuchen
hatten 829 oder 14,0% eine schwere und 2168 oder 36,5% eine
leichte Verletzung zur Folge.
Die nicht vollendeten Selbstmordhandlungen rühren entweder
davon her, daß der Selbstmord mit untauglichen Mitteln versucht
wurde, oder daß keine ernste Selbstmordabsicht vorlag. Wie sich
jedoch diese beiden Gruppen verteilen, kann nicht mit Bestimmt-
heit angegeben werden; wenn man aber annimmt, daß die ernsten
Verletzungen aus ernsthaft gemeinten und nicht geglückten Selbst-

mordversuchen herrühren, und man die leichten Verletzungen als nicht ernsthaft annimmt (wobei sich die Fehler nach der einen und anderen Seite aufheben mögen), so kann man in dem Anteil der Selbstmorde und schweren Verletzungen an der Gesamtzahl der Selbstmordhandlungen eine Meßziffer der Ernstlichkeit des Vorhabens sehen.

Diese Ernstlichkeitsziffer ist bei den beiden Geschlechtern und für die einzelnen Gemeindegrößenklassen: I. Großstadt Budapest, II. Sonstige autonome Städte (Mittelstädte), III. Komitate (Kleinstädte und Landbezirke), sehr verschieden.

Selbstmordhandlungen in Ungarn im Jahre 1934

	Ungarn insgesamt		Budapest		Sonstige autonome Städte		Komitate	
	männl.	weibl.	männl.	weibl.	männl.	weibl.	männl.	weibl.
Selbstmordhandlungen insges.	3136	2802	887	1129	386	424	1863	1249
davon:								
Selbstmorde. . . . . . . %	62,9	34,6	38,0	23,4	53,4	30,4	76,7	46,1
Selbstmordversuche								
mit schweren Verletzungen %	10,3	18,1	11,3	13,3	15,3	23,8	8,8	20,5
mit leichten Verletzungen %	26,8	47,3	50,7	63,3	31,3	45,8	14,5	33,4

Bei den Männern betrug der Anteil der vollendeten Selbstmorde 62,9%, bei den Frauen war er mit 34,6% nicht viel mehr als halb so hoch; dafür war der Anteil der Verletzungen beim weiblichen Geschlecht um den gleichen Anteil höher, und zwar bei den schweren Verletzungen mit 18,1% gegenüber 10,3% und bei den leichten Verletzungen mit 47,3% gegenüber 26,8%. In allen drei einzelnen, in der ungarischen Statistik ausgegliederten Gemeindegrößenklassen: Großstadt, Mittelstädte sowie Kleinstädte und Landgemeinden waren die Anteilsziffern der Selbstmorde bei den Männern und die Anteile beider Grade von Verletzungen bei den Frauen höher. Die Ernsthaftigkeit (Anteil der Selbstmorde zuzüglich der schweren Verletzungen) war bei den Frauen geringer. Diese Erscheinung steht auch in einem Zusammenhang mit den Gründen, die zur Selbstmordhandlung überhaupt führten, unter denen die Familienzwistigkeiten (männlich 13,8%, weiblich 24,1% aller Fälle) und der Liebeskummer (männlich 11,0%, weiblich

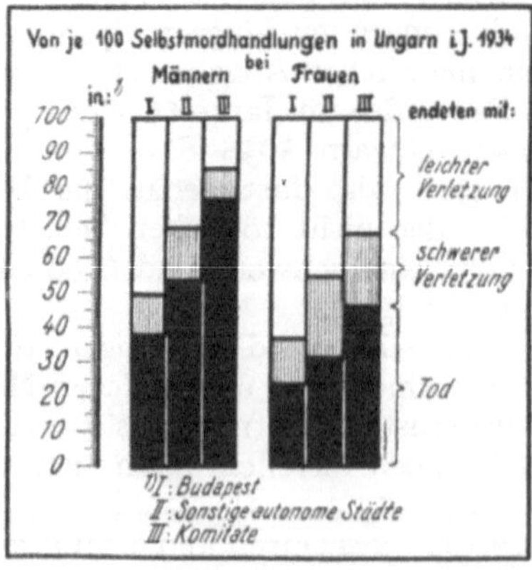

19,0%) höhere Anteile beim weiblichen Geschlecht aufwiesen, während die ernsthafteren Selbstmordgründe wie: unheilbare Krankheit (männl. 19,3%, weiblich 16,5%), chronische Geisteskrankheit (männlich 9,3%, weiblich 4,7%), Lebensüberdruß (männlich 10,0%, weiblich 6,0%) und wirtschaftliche Not (männlich 27,7%, weiblich 21,9%) bei den Männern überwogen.

Sondert man nun die nicht ernsthaft gemeinten Selbstmordversuche, die hier als Arbeitshypothese mit den leichten Verletzungen gleichgesetzt sind, aus, da sie ja keinen letalen Ausgang haben sollten, so zeigt auch die Letalität bei den ernsthaften Selbstmordhandlungen einen typischen Geschlechtsunterschied. Von den 2294 ernsthaften Selbstmordhandlungen von Männern endeten 1972, das sind 86%, mit dem Tod, von den 1476 Handlungen von Frauen aber nur 969 oder 65%. Auch dieser Letalitätsunterschied wiederholt sich in allen Gemeindegrößenklassen (Budapest: 77 gegen 64%, sonstige autonome Städte: 78 gegen 56% und Komitate: 90 gegen 69%). Der Unterschied in der Letalität drückt im wesentlichen die untauglichen Mittel, deren sich die Frauen beim Selbstmord bedienen, aus.

Bedeutsam ist auch die Steigerung der Ernstlichkeitsziffern mit abnehmender Wohndichte, die aus dem vorstehenden Schaubild besonders deutlich sichtbar ist und die gleicherweise bei den Männern sowie Frauen besteht. Ob diese Steigerung im wesentlichen dadurch zustande kommt, daß sich auf dem Lande die vorgenommenen Selbstmordversuche in höherem Maße der Kenntnis der polizeiärztlichen Dienststellen entziehen und in Wirklichkeit häufiger sind, oder ob hierin mehr die Entwurzelung durch die Städte und besonders die Großstadt gesehen werden kann, ist nicht mit Sicherheit feststellbar. Es kann jedoch angenommen werden, daß beide Ursachen gemeinsam wirken, und daß sich also auch der Großstädter leichtfertiger zu einer nicht gleich so ernsthaft gemeinten, vielleicht demonstrativ gedachten, Selbstmordhandlung hinreißen läßt, während die mit dem Leben und der Religion verbundenere Landbevölkerung sich schwerer, dann aber bestimmter zur Selbsttötung entschließt.

Den Budapester Ziffern über die Ernstlichkeit des Selbstmordvorhabens können die auf die gleiche Weise (durch polizeiärztliche Meldungen) zustande gekommenen Ergebnisse aus *Wien* (2) aus den Jahren 1926—1930 gegenübergestellt werden. Diese beiden Großstädte stimmen ziemlich überein. Der Anteil der vollendeten Selbstmorde an allen Selbstmordhandlungen betrug in Wien bei den Männern 39,8% (Budapest 38,0%) und bei den Frauen 26,9% (Budapest 23,4%). Eine Aufteilung der nicht geglückten Selbstmordversuche nach solchen mit leichten und solchen mit schweren Verletzungen fehlt leider in den Wiener Angaben.

Die Ernstlichkeit der Selbstmordhandlungen nimmt mit zunehmendem Alter zu, es endeten in *Wien* von den Selbstmordhandlungen der Jahre 1926—1930 in den einzelnen Altersklassen *tödlich:*

	männlich	weiblich
10—20 Jahre	25 %	15 %
20—30 ,,	26 %	19 %
30—40 ,,	31 %	26 %
40—50 ,,	48 %	37 %
50—60 ,,	67 %	57 %
60—70 ,,	77 %	62 %
über 70 ,,	80 %	71 %

In allen Altersklassen liegt aber die Letalität beim weiblichen Geschlecht unter der beim männlichen Geschlecht, dabei wird der verhältnismäßige Abstand zwischen den beiden Geschlechtern mit zunehmendem Alter geringer: während bei den unter 20 jährigen der Anteil der tödlich verlaufenen Selbstmordhandlungen der Frauen einen um vier Zehntel niedrigeren Wert hatte, lagen die entsprechenden Ziffern im Alter von über 70 Jahren nur um etwas mehr als ein Zehntel tiefer.

Auf den Gesamtwert der Ernstlichkeit des Selbstmordvorhabens haben die Gründe hierzu einen erheblichen Anteil. Ebenso wie in Ungarn sind auch in Wien die unglückliche Liebe, die Kränkung und der Familienzwist bei der Frau ein häufigerer Selbstmordgrund (einschließlich der Versuche) als beim Mann, während die Furcht vor Strafe, die wirtschaftliche Not und die Trunksucht eher den Mann zur Selbstmordhandlung treiben. Daß die verschiedenen Ursachen eine unterschiedliche Ernstlichkeit haben, erweist sich nicht nur in dem Geschlechtsverhältnis der Ernstlichkeitsziffern, sondern ergibt sich aus der entsprechenden Aufteilung für beide Geschlechter; es endeten in *Wien* in den Jahren 1926 bis 1930 von den Selbstmordhandlungen bei den einzelnen Ursachen *tödlich:*

	beim Manne	bei der Frau
Krankheit	66 %	56 %
Trunksucht	41 %	30 %
Wirtschaftliche Not	36 %	16 %
Unglückliche Liebe	34 %	22 %
Schande, Furcht vor Strafe	34 %	17 %
Kränkung	32 %	26 %
Familienzwist	22 %	10 %

Die Anteilsziffern bewegen sich also beim Manne zwischen 66 und 22% und bei der Frau zwischen 56 und 10%, bei beiden Geschlechtern nehmen die Krankheit und der Familienzwist die extremen Stellungen ein, immer sind aber die weiblichen Ziffern niedriger als die männlichen.

Auch aus *Spanien* sind neuere Unterlagen (3) über den Gesamtumfang der Selbstmordhäufigkeit vorhanden, allerdings sind die Ergebnisse der spanischen Statistik in dieser Hinsicht recht unvollkommen. Im zweiten Halbjahr endeten von 746 Selbstmordhandlungen der Männer 89,4% mit dem Tode und von 269 der Frauen 77,3%. Danach würde in Spanien der Selbstmordversuch bei den Männern fast bedeutungslos sein, namentlich dann, wenn man hierbei die Gebietsteile außer den Provinzialhauptstädten, in denen die Ernstlichkeitsziffer der Männer 94,4% beträgt, betrachtet. Vergleicht man mit den Ergebnissen der spanischen Selbstmordstatistik von 1934 die aus den Jahren 1883—1892, in denen der Anteil der tödlich verlaufenen Selbstmordhandlungen bei den Männern 79,9% und bei den Frauen 57,0% betragen hat, so würde aus der bloßen Gegenüberstellungen der Ziffern zu folgern sein, daß sich entweder die Ernstlichkeit des Vorhabens gesteigert oder die Tauglichkeit der angewandten Mittel erhöht habe. Das erstere ist aber kaum anzunehmen, da eher die umgekehrte Entwicklungstendenz, nämlich eine mit zunehmender Verstädterung sinkende Ernstlichkeit, zu erwarten ist.

Immerhin weisen auch die unvollständigen Angaben aus Spanien die gleichen Geschlechts- und Größenklassenunterschiede auf, die in Ungarn gefunden wurden. Je dichter die Landesteile besiedelt sind, um so häufiger wird der Selbstmordversuch. Er war in Spanien in den größeren Städten bei beiden Geschlechtern zahlreicher als auf den Gebietsteilen außerhalb der Provinzialhauptstädte, es waren aber auch in beiden Beobachtungsgebieten die Selbstmordversuche bei den Frauen prozentual zahlreicher als bei den Männern.

Selbstmordhandlungen in Spanien 1883—1892 und 1934

| | Spanien, 2. Halbjahr 1934 | | | | | | Spanien 1883 - 1892 (nach *Bodis*) | |
| | Insgesamt | | Provinzial-Hauptstädte | | Übrige Gebietsteile von Spanien | | | |
	männl.	weibl.	männl.	weibl.	männl.	weibl.	männl.	weibl.
Selbstmordhandlungen insges. davon:	746	269	206	95	540	174	3753	1206
Selbstmorde . . . . . . %	89,4	77,3	76,2	54,7	94,4	89,7	79,9	57,0
Selbstmordversuche . . . %	10,6	22,7	23,8	45,3	5,6	10,3	20,1	43,0

Aus dem *Deutschen Reich* haben wir laufend geführte Statistiken der Selbstmordhandlungen aus Hamburg und über das Reichsheer (4, 5, 6). In *Hamburg* wurden in den Jahren 1929—1934 insgesamt 4426 Selbstmordhandlungen bei Männern und 3818 bei Frauen bekannt, von denen 2354 bzw. 1123, das sind 53,3 bzw. 47,7%, tödlich endeten. Auch in Hamburg ist die Letalität an Selbstmord beim Manne erheblich größer als bei der Frau, wenngleich der Unterschied nicht die Ausmaße hat, die das Geschlechtsverhältnis von Ungarn und Wien aufweist. Das liegt daran, daß das tödliche Ergebnis einer Selbstmordhandlung, wenn diese im Erhängen besteht, bei den beiden Geschlechtern mit 85,3 bzw. 86,1% aller Fälle nahezu gleich häufig ist. Bei allen anderen Selbstmordarten ist der Erfolg (?) bei den Frauen viel geringer als bei den Männern. Die Hamburger Zahlen geben auch Aufschluß über die verschieden hohe Letalität — oder Ernstlichkeit — je nach dem angewandten Selbstmordmittel. Die höchste Ernstlichkeit weist das Erhängen und ferner (nur bei Männern) das Erschießen auf. Bei dem männlichen Geschlecht hat der Selbstmord durch Ertrinken und Leuchtgasvergiftung, bei den Frauen durch Erschießen nur in rund der Hälfte aller Handlungen den Tod zur Folge. Untaugliche Mittel sind Vergiftungen und die

Selbstmordmittel	Selbstmordhandlungen in Hamburg 1929—1934					
	insgesamt		davon endeten mit dem Tode			
	männ-lich	weib-lich	männlich		weiblich	
			Zahl	%	Zahl	%
Ertrinken	453	394	246	54,3	107	27,2
Erhängen	982	223	838	85,3	192	86,1
Erschießen	431	45	342	79,4	22	48,9
Leuchtgasvergiftung	1363	1822	601	44,1	545	29,9
Vergiftung	573	917	186	32,5	175	19,1
sonstige Art	624	417	141	22,6	82	19,7
zusammen	4426	3818	2354	53,3	1123	47,7

sonstigen Arten des Selbstmordes. In den Jahren 1925—1931 sind im Deutschen Heer neben 600 vollführten Selbstmorden noch 229 Selbstmordversuche vorgenommen worden. Der Anteil der nichtgeglückten Versuche bei 829 darauf gerichteten Handlungen insgesamt ist mit 27,7% außerordentlich niedrig, namentlich wenn man bedenkt, daß nach den Wiener Ergebnissen in der dortigen Gesamtbevölkerung der Altersklasse 20—30 Jahre (und das ist das durchschnittliche Alter der Heeresangehörigen) die fruchtlosen Versuche 74%, also fast dreimal soviel, betragen haben. Der Vorwurf der Unvollständigkeit — wie bei der spanischen Statistik — kann aber den Heeressanitätsberichten nicht gemacht werden, man darf vielmehr annehmen, daß die Statistik der Selbstmordversuche des Deutschen Heeres von allen vorliegenden derartigen Untersuchungen am lückenlosesten ist. Der Grund für den hohen Anteil der Selbstmorde liegt einmal in der ausgesprochenen Ernsthaftigkeit der Vergehen, weil wegen der Diszipliniertheit des Heeres nach Gesundung eines nicht ernsthaft betriebenen Selbstmordversuches auf Dienstentlassung wegen mangelnder Eignung erkannt wird. Außerdem ist die Letalität der ernsthaft gewollten Selbstmorde im Heer ziemlich groß, da der Heeresangehörige die größere Möglichkeit hat, von der Schußwaffe, die das tauglichste Mittel zur Selbstentleibung darstellt, Gebrauch zu machen. Im übrigen stellt aber das Heer eine Personenmasse dar, die sich nicht ohne weiteres mit den Gesamtbevölkerungen von Städten oder Ländern vergleichen läßt.

1. Les suicides en 1934 (Annuaire Statistique Hongrois. Nouveau Cours XLII 1934). Budapest 1936. S. 61; vgl. auch Reichsgesdh.bl. 1934 Nr. 4 S. 89. — 2. S. PELLER, Allg. Stat. Arch. 1932 Bd. 22 H. 3 S. 343—364. — 3. Bol. Ctr. Investig. espec. Labor. Estat. 1935 Nr. 21 S. 74—85. — 4. Sanitätsberichte für das Deutsche Reichsheer. Jahrg. 1925—1931. — 5. BINGLER, Statistische Betrachtungen über den Selbstmord im Reichsheere in den Jahren 1921—1929. Veröff. Heeressan.wes. H. 84. Berlin 1930. S. 74—88. — 6. Statistisches Jahrbuch für die freie und Hansestadt Hamburg. Jahrg. 1934/35. Hamburg 1935 S. 35.

Sonderabdruck aus
DEUTSCHE MEDIZINISCHE WOCHENSCHRIFT
1936 / 62. Jahrgang
Verlag von Georg Thieme, Leipzig

Die Vollständigkeit in der Erfüllung der sanitätspolizeilichen Anzeigepflicht von Diphtherieerkrankungen im Deutschen Reich

Die Wirksamkeit der Bekämpfung der epidemischen Krankheiten ist im hohen Maße davon abhängig, daß die mit der Bekämpfung der Seuchen beauftragten Gesundheitsbehörden *schnell* genug eine *zuverlässige* Kenntnis über den jeweiligen Stand der Bewegung der Infektionskrankheiten erhalten. In den früheren Zeiten basierte die Diskussion über die Bewegung der Infektionskrankheiten im wesentlichen auf der Beobachtung der Sterbefälle, die der standesamtlichen Todesursachenstatistik entnommen wurden (im Deutschen Reich trifft dies auch heute noch für die Masern, Grippe, Keuchhusten und einige andere übertragbare Krankheiten zu). Weil die Ergebnisse der Todesursachenstatistik nur mit einem größeren Zeitaufwand zusammengestellt werden können, kommen sie für die praktische Verwertung zu spät zur Kenntnis der Gesundheitsbehörden, namentlich zu den zentralen Dienststellen und verlieren dadurch an Brauchbarkeit. Außerdem legt die moderne Bekämpfung das Hauptgewicht auf die schnelle Isolierung von Infektionsquellen, die nur dann möglich ist, wenn die Keimträger, d. h. die Erkrankten, bekannt sind. Überdies vermag die Todesursachenstatistik auch nur über einen Teil der Erkrankungen, nämlich über die mit tödlichem Ausgang Auskunft zu geben, bleibt also eine Mitteilung über die *Morbidität* und die *Letalität* schuldig. Zu diesem Zwecke sind für die wichtigeren Seuchen in fast allen Ländern Gesetze über die Anzeigepflicht erlassen, denen zufolge der behandelnde Arzt oder — falls ein solcher nicht zugezogen worden ist — eine andere verpflichtete Person (Haushaltungsvorstand) an die Gesundheitsbehörde eine Meldung über den Erkrankungsfall bzw. über den Todesfall zu erstatten hat. Aus diesen Meldungen von festgestellten Erkrankungsfällen an Neuerkrankungen wird die Grundlage für die Statistik der anzeigepflichtigen Krankheiten gewonnen, die für das Deutsche Reich allwöchentlich im Reichsgesundheitsblatt veröffentlicht wird.[1]

[1] Erkrankungen und Sterbefälle an übertragbaren Krankheiten bei der deutschen Zivilbevölkerung. Am Schluß jeder Nummer des Reichsgesundheitsblattes.

Diese vorläufigen Wochenmeldungen über das Auftreten von übertragbaren Krankheiten werden als Grundlage für die laufende Verfolgung der Bewegung von Infektionskrankheiten benutzt, um darstellen zu können, ob und wo sich stärkere Häufungen von Erkrankungen bemerkbar machen, damit die entsprechenden Bekämpfungsmaßnahmen rechtzeitig eingesetzt werden können. Im Reichsgesundheitsamt ist dafür eine besondere Methode der graphischen Darstellung ausgearbeitet worden (1), die es ermöglicht, den jeweiligen jahreszeitlich-epidemiologischen Stand der einzelnen Infektionskrankheiten mit einem normativen Vergleichsschwankungsbereich des Jahrzehntes 1923—1932 zu vergleichen.

Mit besonderer Sorge wurde dabei in den beiden letzten Jahren die Bewegung der Diphtherieerkrankungen verfolgt (2), die bereits im Jahre 1934 nach der Zusammenstellung der vorläufigen Wochenmeldungen mit 113 936 Erkrankungsfällen erstmalig in der Nachkriegszeit die Hunderttausendergrenze überschritten haben. Diese Zahl hat sich im Jahre 1935 noch weiter auf 133 552 Erkrankungen, das sind 20,4 je 10000 Einwohner, erhöht und hat, unter Berücksichtigung des normalen jahreszeitlichen Verlaufes, auch noch in den bisherigen Wochen des gegenwärtigen Jahres 1936 weiter zugenommen.[2]

Es ergibt sich nun die Frage, inwieweit die Meldungen über neue Fälle von Infektionskrankheiten, die bei den Amtsärzten eingehen und über die Regierungen an die statistische Sammelstelle im Reichsgesundheitsamt weitergeleitet werden, vollständig genug sind, um aus ihnen den Gesamtumfang der Verbreitung und insbesondere die örtliche Gliederung ablesen zu können. Diese Frage ist deshalb berechtigt, weil ähnliche Untersuchungen des Verfassers (3) ergeben haben, daß die Erfüllung der Anzeigepflicht z. B. in Litauen recht unvollkommen ist, und daß dort nur rund ein Zehntel der wirklich erfolgten Neuerkrankungen den Gesundheitsbehörden gemeldet wird. Aus derartig unvollkommenen Angaben sind natürlich keine Rückschlüsse für die Einleitung von gesundheitspolitischen Maßnahmen mit der erforderlichen Sicherheit möglich.

Neben den vorläufigen Wochenmeldungen über das Auftreten von übertragbaren Krankheiten werden noch endgültige Jahreszusammenstellungen herausgegeben (4), die aus technischen Gründen ungefähr mit der gleichen Ver-

<hr>

[2] Über den gegenwärtigen Stand und die örtlich abgegrenzten Epidemieherde folgt eine besondere Darstellung in einem der nächsten Hefte dieser Zeitschrift.

zögerung veröffentlicht werden können wie die Ergebnisse der standesamtlichen Todesursachenstatistik. Die endgültigen Jahreszusammenstellungen enthalten im allgemeinen höhere Zahlen über die vorgekommenen Infektionskrankheiten als die Zusammenfassung der vorläufigen Wochenmeldungen. In der Tabelle 1 sind die beiden entsprechenden Zahlenreihen gegenübergestellt.

Für die beiden letzten Jahre 1934 und 1935 liegen noch keine endgültigen Zusammenstellungen vor. Die in dieser Tabelle enthaltenen Erkrankungshäufigkeiten weichen jedoch bei den Diphtherie*erkrankungen* nur unwesentlich voneinander ab; es waren in den Jahren 1925—1933 die endgültig gemeldeten Diphtherieerkrankungsfälle nur um 2% zahlreicher als die vorläufig gemeldeten Fälle. Nur für das Jahr 1928 besteht eine größere Abweichung von 14%, die aber eine Ausnahme darstellt. Dagegen sind die Unterschiede zwischen den vorläufigen Wochenzusammenstellungen und den endgültigen Zahlen bei den Diphtherie*sterbefällen* wesentlich größer; die endgültigen Werte übersteigen die vorläufigen um mehr als 10%, und zwar in den Jahren 1926 um 13%, 1927 um 14%, 1928 um 13%, 1929 um 12%, 1930 und 1931 um je 9%, '932 um 11% und 1933 um 14%.

Es ist nun für die Beurteilung der Ergebnisse der sanitätspolizeilich gemeldeten Erkrankungs- und Sterbefälle bedeutsam, wenn man sie mit den Angaben der amtlichen Todesursachenstatistik (7) vergleicht; hierbei ist naturgemäß nur der Vergleich der festgestellten Diphtheriesterbefälle möglich. Man muß von vornherein dabei beachten, daß bei den sanitätspolizeilichen Meldungen, die von den behandelnden Ärzten an die Amtsärzte erstattet werden, keine ausreichende Kontrolle dafür besteht, ob im einzelnen der Erfüllung der Anzeigepflicht Genüge getan ist oder ob aus Versehen oder Nachlässigkeit eine Meldung unterblieben ist. Die standesamtliche Todesursachenstatistik hat dagegen den Vorteil, daß für *jeden* Gestorbenen für die Zwecke der Beisetzung ein Totenschein beigebracht werden muß, auf dem die Todesursache bescheinigt sein muß. Das ist darum wichtig, weil der Totenschein auch dann erforderlich ist, wenn der leichenbeschauende Arzt den Verstorbenen vorher nicht behandelt hat, oder wenn auch die Leichenschau von einem Laien vorgenommen wurde. Es kann ohne weiteres angenommen werden, daß seitens der Laienbehandler, Haushaltungsvorstände usw. oftmals aus Unkenntnis der Vorschriften oder aus anderen Gründen die Anzeige unterbleibt. Die Todesursachenstatistik gibt daher eine verhältnismäßig vollständigere Zahl von Sterbefällen an. Aus der diesbezüglichen Gegenüberstellung in der Tabelle 1 lagen die Sterbefallszahlen an Diphtherie in den Jahren 1925—1933 erheblich höher als die entsprechende Zahl der endgültigen sanitätspolizeilichen Meldungen, und zwar schwankte der Überschuß zwischen 50% (1925) und 17% (1933). Die Ergebnisse der standesamtlichen Todesursachenstatistik waren in den Jahren 1930—1933 immer noch um rund ein Drittel höher als die der *vorläufigen* sanitätspolizeilichen Meldungen und sogar in den Jahren 1926: 62%, 1927: 54%, 1928: 44% und 1929: 46%. Wendet man die Differenzen der Jahre 1930—1933 (von rund einem Drittel) auch auf die bisher allein bekannten vorläufig gemeldeten Sterbefälle an Diphtherie der Jahre 1934 und 1935 an, so kommt man auf eine *wahrscheinliche Zahl von Diphtheriesterbefällen*, die sich für das Jahr *1934 auf 6400* und für das Jahr *1935 auf 7800* oder 1,2 je 10000 Einwohner stellt.

Um zu einer Korrektur zwecks Errechnung der wahrscheinlich vollständigen Zahl von Diphtherieerkrankungen zu kommen, muß man Überlegungen bezüglich der *Letalität* anstellen. Es möge angenommen werden, daß die Vollständigkeit der Meldungen von Erkrankungen und Sterbefällen verhältnismäßig gleich ist. Es fehlen jedoch hierfür jegliche Unterlagen und Beweismittel. Auf der einen Seite dürften gerade die leichteren Diphtheriefälle diejenigen sein, die am ehesten nicht gemeldet werden, namentlich da bekannt ist, daß oftmals ein Erkrankungsfall erst dann gemeldet wird, wenn gleichzeitig auch der Sterbefall zur Anzeige kommen muß. Auf der anderen Seite ist es durchaus möglich, daß in einer Reihe von Fällen der Arzt wohl den Erkrankungsfall, aber nicht mehr den Sterbefall anzeigt, was sich dadurch, daß im Durchschnitt etwa 25 Erkrankungen auf einen Sterbefall kommen, miteinander ausgleichen möge. Aus diesem Grunde soll die *statistisch erfaßte* Letalität an Diphtherie, die aus den beiderseits sanitätspolizeilich gemeldeten Erkrankungs- und Sterbefallzahlen gewonnen wird, als die *wirkliche* Letalität angesehen werden. Eine häufig vorkommende Beziehung der gemeldeten Erkrankungen auf die standesamtlichen Sterbefälle liefert auf jeden Fall alles andere, nur keinen Hinweis auf die Letalität.

Legt man nun der *wahrscheinlichen Zahl von 7800 Diphtheriesterbefällen für das Jahr 1935* die aus den vorläufigen Wochenmeldungen errechnete Letalität von 4,3% bei, so ergibt sich eine *wahrscheinliche vollständig Zahl von Diphtherieerkrankungen für das Jahr 1935 von mehr als 180000 oder 27,5 je 10000 Einwohner*.

Bei der Beurteilung einer solchen Erkrankungszahl muß

Tab. 1

Jahr	Erkrankungen auf Grund der sanitätspolizeilichen Meldungen			Sterbefälle auf Grund der sanitätspolizeilichen Meldungen		Sterbefälle auf Grund der standesamtlichen Todesursachenstatistik		
	nach den vorläufigen Wochenzusammenstellungen	nach der endgültigen Jahreszusammenstellung		nach den vorläufigen Wochenzusammenstellungen	nach d. endgültigen Jahreszusammenstellung	Zahl	auf 10 000 der mittleren Bevölkerung	auf 100 sanitätspolizeilich gemeldete Sterbefälle
		Zahl	auf 10 000 der mittl. Bevölk.					
1925	36 296	36 769	5,9	—	1 856	2 799	0,45	150
1926	30 302	30 299	4,8	1 351	1 527	2 189	0,35	143
1927	33 542	33 890	5,4	1 695	1 939	2 612	0,41	135
1928	41 160	46 905	7,4	2 380	2 686	3 423	0,54	127
1929	49 032	50 536	7,9	3 113	3 493	4 557	0,71	130
1930	69 179	70 552	11,0	4 160	4 543	5 642	0,88	124
1931	56 628	57 822	8,9	3 093	3 380	4 126	0,64	122
1932	64 138	65 414	10,1	2 974	3 317	3 992	0,61	121
1933	74 558	77 340	11,7	3 628	4 143	4 837	0,74	117
1934	113 936	—	—	4 799	—	—	—	—
1935	133 552	—	—	5 822	—	—	—	—

man zudem noch bedenken, daß nur etwa 15% aller Erkrankungsfälle auf das Alter von mehr als 15 Jahren entfallen, und daß anderseits auch das Säuglingsalter an den Diphtheriefällen nur geringfügig vertreten ist.

Tab. 2. Verteilung der Erkrankungen an Diphtherie nach dem Alter in Preußen in den Jahren 1929 bis 1933 (6)

Jahr	Von je 100 Erkrankten entfielen auf die Altersklassen von — bis unter — Jahren					Gesamtzahl der Erkrankten
	0—1	1—6	6—14	14—21	21 u. mehr	
1929	4,3	38,4	34,8	9,3	13,2	37 290
1930	3,4	38,3	39,9	7,5	10,9	53 336
1931	3,7	38,0	42,0	6,4	9,6	42 934
1932	3,0	36,4	46,0	5,8	8,6	46 677
1933	2,7	34,2	48,5	6,0	8,5	53 349
1934	2,4	31,3	52,5	5,8	8,0	84 104

Der letztere Tatbestand ist darum wichtig, weil sonst die große Geburtenzunahme im Jahre 1935 eine notwendige Erhöhung der Diphtheriehäufigkeit ergeben hätte. Unter Berücksichtigung der Geburtenzunahme dürfte sich die Zahl der im Alter von 0 bis 15 Jahren stehenden Personen im Deutschen Reich um die Mitte des Jahres 1935 auf rund 16,0 Millionen gestellt haben. Wenn man nun auf diese Einwohnerzahl die wahrscheinlich vollständige Zahl von 155000 Diphtherieerkrankungen im Alter von 0 bis 15 Jahren bezieht, so kommt man auf eine *wahrscheinlich vollständige Morbiditätsziffer von 97 je 10000 Kinder im Alter von 0 bis 15 Jahren für das Jahr 1935*. Aus diesen vollständigeren Diphtheriemorbiditätsziffern kann man die Bedeutung, die dieser *Zivilisationsseuche* (DE RUDDER) zukommt, erkennen und ermessen, wie notwendig deren intensive Bekämpfung ist.

In den verschiedenen Landesteilen des Deutschen Reiches ist das Verhältnis der Zahl von Diphtheriesterbefällen nach der standesamtlichen Todesursachenstatistik und der Zahl der sanitätspolizeilichen Sterbefälle verschieden. In einer Reihe von größeren Verwaltungsbezirken besteht eine vollkommene Übereinstimmung beider Zahlen. In anderen Bezirken aber bleibt die Zahl der sanitätspolizeilich gemeldeten Sterbefälle erheblich hinter den standesamtlich bekanntgewordenen zurück, und zwar sowohl in solchen mit guter als auch in solchen mit geringerer ärztlicher Versorgung. So wurden in *Oldenburg* im Jahre 1933 nur 4 Sterbefälle an Diphtherie sanitätspolizeilich gemeldet, während sie sich auf den Totenscheinen auf 22 beliefen. Das ist ein Unterschied von mehr als 1 : 5. Rund doppelt so hoch war auch die Zahl der standesamtlich gemeldeten Diphtherietodesfälle in *Baden*, 125, gegenüber 69 sanitätspolizeilich gemeldeten. An

Tab. 3. Diphtheriesterbefälle im Deutschen Reich im Jahre 1933 nach der standesamtlichen Todesursachenstatistik und den endgültigen sanitätspolizeilichen Meldungen

Länder und größere Verwaltungsbezirke	Sterbefälle an Diphtherie im Jahre 1933	
	nach der standesamtlichen Todesursachenstatistik	nach den sanitätspolizeilichen Meldungen
Königsberg	103	96
Gumbinnen	62	52
Allenstein	82	55
Westpreußen	23	18
Berlin	331	267
Potsdam	56	60
Frankfurt	67	42
Stettin	75	64
Köslin	25	20
Grzm. Posen-Westpreußen	14	11
Breslau	246	217
Liegnitz	60	48
Oppeln	185	163
Magdeburg	146	132
Merseburg	135	100
Erfurt	33	18
Schleswig	17	14
Hannover	47	41
Hildesheim	25	25
Lüneburg	6	8
Stade	20	15
Osnabrück	28	15
Aurich	11	4
Münster	304	250
Minden	36	27
Arnsberg	237	210
Kassel	47	42
Wiesbaden	43	35
Koblenz	60	46
Düsseldorf	459	365
Köln	85	68
Trier	51	50
Aachen	134	122
Preußen	3260	2707
Oberbayern	189	162
Niederbayern / Oberpfalz	233	206
Oberfranken / Mittelfranken	179	162
Unterfranken	53	55
Schwaben	57	57
Pfalz	100	98
Bayern	811	740
Dresden-Bautzen	63	49
Leipzig	65	58
Chemnitz	78	68
Zwickau	82	67
Sachsen	288	242
Württemberg	91	61
Baden	125	69
Thüringen	69	57
Hessen	74	64
Hamburg	6	7
Mecklenburg	8	7
Oldenburg	22	4
Braunschweig	32	22
Deutsches Reich	4837	4143

nächster Stelle in der Rangfolge der unvollkommen erfaßten sanitätspolizeilichen Diphtheriefälle steht der Regierungsbezirk *Erfurt* mit 18 gegenüber 33 standesamtlichen. Auffallend ist, daß sogar in *Berlin* rund 25 % mehr standesamtliche Diphtheriefälle bekannt wurden als sanitätspolizeilich gemeldete (331 gegenüber 267). In der Tabelle 3 sind diese beiden Zahlenreihen für die Länder und größeren Verwaltungsbezirke zusammengestellt, aus denen die Differenzen für das ganze Deutsche Reich: 4143 sanitätspolizeilich gemeldete Diphtheriesterbefälle und 4837 standesamtlich gemeldete Sterbefälle, zusammengesetzt sind. Nicht gesondert aufgeführt sind diejenigen kleineren Länder, deren Einwohnerzahl unter 500000 liegt (Bremen, Anhalt, Lippe, Lübeck und Schaumburg-Lippe), weil bei diesen kleineren Ländern Zufälligkeiten eine erheblich größere Rolle spielen als in größeren Bezirken.

1. K. POHLEN, 4. Beiheft zum Reichsgesdh.bl. 1933 S. 63. — 2. P. WIEDEL, Reichsgesdh.bl. 1935 Nr. 2 S. 23; E. MEIER, Reichsgesdh.bl. 1935 Nr. 2 S. 24; K. POHLEN, Reichsgesdh.bl. Nr. 2 S. 26; Reichsgesdh.bl. 1935 Nr. 2 S. 183; Reichsgesdh.bl. 1935 Nr. 2 S. 305. — 3. K. POHLEN, D. m. W. 1936 Nr. 28. — 4. Jahresstatistik der anzeigepflichtigen Krankheiten im Deutschen Reich. Statistische Sonderbeilage zum Reichsgesdh.bl. Letzter Jahresbericht für das Jahr 1933. — 5. Hauptergebnisse der deutschen Todesursachenstatistik für das Jahr 1932. Statistische Sonderbeilage zum Reichsgesdh.bl. 1936, vgl. auch: Die Ursachen der Sterbefälle im Deutschen Reich. Alljährlich im Statistischen Jahrbuch für das Deutsche Reich. — 6. K. POHLEN, Gesundheitsstatistisches Auskunftsbuch für das Deutsche Reich. Ausgabe 1935. Veröff. Med.verw. Berlin 1936.

Sonderabdruck aus

DEUTSCHE MEDIZINISCHE WOCHENSCHRIFT

1936 / 62. Jahrgang

Verlag von Georg Thieme, Leipzig

Statistische Kurzberichte

Der Einfluß der Schwangerenfürsorge auf die Totgeburtenhäufigkeit in Peiping (China)

In der staatlichen Hebammenlehranstalt von Peiping sind in der Zeit von November 1929 bis Dezember 1933 insgesamt 3974 Entbindungen gemeldet worden, davon waren 40 Zwillings- und 1 Drillingsgeburten. Im ganzen wurden 1921 männliche und 1885 weibliche Lebendgeburten sowie 126 männliche und 84 weibliche Totgeburten gezählt, sodaß die Knaben — ebenso wie in allen anderen Ländern der Welt — eine erhebliche Übertotgeburtlichkeit aufweisen, 6,2% gegenüber 4,3%. Die Definition der Totgeburt, die der Peipinger Untersuchung zugrunde liegt, entspricht der auch im Deutschen Reich gebräuchlichen internationalen Übereinkunft über die Abgrenzung der Totgeburten einerseits von den Lebendgeburten und anderseits von den Fehlgeburten. In Peiping wiederholen sich die Erfahrungen über die Abhängigkeit der Totgeburtenhäufigkeit vom Alter der Mutter und von der Ordnungsnummer der Geburtenfolge.

Alter der Mutter	Lebendgeburten	Totgeburten	Totgeburten auf 100 Geburten insgesamt
15—24 Jahre	1288	71	5,2
25—34 Jahre	1461	81	5,3
35—44 Jahre	427	52	10,9

Ordnungsnummer der Geburtenfolge	Lebendgeburten	Totgeburten	Totgeburten auf 100 Geburten insgesamt
I.	1381	81	5,5
II.—IV.	1305	74	5,4
V.—VII.	386	37	8,8
VIII.—XII.	104	12	10,3

Die Ursachen der 210 vorgekommenen Totgeburten verteilten sich zu 66 oder 31,4% auf die Sterbefälle, die bereits vor der Geburt eingetreten waren, zu 112 oder 53,3% auf Verletzungen während oder unmittelbar nach der Entbindung und zu 32 oder 15,3% auf sonstige Ursachen, die sich während oder unmittelbar nach der Entbindung ereigneten.

Ein aufschlußreiches Ergebnis liefern die Ziffern der Totgeburtlichkeit in der Gegenüberstellung derjenigen Schwangeren, die sich vor ihrer Niederkunft in der Schwangerenfürsorgestelle untersuchen und beraten ließen, und derjenigen, die von diesem volksgesundheitlichen Institut keinen Gebrauch machten. Unter den 3496 Lebend- und Totgeborenen, deren Mütter die Schwangerenberatungsstellen aufgesucht hatten, waren 59 oder 1,7% Totgeburten; dagegen hatten die Mütter, die keinerlei Schwan-

gerenberatung in Anspruch genommen hatten, unter insgesamt
520 Geburten 157 oder 29,1% Totgeburten zu erleiden. Die höhere
Totgeburtlichkeit der nicht fürsorgerisch betreuten Schwangeren
bestand auch bei den verschiedenen einzelnen Ursachengruppen
der Totgeburten.

Interessant sind schließlich noch die Anforderungen, die die
Bearbeiter der Peipinger Totgeburtenstatistik, *Marion Yang*
und *H. H. Huang*, an eine ausreichende Schwangerenfürsorge
stellen. Sie verlangen 13 Beratungen vor der Niederkunft. Diese
sollen im 2. Monat der Schwangerschaft beginnen und für die
ersten 6 Monate 1 mal im Monat erfolgen, für den 7. und 8. Monat
werden 2 wöchentliche und für den 9. Monat wöchentliche Beratungen als notwendig erachtet. Es kann jedoch angezweifelt
werden, ob eine derart häufige Untersuchung überhaupt vom
ärztlichen Standpunkt aus zweckmäßig sei, praktisch durchführ-

	Mit Beratung in den Schwangeren-beratungsstellen		Ohne Beratung in den Schwangeren-beratungsstellen	
	Tot-geburten	auf 100 Geburten insgesamt	Tot-geburten	auf 100 Geburten insgesamt
Krankheiten und Zu-fälle, die das Absterben vor Beginn der Geburt zur Folge hatten	22	0,6	44	8,5
Verletzungen während oder unmittelbar nach dem Geburtsvorgang	24	0,7	87	16,7
Sonstige Ursachen während oder un-mittelbar nach dem Geburtsvorgang	13	0,4	20	3,9
zusammen	59	1,7	151	29,1

bar dürfte sie wohl nirgends sein. Auch in Peiping konnte dieses
Ziel bei weitem nicht erreicht werden. Immerhin lassen die Ergebnisse der Totgeburtenstatistik der von der Schwangeren-
beratung Erfaßten und der Nichterfaßten erkennen, wie wert-
voll die vorgeburtliche Sorge um den Nachwuchs ist. Hierfür
eröffnet sich namentlich in den Bezirken, die wie die größeren
Städte keine besonderen Schwangerenberatungsstellen haben,
für die Hebammen eine Tätigkeit von außerordentlich hohem
volksgesundheitlichem Wert.

**Die Herdbildung bei der Stockholmer Kinderlähmungsepidemie
vom Jahre 1934**

Im Jahre 1934 wurde Stockholm von einer außerordentlich
starken Epidemiewelle betroffen, bei der 113 manifeste und
außerdem noch 54 abortive Erkrankungsfälle oder 2,15 je 10000
der Bevölkerung (3,17⁰/₀₀, einschließlich der abortiven Formen)
gezählt wurden. Bei 22 Sterbefällen betrug die Letalität beider
Formen der Kinderlähmung zusammen rund 13%, das ist angesichts des hohen Anteils der abortiven Formen sehr viel. Während
im allgemeinen die Poliomyelitis isoliert auftritt, sind bei der
Stockholmer Kinderlähmungsepidemie vom Jahre 1934 doch

einige Beispiele von Herdbildungen gefunden worden. So kamen
in zwei Häusern je 4 Erkrankungsfälle vor, in einem Haus 3 Fälle
und in 9 Häusern je 2 Fälle (die höchste Erkrankungszahl innerhalb einer Familie betrug 3 Poliomyelitisfälle), sodaß von den insgesamt 167 gemeldeten Erkrankungsfällen 29 oder rund ein
Viertel deutliche Zeichen von engster Gruppenbildung zeigten.

Durch die Wasserwege wird Stockholm in drei natürliche Teile
zerlegt: einen südlichen, der die sanitären Bezirke Katarina,
Sofia, Maria, Högalid, Brännkyrka und Enskede mit zusammen
198296 Einwohner (nach dem Stande vom 31. XII. 1934) umfaßt,
einen westlichen, der sich aus den sanitären Bezirken Kungs-
holm, St. Göran und Bromma zusammensetzt und 103544 Einwohner enthält und einen nördlichen, der den übrigen Teil der
Stadt (Nikolai, Klara, Adolf Frederik, Gustav Vasa, Matteus,
Johannes, Engelbrekt, Hedwig-Eleonora und Oscar) mit zusammen 224187 Einwohnern darstellt. Von den insgesamt
113 manifesten und 54 abortiven Erkrankungsfällen sind allein
mehr als die Hälfte, 69 manifeste und 24 abortive, zusammen 4,7
je 10000 Einwohner, auf den südlichen Stadtteil entfallen;
davon wiederum mehr als die Hälfte auf die beiden Kirchspiele
Katarina und Maria. In den westlichen Bezirken sind 27 manifeste und 11 abortive Fälle oder 3,7 je 10000 Einwohner vorgekommen, während aus dem nördlichen Teil nur 14 manifeste
und 10 abortive Erkrankungen 1,5 °/oo gemeldet wurden. Der
Anteil der abortiven Formen an allen gemeldeten Poliomyelitisfällen stimmt nach diesen Angaben im großen und ganzen (abgesehen vom nördlichen Stadtteil) überein.

Von den Erkrankten waren 75 männliche und 38 weiblichen
Geschlechts, einschließlich der Abortivfälle 106 bzw. 61. Die
Altersgliederung ergibt, daß 34 (bzw. 49, mit Abortivfällen)
Erkrankungen, also rund ein Drittel, auf Personen im Alter von
mehr als 14 Jahren kamen. Über die Ursachen der Epidemie und die
Infektionsquellen lassen sich keinerlei sichere Angaben machen.

Berättelse från Stockholms Stadt Hälsovårdsnämnd 1934. Stockholm
1935 S. 30*—32*.

Die soziale Herkunft der Studierenden in Estland

In Estland ist für das Studienjahr 1932/33 eine Enquete bei
der Studentenschaft angestellt worden, um über die wirtschaftliche Lage der Studentenschaft an der Universität Dorpat Auskunft geben zu können. 96,0% der Studentenschaft haben auf
die gestellten Fragen geantwortet, das ist ein ziemlich hoher
Prozentsatz. Da in der Zwischenzeit seit 1932/33 keine nennenswerte Verschiebungen in den Grundlagen und Bedingungen
des Wirtschaftslebens in Estland eingetreten sind, haben die
Ergebnisse der Enquete auch noch heute Geltung. Die Erhebung
erstreckte sich auf 2114 männliche und 1015 weibliche Studenten.
Die Verteilung der Studenten nach der sozialen Schichtung der
Eltern war bei der Gesamtheit der Studenten wesentlich anders
als bei den Studenten der Heilkunde. Den größeren Anteil machten
bei beiden Erhebungsgruppen, der Gesamtzahl der Studierenden
sowie der Studierenden der medizinischen Fakultät (ohne Pharma-
zeutik), die Söhne von Beamten aus mit 27,1 bzw. 28,4%. Auf
die weiteren sozialen Gruppen entfielen (die Studierenden der

Medizin in Klammern gesetzt): Bauernhofsbesitzer mit Höfen im Umfange über 10 ha 23,9% (11,3%), Bauernhofbesitzer mit Höfen unter 10 ha 4,0% (1,7%), kleine Unternehmer 12,4% (13,8%), Arbeiter und Angestellte 11,6% (14,0%), Rentner 7,2% (7,6%), selbständige Kaufleute 6,1% (9,6%), freie Berufe 4,8% (10,4%), Industrieunternehmer 2,9% (2,8%). Danach neigen die freien Berufe und selbständigen Kaufleute am meisten dazu, ihre studierenden Kinder zur medizinischen Fakultät zu schicken, während die Bauernhofbesitzer einen verhältnismäßig geringeren Anteil zum ärztlichen Nachwuchs beitragen und die theologischen und landwirtschaftlichen Fakultäten vorziehen.

V. Jako: Wirtschaftslage der Studierenden der Universität Tartu im Studienjahr 1932/33 (estnisch). Eesti Statistika Kuukiri 1935 Nr. 164/65 S. 441 ff.

Die in den Anstalten und Privatwohnungen Gestorbenen in Basel im Jahre 1934 nach Todesursachen

Die Zuverlässigkeit einer Todesursachenstatistik hängt zum großen Teil davon ab, in welchem Maße die Diagnose der zum Tode führenden Krankheiten gesichert ist. Nächst den Obduktionsbefunden stellen bis jetzt immer noch die von den Krankenanstalten gegebenen klinischen Befunde die zuverlässigste Grundlage einer Todesursachenstatistik dar. Weil sich in der schweizerischen Großstadt Basel rund $^3/_5$ aller Sterbefälle in Krankenanstalten ereignen und nur $^2/_5$ in Privatwohnungen oder — bei gewaltsamen Todesfällen — auf öffentlichem Terrain, so hat auch die Basler Wohnbevölkerung, eine, wenn auch nur scheinbare der höchsten Krebssterbeziffern, die sich im Jahre 1934 für die Kantonsbürger auf 205,5 je 100000 Einwohner beziffert.

Im Statistischen Jahrbuch des Kanton Basel-Stadt für das Jahr 1934 sind von den insgesamt 1715 Gestorbenen der Wohnbevölkerung 931 Personen (54%) in den Baseler Krankenanstalten gestorben; 645 (38%) starben in Privatwohnungen, 36 (2%), zumeist Fälle von gewaltsamen Tod, auf öffentlichem Terrain und 103 Personen (6%) fanden den Tod auswärts der Stadt Basel, wobei es unbestimmt ist, wieviel darunter Anstaltsfälle waren. Es ist darum zweckmäßig, die in den Anstalten Gestorbenen nur den in Privatwohnungen Gestorbenen gegenüber zu stellen etwa in der Form, daß die Anstaltssterbefälle in Prozenten der Gesamtzahl der in den Anstalten und in den Privatwohnungen Gestorbenen ausgedrückt werden. Den höchsten Anteil von Anstaltssterbefällen weisen die nichtvenerischen Krankheiten der Geschlechtsorgane auf, von denen auf 1 Sterbefall in der Privatwohnung 16 Anstaltssterbefälle, das sind 94% der Gesamtzahl, kamen. An zweiter Stelle folgt die Anteilsziffer der Sterbefälle von Infektionskrankheiten (ausgenommen die an Tuberkulose), bei denen sich 82% 45 von 55 Fällen insgesamt in den Anstalten ereigneten. Nicht viel geringer ist der entsprechende Prozentsatz bei den Krankheiten der Verdauungsorgane mit 78% (88 von 111 Fällen insgesamt), denen insofern eine besondere Bedeutung zukommt, als bei diesen Krankheiten keine Isolierungsmaßnahmen wie bei den Infektionskrankheiten erforderlich sind. Gegenüber der Gesamtzahl der Sterbefälle, die zu 59% in Anstalten erfolgten, ist die Häufigkeit der Anstaltssterbefälle noch bei den Krankheiten der Neugeborenen, angeborene Lebensschwäche, Mißbildungen, Frühsterblichkeit usw. mit 72% besonders hoch, was aber mit der außerordentlich hohen Zahl der Anstaltsentbindungen zusammenhängt. Abgesehen vom Hirnschlag, bei dem die Verteilung auf den Sterbeort nicht sehr von der aller Sterbefälle verschieden ist, werden die übrigen Krankheiten des Nervensystems mit 91% in den Anstalten diagnostiziert. Auch die Sterbefälle an Krebs und anderen Neubildungen sind zu rund $^2/_3$ (182 von 280 Fällen insgesamt) in Anstalten erfolgt. Unterdurchschnittlich sind diejenigen Sterbefälle, die entweder spontan kommen wie manche der Kreislauforgane oder wie andere Alterskrankheiten. So haben die Altersschwäche mit 45%, die Krankheiten der Kreislauforgane mit 44% und die Krankheiten der Atmungsorgane mit 53% verhältnismäßig niedrige Ziffern für die Anstaltsterbefälle. Der geringere Anteil der Anstalten bei den Todesfällen durch gewaltsame Ursachen hängt damit zusammen, daß bei diesen Todesursachen nur diejenigen Fälle den Anstalten überführt werden, die wie Selbstmord und Unfall nicht sogleich tödlich endeten. Bei den gewaltsamen Todesfällen läßt sich eine sinnvolle Trennung zwischen der Privatwohnung und dem öffentlichen Terrain als Sterbeort nur bedingt machen.

Die Versorgung Deutschlands mit Seefischen

Das Fangergebnis der deutschen See- und Küstenfischerei (mit Einschluß der Haffe) betrug nach der amtlichen Anlandungsstatistik in den Jahren

1932: 3,390 Mill. Doppelzentner im Werte von 54,18 Mill. RM
1933: 3,873 „   „   „   „   „   60,26 „   „
1934: 4,011 „   „   „   „   „   71,57 „   „
1935: 4,780 „   „   „   „   „   83,79 „   „

Den Hauptanteil hatten bei weitem die Nordseehäfen, die rund neun Zehntel der gesamten deutschen Anlandung ausmachen, weil die Flotte der Hochseefischerei fast gänzlich in den Häfen der Elbe- und Wesermündung beheimatet ist, während von den Ergebnissen der Küstenfischerei der Hauptteil auf die Ostsee entfällt. Die Anlandungen der deutschen Fischereiflotte verteilten sich im Jahre 1934 auf die

	Mill. dz	%				Mill. RM	%
Dampfhochseefischerei . . .	2,654	(66,2)	im	Werte	von	43,2	(60,2)
ferner Fischleber u. Fischtran	0,034	(0,8)	„	„	„	0,8	(1,1)
große Heringsfischerei . . .	0,537	(13,4)	„	„	„	14,6	(20,4)
Kutterhochseefischerei . . .	0,037	(0,9)	„	„	„	1,5	(2,1)
Küstenfischerei	0,749	(18,7)	„	„	„	11,5	(16,1)
„ (Nordsee) . .	0,352		„	„	„	2,9	
„ (Ostsee) . . .	0,397		„	„	„	8,6	

Insgesamt sind hierbei (im Jahre 1935) 3,888 Mill. dz frische Fische, 0,230 Mill. dz Schaltiere (etwa 89% Krabben, 10% Muscheln, 1% Hummern, Krebse und Austern) sowie 0,662 Mill. dz Erzeugnisse von Seetieren (darunter 0,610 Mill. dz Salzheringe und 0,050 Mill. dz Tran) für die deutsche Volksernährung bereitgestellt worden. Unter den frischen Fischen steht der Hering weitaus an erster Stelle, dann folgen Kabeljau, Seelachs, Rotbarsch und Schellfisch. Die Mengen und Werte des deutschen

Fangergebnisses an Seefischen betrug für die wichtigsten Fischarten in den Jahren 1935 und 1934:

Nordseegebiet:

	dz	Mill. RM	dz	Mill. RM
Hering	1 206 500	16,79	1 054 700	15,49
Kabeljau	818 800	12,55	557 100	9,17
Seelachs u. Pollack .	424 000	5,97	302 400	4,39
Rotbarsch	291 500	5,00	216 200	3,75
Schellfisch	277 200	6,41	189 600	5,41
Wittling	46 000	0,86	45 200	0,72

Ostseegebiet:

	dz	Mill. RM	dz	Mill. RM
Hering	104 000	1,44	67 500	0,86
Stint	66 000	0,21	60 500	0,19
Breitling (Sprott) . .	62 200	0,72	47 300	0,49
Dorsch	54 600	0,81	44 500	0,60
Butt (Flunder) . . .	52 800	1,46	63 700	1,39
Aal	21 700	2,77	18 200	2,25

Neben den Anlandungen deutscher Fischer sind für die deutsche Wirtschaft noch rund die gleiche Menge an Seefischen, Schaltieren und Fischerzeugnissen eingeführt worden, denen eine unwesentliche Ausfuhr von etwa $^1/_{20}$ der Einfuhr gegenübersteht. Im Jahre 1934 wurden durch ausländische Fischereischiffe in den deutschen Häfen abgeladen (in Doppelzentnern): frische Heringe und Sprotten 1103 700, frischer Schellfisch, Kabeljau u. a. 203 200, Salzheringe 554 500, gesalzener Lachs 13 900, einfach zubereitete Sardellen 17 800, Stockfisch, Klippfisch 3700, Aale, Bücklinge, Sprotten 20 100, Kaviar und Kaviarersatzstoffe 800, Austern 1300, frische Muscheln 5600, frische Hummern 700, frische Krabben und Krebse 3800, zubereitete Muscheln, Hummern und Krebse 100, nicht gehärteter Tran 1 504 300, Speck 2600, Fischmehl 1 320 200 und Konserven 137 700.

Aus den eigenen Anladungen und dem Einfuhrüberschuß (1935: 2,1 Mill. dz) ergibt sich für das Jahr 1935 ein Verbrauch an Seefischen von 6,6 Mill. dz gegenüber 5,7 Mill. dz im Jahre 1934, wobei die für die menschliche Ernährung nicht in Betracht kommenden Mengen berücksichtigt sind. Auf den Kopf der Bevölkerung kamen 1935 10,0 kg Seefische, 1934: 8,8 kg, worunter sich 2,1 kg (1934: 2,2 kg) Salzheringe befanden. Etwas mehr als zwei Drittel des ganzen Verbrauchs sind aus der eigenen Fischerei gewonnen. Vor dem Kriege hat die deutsche Flotte nur ein Drittel des deutschen Seefischverbrauchs decken können.

Die Versorgung Deutschlands mit Süßwasserfischen

Über die Versorgung Deutschlands mit Süßwasserfischen lassen sich keine vollständigen Angaben gewinnen, weil es an einer Zählung der Fangergebnisse in den deutschen Binnengewässern fehlt und eine solche Zählung auch kaum durchführbar erscheint. Die Bodenseefischerei hatte im Jahre 1934 eine Gesamtausbeute von 4508 dz mit einem Wert von 481 000 RM, davon entfielen 3021 dz auf Blaufelchen, 384 dz auf Barsche, 222 dz auf Weißfische, 191 dz auf Hechte, 168 dz auf Brachsen, 137 auf Sand- (Weiß-) Felchen, 122 dz auf Gangfische und 81 dz auf Forellen. Hierzu kommt noch die Haffischerei, deren Fangmenge im Jahre 1934 im Stettiner Haff 35 697 dz, im Frischen Haff 12 033 dz und im Kurischen Haff 91 435 dz betrug. Davon kamen

auf die wichtigsten Fischarten: Stint 60461 dz, Kaulbarsch
15103 dz, Plötze 14606 dz, Aal 11042 dz, Blei, Brasse 10091 dz,
Zander 7152 dz, Barsch 6571 dz und Hecht 2925 dz. Der Lachs-
fang im Rhein in der Gegend von Basel ergab einen Ertrag von
80 dz. Mit diesen Zahlen ist aber nur ein geringer Teil der hei-
mischen Binnenfischerei erfaßt.

Eingeführt sind im Jahre 1934 insgesamt 35610 dz Süßwasser-
fische, davon 23673 dz Aale, 4657 dz Karpfen, 1753 dz Lachse,
1435 dz Zander, 1206 dz Plötzen, 799 dz Schleien, 663 dz Barsche,
88 dz Hechte und 84 dz Bleie. Die Haupteinfuhrländer waren
Dänemark mit 16680 dz, Schweden mit 4986 dz und Ungarn
mit 3561 dz.

Die deutsche Fischkonservenindustrie

Zur deutschen Fischkonservenindustrie gehörten im Jahre
1934 insgesamt 449 Betriebe, in denen 12623 Personen beschäftigt
waren. Für die Herstellung wurden 1853091 dz frische Fische
verbraucht, und zwar:

		inländischer Herkunft dz	ausländischer Herkunft dz
Massenfische:	a) Schellfische, Wittlinge, Kabeljau, Dorsch, Blaufisch, Seehecht, Lengfische, Rochen, Seeteufel, Haifische, Rotbarsche, Makrelen und ähnliche	149617	7699
	b) Flundern, Schollen, Butt	16231	2075
Edelfische:	a) Aal	16244	10085
	b) Lachs, Maräne, Stör, Neesen, Heilbutt u. ähnliche	1714	4813
Heringe, Breitlinge:	a) frische Heringe	822329	728197
	b) frische Sprotten, Breitlinge	46296	25076
Krabben:		21988	10
sonstige Schaltiere:		13	705
		1074432	778659

Außerdem an gesalzenen Heringen, Brießlingen, Schneideherin-
gen usw. 51176 dz inländischer und 36368 dz ausländischer Herkunft, an gesalzenem, gefrorenem oder sonst konserviertem Lachs
8425 bzw. 10957 dz und an gesalzenen, gefrorenen oder sonst
konservierten Aalen, Makrelen oder sonstigen Fischen 2183 dz
inländischer und 3662 dz ausländischer Herkunft. Die Zutaten
machten aus: 172753 hl Essig, 35505 dz Öl, Bratfett, Talg usw.,
130260 dz Salz, 1642 dz Gewürze, 42131 dz Zwiebeln, Gurken
und sonstige Zutaten.

Der Gesamtwert der verarbeiteten Rohwaren und Halbfabrikate
betrug 36,057 Mill. RM, der der Zutaten 6,673 Mill. RM und der
der Umschließungen sowie Verpackungsmaterialien 11,924 Mill.
RM. Der Wert der Gesamtproduktion an Fertigwaren betrug
88,436 Mill. RM, davon entfielen 37,977 Mill. RM auf geräucherte
Fische, 43,864 Mill. RM auf marinierte, gebratene, gekochte, in
Dosen eingelegte Fische, Sardellen, Salzheringe, Krabben usw. und
6,595 Mill. RM auf Dauerkonserven von Fischen und Schaltieren.

Jahresbericht über die Deutsche Fischerei 1934. Herausgegeben vom
Reichs- und Preußischen Ministerium für Ernährung und Landwirtschaft.
Berlin 1935. — Wirtschaft und Statistik 1936 Nr. 6 S. 222. — Statistisches
Jahrbuch für das Deutsche Reich 1935.

Die Ursachen des Säuglingssterbens in Griechenland

In Griechenland sind im Jahre 1933 bei 189583 Lebendgeborenen 23268 Säuglingssterbefälle, das sind 12,3 je 100 Lebendgeborene, gezählt worden (1). Damit hat Griechenland unter den Ländern des Balkans die niedrigste Säuglingssterblichkeit; sie betrug in den Jahren 1931 bis 1933 in:

	1931	1932	1933
Griechenland	13,4	12,9	12,3
Bulgarien	15,6	15,0	14,4
Jugoslawien	16,5	16,7	—
Rumänien	18,0	18,5	17,4

Von den 23268 im Jahre 1933 in Griechenland gestorbenen Säuglingen war bei 3132 (13,5 %) die Todesursache nicht oder nur ungenau angegeben. Der Anteil der unbekannten Todesursachen betrug bei allen Altersklassen zusammen nur 9,2 % (2); es ist jedoch eine international zu beobachtende Tatsache, daß die Erfassung der Sterbeursachen im Säuglings- und Greisenalter unvollständiger als in den mittleren Altersklassen ist. Die häufigste Ursache für das Säuglingssterben ist in Griechenland immer noch der — mit Erfolg bekämpfbare — Darmkatarrh, auf den allein 4737 (23,5 %) aller bekannten Fälle kamen. An 2. Stelle stand die Pneumonie mit 18,2 % aller Säuglingssterbefälle mit bekannter Todesursache. Die angeborene Lebensschwäche (2194 Fälle) und die Folgen der Frühgeburt (1083 Fälle) hatten zusammen nur 16,2 % auf sich vereinigt. Die dann folgenden wichtigeren Todesursachen im 1. Lebensjahr sind: Grippe 9,7 %; Malaria 4,7 %; Keuchhusten 4,5 %; angeborene Mißbildungen 4,1 %; Bronchitis 2,0 % und Dysenterie 1,9 %, während alle anderen einzeln benannten Todesursachen nur Anteilziffern von weniger als 1 % aufweisen.

Die Auszählung des Sterbealters ergab 8444 oder 36,3 % innerhalb des 1. Lebensmonates, 3979 Fälle (17,1 %) während des 2. und 3. Monates, 5813 (25,0 %) im 2. Vierteljahr des Lebens und 5032 (21,6 %) im 2. Halbjahr.

Wichtigere Todesursachen	Säuglingssterbefälle (Griechenland 1933) im . . . Lebensmonat			
	1.	2. u. 3.	4.—6.	7.—12.
Keuchhusten	148	244	261	557
Grippe	638	470	473	364
Dysenterie	58	66	128	141
Malaria	161	148	376	269
Bronchitis	109	92	100	97
Pneumonien	755	703	1149	1068
Darmkatarrh	584	726	1808	1619
angeborene Mißbildungen	769	64	32	23
angeborene Lebensschwäche . . .	1333	330	337	194
Folgen der Frühgeburt	1045	33	3	2
Folgen der Entbindung	77	1	1	1
Sonstige spezielle Krankheiten des frühen Alters	754	260	15	2
Unbekannte Todesursachen	1539	555	630	408
Alle Ursachen zusammen[1]	8444	3979	5813	5032

[1] Einschließlich der nicht besonders aufgeführten Todesursachen.

Die Verteilung der einzelnen Sterbeursachen auf das 1. Lebensjahr war uneinheitlich; es entfiel zwar — bis auf den Darmkatarrh — die stärkste Sterbensintensität durchweg auf den 1. Lebensmonat (wenn man hierbei die verschiedenen langen Beobachtungszeiten, 1—6 Monate, berücksichtigt). Während nach der vorstehenden Zusammenstellung bei der Gesamtheit der Säuglingssterbefälle etwas mehr als ⅓ auf den 1. Lebensmonat kam, betrug der entsprechende Anteil beim Darmkatarrh 12,3 % und bei den Folgen der Entbindung und der Frühgeburt mehr als 96 %. Eine unterdurchschnittliche Konzentration der Sterbefälle auf den 1. Monat zeigen von den wichtigeren Krankheiten: Darmkatarrh (12,3 %), Dysenterie (14,7 %), Keuchhusten (16,3 %), Malaria (16,9 %), Pneumonie (20,5 %), Bronchitis (27,4 %) und Grippe (32,8 %); dagegen war die Konzentration überdurchschnittlich bei den unbekannten Ursachen (49,1 %), angeborener Lebensschwäche (60,8 %), den sonstigen speziellen Krankheiten des frühen Alters (73,1 %), den angeborenen Mißbildungen (92,9 %), den Folgen der Entbindung (96,3 %) und den Folgen der Frühgeburt (96,5 %).

In den Tabellen des griechischen Statistischen Jahrbuches sind als Altersklassen für das Säuglingsalter angegeben: weniger als 1 Monat, 1—2 Monate, 3—6 Monate und 7—12 Monate. Offenbar liegt hier ein Fehler vor, es muß heißen entweder: im 1. Monat, im 2. und 3. Monat, im 4.—6. Monat und im 7.—12. Monat, oder: unter 1 Monat, 1—2 Monate, 3—5 Monate, 6—11 Monate.

1. Annuaire statistique de la Grèce 1934, Ann. V. Athen 1935. S. 402. — 2. K. Pohlen, D. m. W. 1935 Nr. 41 S. 1644.

Über die Einschleppung von Geschlechtskrankheiten aus dem Ausland

In den mittel- und nordeuropäischen Ländern beschränkt sich die Bekämpfung von denjenigen Seuchen, die nicht endemisch verbreitet sind, deren Vorkommen vielmehr immer erneut durch eine Einschleppung aus dem Ausland bedingt ist, nicht so sehr auf hygienische Maßnahmen innerhalb des Landes, sondern mehr noch auf die Vorsorge und Überwachung an den Grenzen, um eine Einschleppung von neuen Keimen zu verhindern. Den Geschlechtskrankheiten wird bisher fast ausschließlich auf dem Wege der Sanierung der inneren Gesundheitsverhältnisse entgegengetreten. Es zeigt sich aber, daß diese Art der Bekämpfung der Geschlechtskrankheiten wohl zweckmäßig bei der Gonorrhoe ist, daß aber bei der Syphilis und noch mehr beim weichen Schanker notwendigerweise eine Bekämpfung einsetzen muß, die sich in hohem Maße auf die Verhütung von Einschleppungen aus dem Ausland richtet.

Über das Ausmaß, in dem die Geschlechtskrankheiten als nichtheimische Krankheiten in Frage kommen, kann man aus den schwedischen Jahresgesundheitsberichten, in denen eine Auszählung nach dem Infektionsort mitgeteilt wird (1), Auskunft erhalten. Danach wurden in Schweden im Jahre 1933 insgesamt 8708 Männer und 3251 Frauen wegen einer Geschlechtskrankheit erstmalig behandelt (2). Von diesen war in nur 158 Fällen bei den Männern und 132 bei den Frauen der Infektionsort nicht zu ermitteln. 764 Männer und 28 Frauen gaben als Ort der Infektionsquelle das Ausland an, das sind auf die Gesamtzahl der Infektionen mit bekanntem Infektionsort bezogen, 8,9 bzw. 0,9 %·

Gegenüber den früheren Jahren hat sich diese Zahl nicht sehr geändert. Nach den Erhebungen aus den Jahren 1929—1931 betrug der durchschnittliche Anteil der aus dem Ausland eingeschleppten Geschlechtskrankheiten beim männlichen Geschlecht 9,2% und beim weiblichen 0,6% (3), es hat sich also auch im Jahre 1933 nahezu der 10. Teil aller geschlechtskranken Männer außerhalb Schwedens angesteckt. Die Häufigkeit der Einschleppung erhält noch größere Bedeutung, wenn man die Verteilung der Infektionsorte bei den verschiedenen Formen der Geschlechtskrankheiten im einzelnen untersucht.

Der Anteil der Fälle von *angeborener Syphilis*, der aus dem Ausland herrührt, ist naturgemäß sehr gering. Von insgesamt 46 Kranken wurde nur 1 mal das Ausland als Infektionsort angegeben und in 3 Fällen ist er unbekannt geblieben.

Dagegen hat das Ausland als Infektionsort für die *erworbene Syphilis* eine große Bedeutung. An *primärer* Syphilis sind 1933 242 Männer und 57 Frauen erkrankt, von denen konnte bei 6 Männern und 4 Frauen der Ort der Infektion nicht ermittelt werden, 103 Männer und 2 Frauen gaben das Ausland als Ort der Ansteckung an. Danach waren bei den Männern 44% (1929—1931: 24%) und bei den Frauen 4% (1929—1931: 1%) aller Infektionen an primärer Syphilis mit bekanntem Infektionsort im Ausland erfolgt. Bei der Syphilis mit *Sekundär*erscheinungen ist der Anteil des Auslandes ebenso groß. Von insgesamt 92 beim männlichen Geschlecht und 152 Erkrankungen beim weiblichen betrug der Anteil der Infektionen aus dem Ausland 43 bzw. 7% (1929 bis 1931: 40 bzw. 2%).

Die größte Bedeutung haben die ausländischen Infektionen jedoch beim *Ulcus molle*, das sich als regelrechte exotische Krankheit in Nord- und Mitteleuropa fast ausschließlich durch Einschleppung aus dem Ausland verbreitet. Die Hälfte aller Ulkusfälle mit bekanntem Infektionsort: 51% bei den Männern (1929—1931: 48%) ist eingeschleppt. Die Zahl der an weichem Schanker erkranten Personen betrug 1933: 96, davon nur 10 Frauen.

Erheblich geringer ist der Anteil der Auslandinfektionen bei der *Gonorrhoe*. Von den insgesamt 8268 Männern und 3006 Frauen, die an Gonorrhoe erstmalig erkrankten, fielen dem Ausland nur 581 bzw. 15 Fälle zur Last, das sind 7 bzw. 0,5% (1929—1931: 7 bzw. 0,4%). Daher wird sich die Bekämpfung dieser Geschlechtskrankheit als einer eigentlichen endemischen Seuche wie bei anderen Infektionskrankheiten im wesentlichen auf Maßnahmen innerhalb der Grenzen beschränken können, die darauf gerichtet sind, die dortigen Infektionsquellen zu verstopfen. Anders aber bei der Syphilis und beim Ulcus molle.

Die Möglichkeit, mit ausländischen Infektionsquellen in Berührung zu kommen, besteht kaum für mehr als 2% der schwedischen Erwerbsbevölkerung, die berufs- oder erholungshalber fremde Länder aufsuchen. Trotzdem wird durch sie rund die Hälfte der bei den Männern vorgefundenen syphilitischen Erkrankungen verursacht. Das ist rund das 25fache als ihnen bei gleichmäßiger Verteilung der Infektionen auf die einzelnen Mitglieder der Bevölkerung zukommen würde. Wenngleich sich diese Infektionen zum erheblichen Teil in den Häfen und beim Seepersonal abspielen, die in allen Ländern eine erheblich höhere Geschlechtskrankheitenmorbidität als die Gebiete des inneren Landes haben, muß man beachten, daß die reisende Bevölkerung

wegen der Reisezeiten, Heimatsaufenthalt usw. nicht das ganze
Jahr über unter der Infektionsgefahr steht. Eine Ausrottung der
Geschlechtskrankheiten, insbesondere der Syphilis und des Ulcus
molle erscheint darum nur dann möglich, wenn die Bekämpfung
dieser Krankheiten in engster internationaler Gemeinschaftsarbeit durchgeführt wird.

1. Breger, Reichsgedh.bl. 1928 Nr. 27 S. 433. — 2. Allmän Hálso-och
Sjukvård av Kungl. Medicinalstyrelsen, Jg. 1933 S. 93. — 3. K. Pohlen,
Reichsgesdh.bl. 1934 Nr. 8 S. 167—169.

Das Geschlechtsverhältnis der Totgeborenen in den verschiedenen Stadien der Fruchtreife in Buenos Aires

Es konnte den Ergebnissen der norwegischen Hebammentagebücher entnommen werden, daß das Geschlechtsverhältnis
bei den Totgeborenen in den verschiedenen Stadien der Fruchtreife eine auffallende Bewegung aufweist (1). In den Jahren 1927
bis 1931 war in *Norwegen* bei den im 5.—7. Schwangerschaftsmonat geborenen Kindern eine Übertotgeburtlichkeit der Mädchen vorhanden, die sich im 8. verringerte und sich schließlich
bei den ausgetragenen Geburten in einen Knabenüberschuß ver-
wandelte. Freudenberg hat sich in einer Kritik (2) dagegen ge-
wandt, diese Veränderung des Geschlechtsverhältnisses mit zunehmender Fruchtreife als ein biologisches Problem hinzunehmen,
und vermutet eine Auswirkung äußerer und zufälliger Einflüsse,
die zum Teil innerhalb des mittleren Fehlers fallen. Aber auch aus
anderen Quellen, in denen bei den Totgeburten die früh- und
rechtzeitig Geborenen unterschieden werden, z. B. der geburtshilflichen Statistik von *Bayern* (3), zeigt sich eine der norwegischen
ähnliche Bewegung des Geschlechtsverhältnisses. Zu diesem
Problem findet man einen interessanten Beitrag in der Bevölke-
rungsstatistik der Stadt *Buenos Aires* (4), in der die Totgeburten
nach 5 Graden der Fruchtreife, dem 5., 6., 7., 8. und 9. Schwangerschaftsmonat gegliedert sind. Insgesamt wurden in Buenos Aires
in den Monaten April 1933 bis August 1935 (mit Ausnahme der
nicht verfügbaren Zahlen für das letzte Vierteljahr 1933) 2066
männliche und 1489 weibliche Totgeborene oder 139 Knaben auf
100 Mädchen gezählt. Im 6. Schwangerschaftsmonat (der 5. ist
wegen zu kleiner Zahlen unberücksichtigt geblieben) trafen auf
148 weibliche Totgeborene ebensoviel, 149, männliche. Im 7. und
8. Monat verhielten sich die Knaben- und Mädchentotgeburten
wie 202 zu 150 bzw. wie 223 zu 125, was eine Übertotgeburtlichkeit
der Knaben von 35 % bzw. von 78 % ergibt. Damit hat die Bewegung des Geschlechtsverhältnisses in Buenos Aires, das geo-
graphisch außerordentlich weit von Norwegen entfernt ist, die
gleiche Entwicklungstendenz, obwohl in Buenos Aires sich zwar
nicht ein anfänglicher Mädchenüberschuß in einen der Knaben
verwandelt, sondern aus einer Geschlechtsgleichheit ein Knabenüberschuß wurde.

In Norwegen besteht bis zur vollen Fruchtreife eine gleich-
gerichtete Entwicklung des Geschlechtsverhältnisses, während sie
in Buenos Aires im 9. Schwangerschaftsmonat plötzlich nach unten
zu abbiegt. Es kamen nämlich von den ausgetragenen Früchten
auf 961 totgeborene Mädchen 1352 Knaben, was einen Knabenüberschuß von nur 41 % — gegenüber 78 % im 8. Monat — aus-
macht. Diese eigenartige Bewegung bestätigt sich, wenn man die

gesamte Masse der Totgeborenen in die sozial sehr unterschiedlichen ehelichen und unehelichen teilt. Es haben auch beide Untergruppen dieselbe Entwicklungstendenz. Bei den ehelichen Totgeborenen trafen im 6. Schwangerschaftsmonat auf 113 Mädchen
104 Knaben, im 7. und 8. auf 111 Mädchen 155 Knaben bzw. auf
100 176 und im 9. Monat kamen auf 805 Mädchen 1157 Knaben.
Bei den unehelichen Geburten verhielten sich die weiblichen und
männlichen Totgeburten im 6. Monat wie 33 zu 39, im 7. wie
31 zu 42, im 8. wie 24 zu 40 und im 9. wie 134 zu 176. Aus diesen
Zahlen ergaben sich die Verhältnisziffern der Knabentotgeburten
auf je 100 Mädchentotgeburten im 6., 7., 8. und 9. Schwangerschaftsmonat bei den ehelichen von 92, 140, 176 und 144 und bei
den unehelichen von 118, 132, 167 und 131. Beide Beobachtungsgruppen weisen also ein ähnliches Ansteigen vom 6.—8. Schwangerschaftsmonat auf und haben dann einen gleichartigen Rückgang
im 9. Monat. Es ist zu bezweifeln, daß diese Erscheinung eine
biologische Eigenart ist, sie dürfte vielmehr von äußeren Ursachen
abhängen, indem in Zweifelsfällen bei Knaben häufiger eine Lebendgeburt und dann auch Tod innerhalb des 1. Lebenstages angenommen wird als bei den Mädchen, und dies insbesondere bei
dem Tod *während* der Geburt.

1. K. Pohlen, Reichsgesd.bl. 1934 Nr. 29 S. 612ff. — 2. K. Freudenberg, Kl. W. 1934 Nr. 50 S. 1797. — 3. Z. Bayr. Statist. Landesamt 1934
Nr. 1 u. 2 S. 114. (Nacido-muertos según tiempo de gestación, sexo y legitimidad). — 4. Rev. estad. Munic. Ciud. Buenos Aires.

Die Gebrechlichen in Estland 1922 und 1934

Zu den Ländern, die regelmäßig im Zusammenhang mit der
allgemeinen Volkszählung auch eine Erfassung der Gebrechlichen vornehmen, gehört *Estland*, das über die Zahl und die
Gliederung der Blinden, Taubstummen, Ertaubten sowie bestimmter Gruppen von körperlichen Gebrechen nach dem Stande
vom 1. III. 1934 und 28. XII. 1922 berichtet. Bei einer Gesamtbevölkerung am 1. III. 1934 von 1,126 Millionen Personen wurden
2057 *Blinde*, das sind 18,3 auf 10000 Einwohner gezählt. Auf
die männlichen Einwohner entfielen 14,6⁰/₀₀₀ Blinde, auf die
weiblichen 21,5⁰/₀₀₀. Die entsprechenden Ziffern betrugen 1922
bei der Gesamtbevölkerung 19,6, bei den Männern 15,7 und bei
den Frauen 23,1⁰/₀₀₀. Nach den Ergebnissen der Reichsgebrechlichenzählung vom Jahre 1925 kamen in *Deutschland* auf
10000 Einwohner nur 5,3 Blinde (Männer: 6,3 und Frauen: 4,4).
Der große Unterschied zwischen den beiden Ländern, dem
zufolge die Häufigkeit der Blinden rund 3½mal so groß ist als
im Deutschen Reich, muß zum Teil auch auf eine verschiedenartige Umgrenzung des Begriffes der Blindheit zurückgeführt
werden. So ist in Deutschland die heilbare Blindheit, z.B. zur Zeit
noch nicht operierter grauer Altersstar, nicht aufgenommen worden.
Es scheint aber, daß diese Blinden in der estnischen Statistik
enthalten sind, da die Blindenhäufigkeit in den höheren Altersstufen eine außerordentliche Steigerung aufweist.

Die Zahl der in Estland festgestellten *Taubstummen* betrug
1934 1232 oder 10,9 auf 10000 Einwohner (beim männlichen
Geschlecht 12,0, beim weiblichen Geschlecht 10,0⁰/₀₀₀). Gegenüber dem Jahre 1922, in dem in der Gesamtbevölkerung 11,4⁰/₀₀₀
Taubstumme gezählt wurden, ist ein nur geringer Rückgang
eingetreten. Im Deutschen Reich betrug die auf 10000 Ein

wohner berechnete Zahl der Taubstummen im Jahre 1925 bei den Männern 6,0 und bei den Frauen 5,1.

In der estnischen Statistik ist ferner die Zahl der Stummen *(Tummad-Mutité)* angegeben. Da eine Stummheit, die nicht mit angeborener Taubheit zusammenhängt, nur bei verhältnismäßig seltener auftretender Schädigung des Zentralnervensystems vorkommt, ist anzunehmen, daß mit den Stummen (Mutité) die *Ertaubten* gemeint sind, um so mehr als eine besondere Aufzählung der Ertaubten in der estnischen Statistik fehlt. Deren Zahl ist für das Jahr 1934 (1922) mit 468 oder 4,2 (3,4) je 10000 Einwohner angegeben. Die entsprechenden Zahlen betrugen bei den Männern 4,6 (4,0) und bei den Frauen 3,8 (2,9)$^0/_{000}$. Im Deutschen Reich betrug die Zahl der Ertaubten nach der Reichsgebrechlichenzählung von 1925 1,4$^0/_{000}$ (1,5 männlich, 1,3 weiblich). Das Verhältnis der Zahl der Ertaubten zu der der Taubstummen entspricht in Estland ungefähr der im Deutschen Reich, was darauf hindeutet, daß es sich eben nicht um die Stummen, sondern um die Ertaubten handelt.

Schließlich sind von den *körperlich Gebrechlichen* noch diejenigen gezählt, bei denen ein Arm oder ein Bein fehlt (manque d'un bras, manque d'une jambe). Die Zahlen hierfür betrugen im Jahre 1934 744 für die Armlosen 6,6 auf 10000 Einwohner (11,4 bei den Männern, 11,2 bei den Frauen) sowie 920 bei den Beinlosen, das sind 8,2$^0/_{000}$ (13,5 bei den Männern, 3,4 bei den Frauen). In der deutschen Reichsgebrechlichenzählung wurde bei den Männern (bei den Frauen) festgestellt:

Fehlen von Gliedmaßen	männl.	weibl.
1 Arm oder Teile davon	26437	3270
1 Bein	34375	3634
2 Arme oder Teile davon.	481	67
2 Beine oder Teile davon	2572	331
1 Arm und 1 Bein oder Teile davon	787	70
mehr als 2 Gliedmaßen oder Teile davon . .	184	35
Insgesamt.	{ 64836 { 21,5 $^0/_{000}$	{ 7407 { 2,3 $^0/_{000}$

Es ist nicht ganz ersichtlich, ob die estnische Gebrechlichenzählung ausschließlich das Fehlen von Gliedmaßen enthält, oder ob auch starke Verkürzungen, Lähmungen, Versteifungen und Verrenkungen, die bei der deutschen Zählung außerdem erfaßt wurden, in den Zahlen enthalten sind. Die verhältnismäßig niedrigen Anteilsziffern beim männlichen Geschlecht lassen darauf schließen, daß in Estland die Folgen von Kriegsverletzungen erheblich seltener sind als in Deutschland.

K. Rumma, Die Fälle von Gebrechen nach den Ergebnissen vom 1. III. 1934 (estisch). Eesti Statistika Kuukiri 1935 Nr. 12 S. 646—649. — Die Gebrechlichen im Deutschen Reich nach der Zählung von 1925/26. Statistik des Deutschen Reiches Bd. 419, Berlin 1931. — Gesundheitsstatistisches Auskunftsbuch für das Deutsche Reich, Ausgabe 1936 S. 238.

Ergebnis der Reihenuntersuchung von Schulkindern in Schottland 1934/35

Bei den schulärztlichen Reihenuntersuchungen in Schottland wurde im Schuljahr 1934/35 bei nahezu 70% aller Schulkinder ein *fehlerhaftes Gebiß* vorgefunden, und zwar waren 1—4 Zähne

behandlungsbedürftig bei 55,2% und 5 und mehr Zähne bei
13,6%. Das ist eins der wichtigsten Probleme der Schulgesundheitspflege. Es ist in *Lanarkshire* festgestellt worden, daß der
Zustand der Zähne bei den jüngsten Altersklassen, insbesondere
bei den Schulanfängern am meisten unbefriedigend war, während
sich in den späteren Jahren der Gesundheitszustand der Zähne
wesentlich gebessert hatte. Hierüber geben die nachstehenden
Zahlen Auskunft:

Alter in Jahren	Bei . . . % der Schulkinder waren von den Zähnen		
	alle gesund	1 bis 4	5 und mehr
		behandlungsbedürftig	
6	18	48	34
7	27	56	17
8	37	55	8
9—10	34	58	8
11	52	45	3
12 und mehr	48	50	2

An sonstigen Beanstandungen stehen an erster Stelle die Erkrankungen der Tonsillen und Adenoiden, die bei 21,5% der
Schulkinder festgestellt wurden. Sehfehler kamen bei 16,5%
und Erkrankungen der Lymphwege bei 18,8% Schulkindern
vor. Ferner sind festgestellt worden Erkrankungen der Augen
5% der Schulkinder, Erkrankungen der Nase 4,7%, Erkrankungen
des Herzens und der Kreislauforgane 4,2%, Erkrankungen der
Atmungsorgane 3,5%, Erkrankungen der Haut 2,7%, Erkrankungen der Ohren 3,5%, Rachitis 1,1%, Deformitäten
(nicht Rachitis) 0,9%. Der Ernährungsdurchschnitt war unterdurchschnittlich bei 4,5% und sehr schlecht bei 2,3% der Schulkinder.

In Schottland werden die Eltern der Schulkinder benach-
richtigt und aufgefordert, ärztliche Hilfe in Anspruch zu nehmen,
wenn bei den Reihenuntersuchungen behandlungsbedürftige
Fehler bei den Kindern festgestellt worden sind. In den Fällen,
in denen aus finanziellen Gründen der Hausarzt oder eine sonstige
private Heilperson für die Behandlung nicht erlangt werden
kann, werden die Eltern angehalten, die Schulkliniken auf-
zusuchen. Im ganzen sind im Schuljahr 1934/35 in 270548 Fällen
solche Behandlung in Schulkliniken eingeleitet worden. Davon
entfielen auf krankhafte Zähne rund 134601 Behandlungen,
Sehfehler 27780, Augenkrankheiten 12616, Krankheiten der
Ohren 9152, Krankheiten der Haut 42645, Ringwurm-Favus
536, vergrößerte Tonsillen und Adenoiden 4777, Deformitäten
2043 und sonstige Krankheiten 36398.

Seventh Annual Report of the Department of Health for Scotland 1935.
Edinburgh 1936. S. 74.

Die Häufigkeit der Ehescheidungen in den verschiedenen Gemeindegrößenklassen der Niederlande

In der vom Statistischen Amt der Stadt Amsterdam bearbeiteten
Studie über die Bevölkerungsbewegung von Amsterdam ist eine
Zusammenstellung der Ehescheidungsziffern niederländischer Ge-
meiden enthalten, die darum besonders interessant ist, weil sie
über den Einfluß der Verstädterung auf die Ehescheidungen

Aufschluß gibt. Im Jahre 1930 wurden im ganzen Königreich der Niederlande auf 10000 verehelichte Personen insgesamt 18,0 Personen geschieden, das sind 9,0 Ehescheidungen auf 10000 Verheiratete (nicht bestehende Ehen). Davon entfielen allein 59% auf die 3 größten Gemeinden Amsterdam, Rotterdam und den Haag, in denen jedoch nur 22% der Reichsbevölkerung wohnt. Der auf 10000 der ansässigen Verheirateten berechnete Anteil der geschiedenen Personen betrug in den Gemeinden mit

<pre>
    weniger als 5 000 Einwohnern   3,9
           5 000— 20 000   ,,   6,7
          20 000— 50 000   ,,   12,9
          50 000—100 000   ,,   15,7
                 100 000 u. mehr Einw. 43,1
</pre>

Das ergibt mehr als eine Verzehnfachung der relativen Ehescheidungshäufigkeit in den Großstädten gegenüber den Landgemeinden und Kleinstädten und ohne Ausnahme eine starke Steigerung des Dranges zur Eheschließung mit zunehmender Verstädterung, d. h. zunehmender Gemeindegrößenklasse.

Die voreheliche Zeugung von ehelichen Erstgeborenen in Amsterdam in den Jahren 1900—1930

In Amsterdam werden die ehelichen Erstgeborenen seit dem Jahre 1900 nach der Ehedauer der Eltern ausgezählt. Diese Gliederung liefert einen weiteren Beitrag zu dem Problem der vorehelichen Zeugung von ehelich geborenen Kindern. Als sicher vorehelich gezeugt kann man diejenigen Geborenen ansehen, bei denen die Eheschließung der Eltern frühestens 6 Monate vor der Geburt vollzogen wurde. Ferner sind noch ein Teil von den im 7.—9. Monat nach der Eheschließung zur Welt gekommenen Früchte mit aller Wahrscheinlichkeit vorehelich gezeugt worden, nämlich der Teil, der den erfahrungsmäßigen Anteil der Frühgeburten von rund 4% übersteigt. Alle übrigen Kinder, die nach einer 9monatigen oder längeren Ehedauer geboren werden, sind sicher erst in der Ehe gezeugt worden. Der Anteil der sicheren und wahrscheinlichen vorehelichen Zeugung darf auf etwa ein Siebentel aller Geborenen überhaupt geschätzt werden, er erhöht sich bei den Erstgeborenen allein auf rund ein Viertel, erreicht aber mitunter auch erheblich höhere Werte, wenn besondere Ereignisse — oder bevölkerungspolitische Maßnahmen — eine Rolle spielen. Der Anteil der Kinder, die in den ersten 6 Monaten nach der Eheschließung das Licht der Welt erblickten, betrug in Düsseldorf im Jahre 1933/34 bei den durch die Ehestandsdarlehen geförderten Ehen nicht weniger als 57%.
Nach den Erhebungen aus Amsterdam sind für die Zeit 1926—1930 21,3% aller Erstgeborenen sicher vorehelich gezeugt, weitere 8,0% sind nach einer Ehedauer von 6—8 Monaten geboren worden; das sind zusammen 29,3% aller Erstgeborenen. Rechnet man davon etwa 4,3% als erfahrungsmäßige Frühgeburten ab, so bleibt ein Satz von 25% der Erstgeborenen, die mit Sicherheit vorehelich gezeugt sind, übrig. Diese Zahlen stimmen überraschend genau mit denen überein, die aus Zürich gewonnen worden sind. Dort waren von allen Müttern ehelicher Erstgeborener 29,5% (Amsterdam 29,3%!) höchstens 8 Monate lang verheiratet.

Der Anteil der vorehelichen Zeugung hat sich in Amsterdam bei den Erstgeborenen in der Zeit von 1900—1930 erheblich verringert. In den beiden Jahren 1900/1901 betrug der Anteil der Erstgeborenen in den ersten 6 Ehemonaten 25,8% und der Anteil der im 7.—9. Monat Geborenen 12,1%; zusammen also 37,9%, was nach Abzug der biologischen Frühgeborenenquote einen Anteil der vorehelichen Zeugung von rund ein Drittel ergibt. Seit 1910 ist der Anteil beider Gruppen ständig gesunken, und zwar betrugen die Erstgeborenenquoten in den Jahren:

	Ehedauer	
	0—6 Monate %	6—8 Monate %
1900—1901	25,8	12,1
1911—1915	24,3	11,3
1916—1920	24,0	11,0
1921—1925	21,9	9,4
1926—1930	21,3	8,0

De Bevolkning van Amsterdam, Deel IV. Statistische Mededeelingen van het Bureau van Statistiek der Gemeende Amsterdam, Nr. 103. Amsterdam 1936 S. 87. — Reichsgesdh.bl. 1933 Nr. 30 S. 571 und 1934 Nr. 19 S. 401. — K. POHLEN, Soz. Prax. 1933 Nr. 46 S. 1348; Reichsgesdh.bl. 1935 Nr. 40 S. 872. — SCHOPPEN, Der Gemeindetag 1935.

Irland, das Auswandererland von früher, das Rückwanderungsland von heute

Das fruchtbare Irland, das in den früheren Zeiten eins der dichtest bevölkerten Länder Europas war und im Jahre 1841 bereits 6,529 Millionen Einwohner zählte (mehr als damals Dänemark, Norwegen und Schweden zusammen, ungefähr ebenso viel als Belgien und die Niederlande zusammen), hatte unter der jahrhundertelangen Bedrückung durch England derart zu leiden, daß seine verarmte Bevölkerung in großen Massen zur Auswanderung gezwungen war. Im Gegensatz zu allen anderen Ländern, die in der nachfolgenden Zeit eine außerordentliche Bevölkerungszunahme hatten, schmolz die irische Bevölkerung bis zum Jahre 1930 trotz eines beträchtlichen Geburtenüberschusses auf 2,95 Millionen, also auf weniger als die Hälfte des Standes vom Jahre 1841 zusammen. In den Jahren 1864—1871 sind im Durchschnitt alljährlich rund 75000 Menschen im fruchtbarsten und leistungsfähigsten Alter ausgewandert, größtenteils nach den Vereinigten Staaten von Amerika, in denen um die letzte Jahrhundertwende mehr Iren wohnten als in Irland selbst. Der außerordentlich hohe Auswanderungsüberschuß Irlands ging in den folgenden Jahrzehnten wohl stark zurück, er betrug aber im ersten Viertel dieses Jahrhunderts jährlich immer noch rund 27000 Personen gegenüber einem jährlichen Geburtenüberschuß von rund 16000. In den Jahren 1927—1930 setzte ein kräftiger Rückgang des Auswanderungsüberschusses ein, der im Jahre 1931 ein derartiges Ausmaß angenommen hatte, daß in diesem Jahre *seit mehr als einem Jahrhundert erstmalig ein geringer Einwanderungsgewinn* zu verzeichnen war, der seitdem nicht wieder umgeschlagen ist. Wenn dies auch zu einem gewissen Teile die Folge der Einwanderungsbeschränkung der Vereinigten

Staaten von Amerika ist, so muß man aber jedenfalls dieses auffallende Ereignis in der Bevölkerungsbewegung Irlands auf die
radikale Bevölkerungspolitik des irischen Nationalstaates zurück-
führen. Diese Bevölkerungspolitik hat nicht nur — wie im einzelnen
aus den nachstehenden Zahlenangaben hervorgeht — die Auswanderung fast vollständig abgedrosselt, sondern darüber hinaus
auch die jährliche Rückwanderung, die in den Jahren 1926 und
1927 rund 2000 Personen betrug, rund verdoppelt (1931—1934
im Durchschnitt rund 4000).

Auf je 1000 Einwohner entfiel in Irland im Jahresdurchschnitt:

	Geburtenüberschuß	Wanderungsgewinn (+) Wanderungsverlust (—)	Gesamtzunahme (+) Gesamtabnahme (—) der Bevölkerung
1864—1871	9,5	— 17,9	— 8,4
1871—1881	8,1	— 12,7	— 4,6
1881—1891	5,4	— 16,3	— 10,9
1891—1901	4,5	— 11,9	— 7,4
1901—1911	5,6	— 8,2	— 2,6
1911—1926	5,1	— 8,8	— 3,7
1927	5,5	— 8,5	— 3,0
1928	5,9	— 7,4	— 1,5
1929	5,2	— 6,2	— 1,0
1930	5,7	— 4,4	+ 1,3
1931	4,8	+ 0,8	+ 5,6
1932	4,5	+ 1,4	+ 5,9
1933	5,6	+ 0,7	+ 6,3
1934	6,2	+ 0,3	+ 6,6

Es war in den Jahren 1926 bis 1934 die Zahl der **Auswanderer** und
Einwanderer:

	Auswanderer	Einwanderer
1926	30 359	1983
1927	27 309	2084
1928	24 800	2890
1929	20 882	2737
1930	16 202	3295
1931	1 557	4102
1932	871	5044
1933	975	3192
1934	1 178	2229

Statistique internationale du Mouvement de la Population. Paris 1907. —
K. POHLEN, Soz. Prax. 1934 H. 1 S. 30. — Census of Population 1926.
Vol. X, General Report. Dublin 1934. — Annual Report of the Registrar-
General for the Year 1934. Dublin 1935. S. 9.

Der Alkoholkonsum in Österreich 1931—1933

In Österreich sind in den Jahren 1931, 1932 und 1933 3,985
bzw. 3,089 und 2,302 Millionen hl *Bier* erzeugt worden. Nach
Abzug eines unerheblichen Ausfuhrüberschusses blieben 3,975
bzw. 3,081 und 2,295 Millionen hl für den Verbrauch verfügbar,
die einen Gehalt an reinem (100°) Alkohol von 139124 bzw.
107827 und 80333 hl hatten. Auf den Kopf der Bevölkerung

kamen dann 59,04 bzw. 45,75 und 34,04 l Bier oder umgerechnet 2,07 bzw. 1,60 und 1,19 l reinen (Bier-) Alkohols.

Auf Grund der Weinsteuer mit Berücksichtigung des Haustrunks wurden in den gleichen Jahren 1,372 bzw. 1,323 und 1,260 Millionen hl *Wein* verzehrt, die einen Verbrauch von 113597, 106521 und 97657 hl reinen (100°) Alkohols darstellen. Der Weinkonsum je Einwohner (bzw. der Verbrauch an reinem [Wein-] Alkohol) betrug in Österreich in den Jahren 1931: 20,37 (1,69) l, 1932: 19,65 (1,58) l und 1933: 18,68 (1,45) l.

Der berechnete Verbrauch an *Spirituosen* (gebrannte geistige Getränke) setzt sich zusammen aus einem Einfuhrüberschuß an Likören usw., der in den 3 Berichtsjahren 410, 377 bzw. 127 hl reinen Alkohols betrug, aus eingeführtem oder im Inland erzeugten und für Trinkzwecke versteuerten Spiritus: 110867, 82236 und 71968 hl sowie aus Hausbedarf, der 5975 bzw. 8370 und 8549 hl reinen Alkohols ausmachte. Das ergibt zusammen einen Verbrauch von reinem Alkohol überhaupt (oder Konsum je Kopf der Bevölkerung) von 117252 hl (1,74 l) im Jahre 1931, 90983 hl (1,35 l) im Jahre 1932 und 80644 hl (1,20 l) im Jahre 1933.

Nach den vorstehenden Angaben ist der gesamte Alkoholkonsum — reiner 100°-Alkohol — je Kopf der Bevölkerung von 5,50 l im Jahre 1931 auf 4,53 und 3,84 l in den Jahren 1932 und 1933 gesunken. Den stärksten Anteil an diesem Rückgang hatte das Bier, dessen Verbrauch um fast die Hälfte geringer geworden ist, während der Branntweinumsatz nur um knapp ein Drittel und der Weinverbrauch um rund ein Siebentel zurückging. Im *Deutschen Reich* ist dagegen der Bierkonsum je Kopf der Bevölkerung noch nicht unter 50 l gesunken (1930: 74,7; 1931: 56,8; 1932: 51,3; 1933: 52,0 und 1934: 55,8 l), der deutsche Branntweinverbrauch (reiner Alkohol) betrug nicht weniger als 3 l (1930: 3,27; 1931: 3,18; 1932: 3,92, 1933: 4,69 und 1934: 5,68 l).

Statistisches Handbuch für die Republik Österreich 1933 S. 97 und 1935 S. 107. — Statistisches Jahrbuch für das Deutsche Reich 1935 S. 335. — Gesundheitsstatistisches Auskunftsbuch für das Deutsche Reich, Ausgabe 1936 S. 227.

Sonderabdruck aus

Gesundheit und Erziehung

Verlag von Leopold Voß in Leipzig

49. Jahrgang   Heft 8   August 1936

Zur Statistik der individuellen Schulversäumnisse

Die schulärztliche Tätigkeit richtet sich in erster Linie auf die Beobachtung und gesundheitsfürsorgliche Betreuung der einzelnen Schulkinder, wobei die Methoden der klinischen Medizin im Vordergrund stehen. Und das ist gut so! Die Schulfür= sorge als ganzes hat daneben noch die Aufgabe, die gesundheitlichen Verhältnisse des Schulkindesalters überhaupt zu beobachten und erforderlichenfalls notwendig erscheinende Maßnahmen einzuleiten. Während nun der Schularzt bei seiner auf das Individuum gerichteten Arbeit sich die besonders behandlungs= oder pflege= bedürftigen Kinder während der Reihenuntersuchung oder einer Durchmusterung herausholt, muß die Schulfürsorge die Untersuchungsbefunde von Massenbeobach= tungen einer statistischen Bearbeitung unterwerfen. Aus dem Ergebnis der Ge= sundheitsstatistik des Schulkindesalters lassen sich die Probleme, die für eine plan= mäßige Gesundheitsführung der Schuljugend maßgebend sind, erkennen und zu praktischer Gesundheitsfürsorge umwerten.

Da die örtlichen Organe der schulärztlichen Tätigkeit in Personalunion mit der örtlichen Leitung der Schulfürsorge in Schularzt vereinigt sind, ist es erklärlich, daß die Unterlagen der Schulgesundheitsstatistik fast ausschließlich dem engsten Arbeitskreise des Schularztes entnommen werden. Neben der Frage der Schul= kinderverschickung, der Zurückstellungen vom Schulbesuch bei Schulrekruten und dem Anteil der Überwachungskinder, die alle nur von untergeordneter Bedeutung sind, bieten die R e i h e n u n t e r s u c h u n g e n das eigentliche statistische Be= obachtungsmaterial.

Bei diesen periodischen Reihenuntersuchungen werden verschiedene anthro= pometrische Maße, allgemeine Eindrücke über den Ernährungszustand bzw. über die Konstitution usw. sowie verschiedene pathologische Fehler (chronische Erkran=

kungen oder Gebrechen) festgestellt und in die Formulare der Schulgesundheitspflege (Personalbogen) eingetragen. Das sind aber in ihrer Zusammenstellung
immer nur querschnittsmäßige Angaben über den augenblicklichen Gesundheits-
bzw. Entwicklungszustand, da sich die statistische Aufbereitung der Untersuchungs-
ergebnisse gewöhnlich auf das Berichtsjahr (Schuljahr) bezieht. Wenn man nun
die entsprechenden Querschnitte der verschiedenen Beobachtungsjahre zu einer
Reihe hintereinander reiht, so erhält man wohl eine Darstellung des demographischen Entwicklungsablaufes, der jedoch noch keinen Anspruch auf eine einwand-
freie b i o l o g i s c h e E n t w i c k l u n g s s t a t i s t i k erheben kann. Man ist sich
im allgemeinen zwar darüber einig, daß die zustandsbeschreibende Statik (Quer-
schnitt) der Gesundheitsverhältnisse nur einen beschränkten Erkenntnisinhalt hat,
und daß sie notwendigerweise durch eine Darstellung der dynamischen Vorgänge
(Längsschnitt) ergänzt werden muß. Hierfür erhebt sich in den jüngsten An-
schauungen der modernen Gesundheitsstatistik die wichtige und für diese moderne
Richtung der biologischen Statistik grundlegende Forderung nach der g l e i c h e n
B e o b a c h t u n g s z e i t und nach der g l e i c h e n i n d i v i d u e l l e n Z u -
s a m m e n s e t z u n g innerhalb der ganzen Beobachtungszeit.

Diese Forderung hat für die Statistik der anthropologischen Messungsergebnisse eine Berücksichtigung gefunden. Das G e s u n d h e i t s a m t v o n A l t o n a hatte sich im Jahre
1935 entschlossen, vom Schuljahr 1936/37 ab die körperliche Entwicklung der Schulkinder zu
verfolgen und hat eine hierfür besonders aufgestellte Methode zur Feststellung des i n d i -
v i d u e l l e n L ä n g e n w a c h s t u m s der Schulkinder angenommen[1]. Bei dieser Methode,
die vom Schuljahr 1937/38 ab auch in einigen anderen Städten eingeführt werden wird,
handelt es sich sowohl um die Ermittlung des individuellen Wachstums z u s t a n d e s, d. h.
der Verteilung der Schulkinder auf solche von normaler, über- oder unterdurchschnittlicher
Länge (bzw. Gewicht), als auch um die Wachstums i n t e n s i t ä t zwischen zwei Beobachtungszeiten, bei der die Wachstumsgeschwindigkeit in die Gruppen normal und über- oder
unterdurchschnittlich gegliedert wird.

Die anderen Ergebnisse der Reihenuntersuchungen, namentlich die über die Konstitution
und die vorgefundenen Erkrankungen und Gebrechen, eignen sich dagegen nicht zu einer biologischen Gesundheitsstatistik, auch nicht bei einer entsprechenden besonderen statistischen Aufbereitung, weil sich der pathologische Fehler (chronische Krankheit oder Gebrechen) im allgemeinen überhaupt nicht stark wandlungsfähig erweist, und weil er zudem in seinem Ausmaß kaum meßbar ist. Solche Feststellungen bei den Reihenuntersuchungen, soweit die
Kenntnis der Häufigkeit und Verbreitung von Körperfehlern nicht schon der Endzweck der
statistischen Erhebung ist, können höchstens als ein Gliederungsmerkmal für andere Entwick-
lungsreihen benutzt werden, dergestalt, daß bestimmte Merkmalsträger als Angehörige besonderer biologisch-konstitutioneller Gefährdetenklassen angesehen werden.

Einen Einblick in die Gesundheitsvorgänge gewinnt man bei den Schulkindern
ebenso wie bei allen anderen Personengruppen und Lebensabschnitten durch die

---

[1] K. P o h l e n, Das individuelle Längenwachstum der Schuljugend. Deutsches Ärzteblatt,
1936, Nr. 29.

Beobachtungen über die **Morbidität**. Das Material für die Morbiditäts=
statistik kann den Aufzeichnungen über die **Schulversäumnisse** entnommen
werden. Da die Schulversäumnisse in allen Schulen ungefähr in der gleichen Weise
in besondere Versäumnislisten (wenigstens bei den Volksschülern) eingetragen
werden, eignen sich statistische Bearbeitungen dieser Versäumnislisten auch für
vergleichsweise Untersuchungen. Es wird zwar der Tatbestand eines Versäumnisses
im allgemeinen ziemlich zuverlässig vermerkt, aber es kann aus dem Fehlen eines
Schulkindes vom Unterricht noch lange nicht auf das Vorliegen einer biologischen
Ursache geschlossen werden, darum kann die Schulversäumnisstatistik auch nur
bei Anwendung besonderer Erhebungsmethoden als **symptomatische Mor=
biditätsstatistik** gelten. Im vollen Umfange kann sie allerdings nie die
wirkliche Morbidität ausdrücken, weil bestimmte Fehlerquellen, die in der
Natur des Schulbetriebes liegen, und von denen weiter unten zu sprechen sein
wird, nie ganz ausgeschaltet werden können.

Die erste Stelle, die sich ausdrücklich zur Erlangung vertiefter Kenntnisse über
die gesundheitlichen Verhältnisse der Schulkinder der Schulversäumnisstatistik zu=
wandte (und, soweit es sich bis heute überblicken läßt, auch als erste Stelle der
Welt) war das **Stadtschulamt von Mannheim** unter der Leitung von
W. **Stephan**, auf dessen Vorschlag das Badische Ministerium des Kultus und
Unterrichts bereits am 11. Januar 1933 die Einführung der individuellen Schul=
versäumnisstatistik für den Stadtbezirk Mannheim angeordnet hatte[2]. Den Grund
hierzu hatte die erst kurz vorher bekanntgewordene Lehre von der individuellen
Morbidität und der Berechnung des **Gesundheitsindex** (E. **Roesle**)[3]
gegeben, demzufolge nach dem Anteil der nichterkrankten und der einmal sowie
mehrmals erkrankten Schulkinder gefragt wird. Nachdem durch das Gesetz zur
Vereinfachung des Gesundheitswesens das Arbeitsgebiet der bis dahin selbstän=
digen Mannheimer Schularztstelle auf das staatliche Gesundheitsamt Mannheim
überging, hat dieses die **Stephan**schen Bemühungen um die Pionierarbeit auf
dem Gebiete der neuzeitlichen Schulgesundheitsstatistik weitergefördert, so daß
jetzt bereits drei Erhebungsjahre: 1932/33[4], 1933/34[5] und 1934/35[6] vorliegen und
die Ergebnisse für das Schuljahr 1935/36 bereits in Bearbeitung sind, so daß

---

[2] Jahresbericht der Stadtschularztstelle Mannheim für das Schuljahr 1932/33, S. 23.

[3] E. **Roesle**, Der Gesundheitsindex. Ärztliche Mitteilungen (Sozialwissenschaftliche
Rundschau), Jahrg. 32, 1931, Heft 45, S. 917 ff.

[4] W. **Stephan**, Gesundheitsindex in der Schulgesundheitspflege. Zeitschrift der Ge=
sundheitsführung für Mutterschaft, Kindheit, Jugend. Bd. 1, 1934, H. 2, S. 61 ff.

[5] W. **Stephan**, Morbiditätsstatistik in der Schulgesundheitspflege. Blätter für Schul=
gesundheitspflege. 9. Jahrg., 1934, S. 10.

[6] W. **Stephan**, Weitere Ergebnisse über die individuelle Schulversäumnisstatistik.
Reichs=Gesundheitsblatt. 1936, Heft 29.

auch mit diesen demnächst gerechnet werden kann. (Seit dem Erhebungsjahr 1934/35 ist eine Zusammenarbeit mit dem Statistischen Amt der Stadt Mannheim eingeleitet, die für die statistische Aufbereitung der Unterlagen von Vorteil ist.)

Zuerst hatte sich die Mannheimer Schulversäumnisstatistik darauf beschränkt, fest= zustellen, wieviel Schüler innerhalb des Schuljahres überhaupt nicht wegen eigener Krankheit gefehlt hatten (der Prozentanteil dieser Schüler an allen Be= obachteten ist der Gesundheitsindex) und ferner die Versäumnisfälle durch eigene Krankheit zu gliedern in solche von ein bis drei Tagen Dauer und solche von vier Tagen und längerer Dauer. Der Gesundheitsindex betrug bei den Knaben 15,9 Pro= zent und bei den Mädchen 14,3 Prozent. Im nächsten Schuljahr wurde diese Statistik dadurch erweitert, daß die Schüler der 1.—4. und die der 5.—8. Klasse unterschieden wurden. Der Gesundheitsindex stieg dann mit zunehmendem Alter bei den Knaben von 16 Prozent auf 18,3 Prozent und bei den Mädchen von 13,2 Prozent auf 17,2 Prozent.

Im Februar 1934 nahm ich zu den Mannheimer Erhebungen Stellung[7] und gab zu bedenken, daß die Gruppe der kurzfristigen Versäumnisse von 1—3 Tagen, die er „Bagatellversäumnisse" nannte, grundsätzlich von den übrigen zu trennen seien. Man muß nämlich bedenken, daß trotz auf Krankheit lautender elterlicher Entschuldigung recht häufig äußere Gründe, die mit einer wirklichen Krankheit nichts zu tun haben, Schwänzen, oder auch gesundheitliche Vorbeu= gungsmaßnahmen bzw. bei den älteren Mädchen normale Menstruationsbeschwer= den das Fernbleiben von der Schule verursachen. Das sind Anlässe, die nicht zu den eigentlichen Krankheitsfällen gezählt werden dürfen. Aus diesem Grunde wird man am besten jedes Fehlen bis zu zwei (nicht drei wie in der Mann= heimer Gliederung) Tagen als Bagatelle unbeschadet der angegebenen und auch der wirklichen Ursache aus der Zahl der Krankheitsfälle ausschalten. Ich hatte eine Studie an zwei Einschulungsjahrgängen (1916/17 und 1925/26) einer Berliner Mädchenvolksschule unternommen und diese Jahrgänge, einer aus der Kriegszeit und einer aus der Zeit nach der Inflation, während der ganzen Schulzeit verfolgt. Dabei hatte ich unterschieden Versäumnisse wegen Bagatellen, wegen Krank= heit und wegen anderer Gründe, wobei die versäumenden Individuen und die ver= säumten Unterrichtstage gezählt wurden.

Kurz darauf erschien auch eine Kritik von Roesle[8] über die Mannheimer

---

[7] K. Pohlen, Die individuelle Schulversäumnisstatistik. Reichs-Gesundheitsblatt. 1934, Nr. 9, S. 187 ff. — [8] Vgl. auch K. Pohlen: Die Schulversäumnisse wegen eigener Krank= heit in den Mannheimer Volksschulen 1932/33 bis 1934/35. Deutsche Medizinische Wochen= schrift. 62. Jahrg., 1936, Nr. 6, S. 231.

Statistik, in der eine vollständige Kombination der Versäumnismöglichkeiten: I. Nicht gefehlt, II. einmal gefehlt und III. mehrmals gefehlt mit der Dauer α 1—3 Tage und β 4 und mehr Tage verlangte, weil z. B. ein Schüler nicht nur 1—3 Tage, sondern auch ein anderes Mal 4 und mehr Tage wegen Krankheit gefehlt haben kann. Er kann auch mehrmals 1—3 Tage und einmal oder mehrmals 4 und mehr Tage versäumt haben. Das ergibt die nachstehenden neuen Kombinationsmöglichkeiten, die Stephan dann in der Weiterführung der Erhebung für das Jahr 1934/35 übernommen hat.

1. Zahl der Schüler, die wegen eigener Krankheit überhaupt nicht fehlten,
2. Zahl der Schüler, die einmal 1 bis 3 Tage, aber keinmal 4 und mehr Tage gefehlt haben,
3. Zahl der Schüler, die einmal 1 bis 3 Tage und einmal 4 und mehr Tage gefehlt haben,
4. Zahl der Schüler, die einmal 1 bis 3 Tage und mehrmals 4 und mehr Tage gefehlt haben,
5. Zahl der Schüler, die mehrmals 1 bis 3 Tage, aber keinmal 4 und mehr Tage gefehlt haben,
6. Zahl der Schüler, die mehrmals 1 bis 3 Tage und einmal 4 und mehr Tage gefehlt haben,
7. Zahl der Schüler, die mehrmals 1 bis 3 Tage und mehrmals 4 und mehr Tage gefehlt haben,
8. Zahl der Schüler, die einmal 4 und mehr Tage, aber keinmal 1 bis 3 Tage gefehlt haben,
9. Zahl der Schüler, die mehrmals 4 und mehr Tage, aber keinmal 1 bis 3 Tage gefehlt haben.

Durch die Studie an zwei einzelnen Einschulungsjahrgängen befriedigt und ermuntert durch die ersten Erfolge — bei einer noch damals unvollkommenen Methode — der Mannheimer Statistik hatte ich im R e i c h s g e s u n d h e i t s = a m t im Jahre 1935 eine Erhebung der

Schulversäumnisse in zwanzig Berliner Volksschulen für die Schuljahre 1929/30 bis 1933/34

unternommen, bei der mir die Herren Max v o n M e z y n s k i und insbesondere Regierungsbaumeister Max B a l a n d in der Zählung und Aufbereitung wertvolle Hilfe leisteten.

Die Gliederung der Unterlagen war eine außerordentlich ausführliche. Sie galt für die Knaben und Mädchen getrennt nach den einzelnen zwanzig Schulen; ferner für jedes der Schuljahre 1929/30 bis 1933/34 und für jede der acht Schulklassen. In dieser Gliederung wurden erhoben (unter M i t t e i l u n g d e r H a u p t = e r g e b n i s s e)[9]:

1. Die G e s a m t z a h l d e r U n t e r r i c h t s t a g e, an denen ein wirklicher Unterrichtsbetrieb durchgeführt wurde, also eine Anwesenheitsfeststellung der Schüler erfolgte, ohne Sonntage, Feiertage, Ferien und sonstige allgemein schul-

---

[9] Die ausführlichen Ergebnisse werden demnächst veröffentlicht werden.

freie Tage, jedoch einschließlich solcher Tage, an den aus äußeren Anlässen (Hitze, Feiern) ein größerer Teil des Unterrichts ausfiel. Im Durchschnitt wurden 231 Schultage, 227 im Jahre 1933/34 und 240 im Jahre 1932/33 ermittelt.

2. **Die Gesamtzahl der überhaupt vorhandenen Schüler.** Das waren insgesamt 8501 Knaben und 9541 Mädchen, wobei diejenigen Schüler, die in mehreren Schuljahren unter Beobachtung standen mehrfach gezählt wurden. Doppelzählungen kommen ferner durch die Umschulungen in Betracht.

3. **Die Zahl der ein volles Jahr unter Beobachtung stehenden Schüler.** Von der Gesamtzahl der überhaupt vorhanden gewesenen Schüler (2), sind diejenigen ausgenommen, die entweder während des Schuljahres in die Klasse ein= oder ausgeschult worden sind. Das prozentuale Verhältnis von (3) zu (2) ergibt ein Bild über die **Fluktuation** des Schülerbestandes. Im ganzen gehörten nur rund drei Viertel aller Schulkinder das ganze Jahr zur Klassengemeinschaft. Der Anteil schwankte in den einzelnen Schulklassen bei den Knaben zwischen 75,5 Prozent (8. Klasse) und 79,4 Prozent (2. Klasse) und bei den Mädchen zwischen 70,8 Prozent (5. Klasse) und 82,5 Prozent (3. Klasse). Mit zunehmendem Alter (abgesehen von der 1. Klasse, die hierbei eine Ausnahme bildet) wird die Beständigkeit in der Klasse etwas größer.

4. **Die Zahl der insgesamt versäumten Unterrichtstage,** jedoch nur soweit die Versäumnisse von den ein volles Jahr beobachteten Schülern herrühren. Es muß darauf hingewiesen werden, daß in jeder Beziehung **ausschließlich die Unterrichtstage** in der Erhebung berücksichtigt sind. Wenn also ein Versäumnis von Sonnabend bis einschließlich Montag angedauert hat, so sind nicht drei Tage (Sonnabend, Sonntag und Montag), sondern nur zwei Tage (Sonnabend, Montag) 'gerechnet worden. Diese Berechnung muß konsequent durchgeführt werden. Die Gesamtzahl der Versäumnisse sind aufgeteilt nach Bagatellen, eigener Krankheit und sonstiger Ursache. Die Abgrenzung der Bagatellen von den anderen beiden Gruppen ist durch die Versäumniszeit gegeben, **Bagatellen** sind alle kurzfristigen Versäumnisse von ein bis zwei Tagen Dauer, ohne Rücksicht auf die mitgeteilte Ursache. **Versäumnisse aus sonstigen Ursachen** sind solche, bei denen die exogene Verursachung ausdrücklich vermerkt ist, also Verschickung, häusliche Verhältnisse, Krankheit von Angehörigen, Umzug und dergleichen. Alles übrige, also einschließlich der Fälle ohne nähere Angabe, ist als **eigene Krankheit** gerechnet.

Auf je 100 Unterrichtstage bzw. auf je 100 Versäumnisse insgesamt kamen im Durchschnitt der Schuljahre 1929/30 bis 1933/34 in allen zwanzig beobachteten Schulen:

Schul-klasse	Auf je 100 Unterrichtstage[10] insgesamt kamen an Versäumnissen (1929/30—1933/34)							
	insgesamt	davon entfielen auf			insgesamt	davon entfielen auf		
		Bagatellen	eigene Krankheit	sonst. Ursachen		Bagatellen	eigene Krankheit	sonst. Ursachen
	Knaben				Mädchen			
8.	9,6	1,4	8,1	0,1	9,4	1,5	7,6	0,3
7.	8,0	1,4	6,2	0,4	7,6	1,7	5,4	0,5
6.	6,4	1,5	4,7	0,3	6,8	1,6	4,6	0,5
5.	5,6	1,7	3,6	0,3	6,3	1,7	4,1	0,4
4.	5,1	1,8	2,9	0,5	6,0	1,8	3,7	0,6
3.	5,1	2,1	2,5	0,4	5,8	2,0	3,3	0,5
2.	4,4	1,8	2,2	0,4	6,0	2,4	3,0	0,6
1.	4,3	1,9	2,0	0,4	6,3	2,7	2,9	0,7

Schul-klasse	Auf je 100 Versäumnisse insgesamt kamen solche wegen (1929/30—1933/34)					
	Bagatellen	eigener Krankheit	sonst. Ursachen	Bagatellen	eigener Krankheit	sonst. Ursachen
	Knaben			Mädchen		
8.	15,0	83,6	1,4	16,2	80,7	3,1
7.	18,0	77,5	4,5	22,1	71,3	6,6
6.	23,2	72,9	3,9	24,2	68,0	7,8
5.	30,3	64,1	5,6	27,5	65,5	7,0
4.	36,3	57,6	6,1	29,5	61,0	9,5
3.	41,8	49,7	8,5	34,4	56,8	8,8
2.	41,4	50,2	8,4	39,9	50,1	10,0
1.	44,8	45,8	9,4	42,3	46,5	11,2

Aus den beiden vorstehenden Zahlenübersichten geht hervor, daß sowohl bei den Knaben als auch bei den Mädchen die gesamte Versäumnisdauer bezogen auf die Unterrichtstage (hier sind die Unterrichtstage aller einzelnen Schüler zusammengezählt) mit steigendem Alter, d. h. mit sinkender Ordnungsnummer der Schulklasse, abnimmt. Ebenso senkt sich auch die Versäumnisdauer wegen eigener Krankheit, während die sonstigen Ursachen als Versäumnisgrund nicht vom Schulalter beeinflußt werden. Die Bagatellversäumnisse nahmen bei den Knaben bis zur 3. Klasse zu und gehen dann wieder zurück, während sie bei den Mädchen (Menstruationsbeschwerden) bis zum ältesten Jahrgang zunehmen. Interessant ist das gegenseitige Verhältnis der Bagatell- und Krankheitsversäumnisse in der zweiten Zahlenübersicht, nach der stetig der Unterschied zwischen beiden abnimmt und zu einem fast gleichen Anteil führt. Eine besondere Bedeutung muß darin erblickt werden, daß die Gesamtversäumniszahl und die der einzelnen Verursachungen in den untersten Klassen bei beiden Geschlechtern nahezu die gleiche ist.

---

[10] Unterrichtstage der Schule, multipliziert mit der Zahl der beobachteten Schulkinder (Pos. 3).

Die individuellen Versäumnisse sind ferner aufgeteilt in Schulkinder die:

a_1 nicht erkrankten

β_1 einmal erkrankten, und zwar { 3 bis 6 Tage lang (insgesamt) / über 6 Tage lang (insgesamt)

γ_1 mehrmals erkrankten, und zwar { 6 bis 12 Tage lang (insgesamt) / über 12 Tage lang (insgesamt)

die ferner a_2 keine Bagatellversäumnisse hatten
β_2 1 bis 3 Bagatellversäumnisse hatten
γ_2 4 und mehr Bagatellversäumnisse hatten

und die schließlich a_3 keine sonstigen Versäumnisse hatten
β_3 1 und mehr sonstige Versäumnisse hatten

Daraus ergeben sich die nachstehenden 30 Kombinationen:

keine eigenen Krankheiten	keine Bagatellen	{ keine sonstigen Versäumnisse / 1 und mehr sonstige Versäumnisse
	und: 1 bis 3 Bagatellen	{ keine sonstigen Versäumnisse / 1 und mehr sonstige Versäumnisse
	und: 4 und mehr Bagatellen	{ keine sonstigen Versäumnisse / 1 und mehr sonstige Versäumnisse
einmal wegen eigener Krankheit gefehlt	und zwar 3 bis 6 Tage lang — keine Bagatellen	{ keine sonstigen Versäumnisse / 1 und mehr sonstige Versäumnisse
	und: 1 bis 3 Bagatellen	{ keine sonstigen Versäumnisse / 1 und mehr sonstige Versäumnisse
	und: 4 und mehr Bagatellen	{ keine sonstigen Versäumnisse / 1 und mehr sonstige Versäumnisse
	und zwar über 6 Tage lang — keine Bagatellen	{ keine sonstigen Versäumnisse / 1 und mehr sonstige Versäumnisse
	und: 1 bis 3 Bagatellen	{ keine sonstigen Versäumnisse / 1 und mehr sonstige Versäumnisse
	und: 4 und mehr Bagatellen	{ keine sonstigen Versäumnisse / 1 und mehr sonstige Versäumnisse
mehrmals wegen eigener Krankheit gefehlt	und zwar 6 bis 12 Tage lang — keine Bagatellen	{ keine sonstigen Versäumnisse / 1 und mehr sonstige Versäumnisse
	und: 1 bis 3 Bagatellen	{ keine sonstigen Versäumnisse / 1 und mehr sonstige Versäumnisse
	und: 4 und mehr Bagatellen	{ keine sonstigen Versäumnisse / 1 und mehr sonstige Versäumnisse
	und zwar über 12 Tage lang — keine Bagatellen	{ keine sonstigen Versäumnisse / 1 und mehr sonstige Versäumnisse
	und: 1 bis 3 Bagatellen	{ keine sonstigen Versäumnisse / 1 und mehr sonstige Versäumnisse
	und: 4 und mehr Bagatellen	{ keine sonstigen Versäumnisse / 1 und mehr sonstige Versäumnisse

Hierbei sind noch die folgenden Gesichtspunkte beachtet worden:

1. Nur durch einen Schultag unterbrochene Versäumnisse sind als ein zusammenhängendes Versäumnis gezählt worden, weil angenommen werden kann, daß in diesen Fällen, namentlich wenn es sich um Versäumnisse wegen Krankheit handelt, der zwischen zwei Einzelversäumnissen liegende Unterrichtstag, an dem das Kind teilnahm, nur ein versuchsweises zur Schule gehen bedeutet, die Krankheit in Wirklichkeit aber noch angedauert hat. Der zwischenliegende Unterrichtstag ist aber n i c h t in die V e r s ä u m n i s d a u e r eingerechnet worden, so daß nur das wirkliche Fehlen bewertet wurde.

2. Versäumnisse von 1 oder 2 Stunden, sofern bei den unteren Jahrgängen die gesamte Unterrichtsdauer des Tages nicht mehr als 3 Stunden ausmachte, gelten im allgemeinen nicht als gefehlt, erst eine Versäumnis von mehr als 2 Unterrichtsstunden gilt als Tag.

3. Versäumnisse von 1 oder 2 Sunden gelten dann als ganzen Tag, wenn sie am Anfang einer längeren, also mindestens dreitägigen vollen Versäumnis liegen, weil dann der Beginn der Krankheit auf den Tag gelegt werden muß, an dem der größte Teil des Unterrichts noch mitgemacht wurde.

In der nachstehenden Zusammenstellung sind die Hauptergebnisse der individuellen Schulversäumnisstatistik, nur für den Durchschnitt der Jahre 1929/30 bis 1933/34 enthalten, wobei nur die Bagatellen, die eigenen Krankheiten und die sonstigen Versäumnisse ohne Kombination untereinander enthalten sind. Bezüglich der detaillierten Ergebnisse und der eingehenden textlichen Auswertung muß auf

Zusammenstellung der Versäumnisse wegen Bagatellen, eigener Krankheit und sonstigen Ursachen in 20 Berliner Volksschulen im Durchschnitt der Jahre 1929/30 bis 1933/34. — Auf je 100 immer ein ganzes Schuljahr hindurch ununterbrochen unter Beobachtung stehender Schulkinder.

a) Knaben

Schul-klasse	Auf je 100 beobachtete Knaben kamen Versäumnisse wegen									
	Bagatellen			eigener Krankheit					sonstiger Ursachen	
					einmal		mehrmals			
	keine	1—3	4 und mehr	keine	3—6 Tage	über 6 Tage	6—12 Tage	über 12 Tage	keine	1 und mehr
8.	13,4	59,9	26,7	19,6	12,8	11,5	10,4	45,7	97,2	2,8
7.	17,4	56,2	26,4	24,8	16,5	13,2	10,7	34,8	93,3	6,7
6.	16,2	53,1	30,7	31,5	19,7	9,4	11,8	27,6	92,5	7,5
5.	14,1	51,7	34,2	37,1	21,5	9,2	12,0	20,2	93,4	6,6
4.	14,9	47,0	38,1	43,0	21,6	8,3	11,0	16,1	90,2	9,8
3.	13,3	47,4	39,3	51,2	21,4	8,5	9,1	9,8	90,3	9,7
2.	14,1	47,4	38,5	49,7	22,4	7,5	9,0	11,4	89,5	10,5
1.	7,0	53,3	39,7	57,2	23,4	8,2	4,1	7,1	86,5	13,5

b) Mädchen

Schulklasse	Auf je 100 beobachtete Mädchen kamen Versäumnisse wegen									
	Bagatellen			eigener Krankheit					sonstige Ursachen	
					einmal		mehrmals			
	keine	1—3	4 und mehr	keine	3—6 Tage	über 6 Tage	6—12 Tage	über 12 Tage	keine	1 und mehr
8.	14,8	55,1	30,1	18,2	16,2	11,0	10,6	44,0	91,4	8,6
7.	12,1	53,2	34,7	28,0	17,0	10,3	11,9	32,8	87,6	12,4
6.	11,0	51,3	37,7	30,4	18,4	10,6	12,7	28,2	89,1	10,9
5.	13,0	52,1	34,9	32,8	21,2	10,5	13,3	22,2	86,8	13,2
4.	12,8	49,0	38,2	36,2	22,7	9,6	13,9	17,6	86,9	13,1
3.	12,7	45,9	41,4	36,9	22,1	9,2	15,0	16,8	87,8	12,2
2.	9,2	40,9	49,9	43,0	22,2	6,9	12,2	15,7	82,6	17,4
1.	8,0	39,4	52,6	38,3	27,1	6,0	13,9	14,7	77,7	22,3

die demnächst erscheinende ausführliche Bearbeitung dieser Unterlage verwiesen werden. Auch bei den nachstehenden Ziffern ergibt sich der gleiche Tatbestand, der oben gefunden wurde, daß nämlich die Schulrekruten der beiden Geschlechter in den verschiedenen Gliederungen der individuellen Morbidität ziemlich übereinstimmen. Die Anteile derjenigen, die keine Bagatellen haben, verlaufen im Laufe der Schulzeit verhältnismäßig gleichförmig, in den höheren Altersklassen werden die viermal und häufigeren Bagatellversäumnisse bei den Mädchen erheblich zahlreicher, was sich aber leicht erklären läßt. Der biologische Gesundheitsindex der Mädchen ist in den höheren Altersklassen erheblich geringer als der der Knaben, das liegt ausschließlich an beiden Kathegorien der mehrmaligen Morbidität. Ebenso ist es erklärlich, daß aus häuslichen Gründen, Vertretung der Mutter, die Mädchen häufiger exogene Versäumnisse haben als die Knaben.

Schließlich lassen sich aus der reichhaltigen Gliederung der Berliner Schulversäumnisstatistik noch die korrelativen Zusammenhänge zwischen den einzelnen Versäumnisgründen, insbesondere zwischen den Bagatellen und den Erkrankungen ablesen, für die nachstehend für 3 Mädchen-Schulklassen die entsprechenden Zahlen zusammengestellt sind.

Bei den Schulanfängern bestehen überhaupt keine ausgeprägten Verbundenheiten zwischen den einzelnen Versäumnisarten. Beim mittleren Schuljahrgang (der 5. Klasse) zeigt sich, daß überdurchschnittlich oft keine Erkrankungen von keinen Bagatellen begleitet sind und ebenso die häufigsten Bagat   mit der häufigeren und länger dauernden Erkrankung. Die Mädchen der 1   klasse dagegen weisen entgegengesetzt verhaltende Verbundenheiten auf, die ihre Ursache in Erscheinungen haben, die mit den sonstigen Bagatellursachen nicht zusammenhängen, sondern einer dritten (wieder stärker biologisch bedingten Bagatellhäufigkeit) Gruppe zugeordnet werden müßten.

Zusammenstellung
über die Verbundenheit von Bagatell- und Krankheitsversäumnissen.
(Berliner Volksschulen 1929/30–1933/34)

8. Schulklasse   nur Mädchen

Erkrankungen	Bagatellen							
	keine	1—3	4 und mehr	zuf.	keine	1—3	4 und mehr	zuf.
	in absoluten Zahlen				in Prozent			
1	2	3	4	5	6	7	8	9
Keine	34	104	46	184	21,1	18,3	14,5	17,5
einmal { 3—6 Tage ..	21	95	57	173	13,0	16,7	17,9	16,5
über 6 Tage .	23	67	26	116	14,3	11,8	8,2	11,1
mehrmals { 6—12 Tage	17	49	46	112	10,6	8,7	14,5	10,7
üb. 12 Tage	66	253	143	462	41,0	44,5	44,9	44,2
Zusammen	161	568	318	1047	100	100	100	100

5. Schulklasse

Erkrankungen	Bagatellen							
	keine	1—3	4 und mehr	zuf.	keine	1—3	4 und mehr	zuf.
	in absoluten Zahlen				in Prozent			
1	2	3	4	5	6	7	8	9
keine	67	218	95	380	45,5	36,0	23,6	32,9
einmal { 3—6 Tage ...	24	133	80	237	16,3	22,0	19,8	20,5
über 6 Tage .	17	68	40	125	11,6	11,2	9,9	10,8
mehrmals { 6—12 Tage .	18	78	58	154	12,3	12,9	14,4	13,4
über 12 Tage	21	108	130	259	14,3	17,9	32,3	22,4
Zusammen	147	605	403	1155	100	100	100	100

1. Schulklasse

Erkrankungen	Bagatellen							
	keine	1—3	4 und mehr	zuf.	keine	1—3	4 und mehr	zuf.
	in absoluten Zahlen				in Prozent			
1	2	3	4	5	6	7	8	9
keine	10	38	31	79	58,8	51,4	29,5	40,2
einmal { 3—6 Tage ...	2	18	32	52	11,8	24,3	30,5	26,7
über 6 Tage .	1	4	6	11	5,9	5,4	5,7	5,6
mehrmals { 6—12 Tage		8	22	31	5,9	10,8	20,9	15,8
üb. 12 Tage		6	14	23	17,6	8,1	13,4	11,7
Zusammen	17	74	105	196	100	100	100	100

Zusammenfassung: Die vorstehenden Ausführungen sollten zur Methodenfrage der Schulversäumnisstatistik Stellung nehmen. Dabei ist die Methode der

Berliner Erhebung an 20 Volksschulen der Zeit 1929/30—1933/34 zusammenfassend unter referatmäßiger Demonstration der wichtigsten Zahlenergebnisse, die
die Mannheimer Feststellungen bestätigen, geschildert worden. Die Schulversäumnisstatistik, die im nächsten Schuljahr noch von anderen Städten aufgenommen werden wird, dürfte sich in einem wichtigen Glied der deutschen Schulgesundheitsstatistik entwickeln, das deshalb um so wichtiger ist, weil es wenigstens vorläufig noch allein über die gesundheitliche Dynamik Aussagen zu machen im-
stande ist.

Anschrift des Verfassers: Dr. K. Pohlen, Berlin NW 87. Reichsgesundheitsamt

Sonderdruck aus

Der Öffentliche Gesundheitsdienst

VERLAG GEORG THIEME / LEIPZIG C 1 / ROSSPLATZ 12

A. Ärztlicher Gesundheitsdienst

| 2. Jahrgang | 20. August 1936 | Heft 10 |

Die mittlere Zeitdauer zwischen der Feststellung der ersten Symptome und dem Beginn der Anstaltsbehandlung von Geisteskranken

Entwicklung einer besonderen Methode für den Vergleich von Altersgliederungen im Anhang

Mit 10 Abbildungen

Die Medizinalstatistik gibt über das Auftreten von Gesundheitsstörungen (Krankheiten und Unfallfolgen) im allgemeinen nur querschnittsmäßige Aufschlüsse; sie enthält die Zahl und demographische Gliederung von Bestandsmassen zu einem bestimmten Zeitpunkt (z. B. bei Volkszählungen und

Gebrechlichenzählungen) sowie die Zahl und demographische Gliederung von Ereignismassen während einer bestimmten Beobachtungszeit (z. B. bei den Erkrankungen, Sterbefällen, Zu- und Abgängen der Anstaltsbehandlung usw.). Seltener wird aber die Gesundheitsstörung als eine Erscheinung des zeitlichen Ablaufes aufgefaßt. Dieser zeitliche Ablauf ist teilweise den einzelnen Krankheiten und Unfallfolgen eigentümlich, teilweise aber nur durch zufällige Bedingungen abgegrenzt. Vom biologischen Anfang der Gesundheitsstörung, die sich bei vielen Krankheiten zunächst noch nicht äußerlich kenntlich macht (z. B. während des Inkubationsstadiums), geht der Zeitablauf in das klinische Stadium über, von dem unter Umständen wieder zu einem späteren Zeitpunkt die Bedürftigkeit einer Anstaltsbehandlung zu trennen ist. Das Ende der Krankheitsdauer ist die Genesung oder der Tod.

So sehr bei den allgemeinen Problemen der Gesundheitsstatistik die Frage nach der einfachen Zahl und der demographischen Gliederung von Bestands- und Ereignismassen im Vordergrund steht, so bedeutet die Kenntnis über die Zeitdauer der Erkrankung dennoch in mancher Hinsicht eine notwendige Ergänzung, namentlich für die Aufgaben der praktischen Gesundheitspolitik. Sie ist wohl in erheblichem Maße bezüglich des Anstaltsaufenthaltes oder bezüglich der Arbeitsunfähigkeit von Krankenkassenmitgliedern wegen des damit verbundenen ökonomischen Interesses Gegenstand von statistischen Erhebungen; ebenso ist die Zeitdauer zwischen der Infektion und dem klinischen Ausbruch der Erkrankung bei den Infektionskrankheiten als Inkubationszeit, und ferner ist die Zeitdauer nach der Genesung bis zum etwaigen Eintreten von Rückfällen für die Ermittelung des Heilungserfolges häufiger bearbeitet worden.

Beim Krebs und bei den Geisteskrankheiten, ebenso auch bei anderen chronischen Erscheinungen mit schleichendem Krankheitsbeginn, interessieren aber auch noch Angaben über die Zeitdauer, die vor der Einleitung einer ordnungsmäßigen Behandlung liegen und ihre Anfangsgrenze entweder im Beginn der Krankheit überhaupt oder bei dem Auftreten der ersten Symptome haben. Es darf hierbei allerdings nicht verkannt werden, daß namentlich für die Geisteskrankheiten sehr große Schwierigkeiten auftreten, die darin bestehen, daß oftmals weder der wirkliche Beginn der Krankheit noch das tatsächliche Auftreten der ersten Symptome mit Sicherheit festgestellt werden kann. Wenngleich daher auch von vielen Autoren begreiflicherweise darauf verzichtet wird, derartige Erhebungen zu veranstalten, so kann dennoch das Bedürfnis solcher Kenntnisse nicht verneint werden.

Die nachstehenden Ausführungen machen es sich zur Aufgabe, für die Geisteskrankheiten die mittlere Zeitdauer zwischen der Feststellung der ersten Symptome und dem Beginn der Anstaltsbehandlung zu bestimmen und eine besondere Methode zur Ermittelung dieser mittleren Zeitdauer aufzustellen. Diese Methode kann gegebenenfalls auch als Demonstrationsbeispiel aufgefaßt werden und ist ebenso, ohne daß es besonderer Hinweise bedarf, auch für ähnliche Probleme anderer Krankheiten anwendbar. Aus diesem Grunde wurde in dem statistisch-methodologischen Teil des Anhangs auf die Mitteilung von anderen Beispielen verzichtet.

Bei den Geisteskrankheiten handelt es sich nun darum, zu untersuchen, welche Zeitspanne im Mittel zwischen dem klinischen Beginn einer Krankheit und der ersten Aufnahme in eine Anstalt liegt. Dieser klinische Beginn kann jedoch infolge der Eigenart der Geisteskrankheiten für die statistische Auswertung nur auf den Tag, an dem die ersten Symptome eindeutig festgestellt wurden, gelegt werden. Damit ist also nicht die wirkliche, sondern vielmehr nur die offenkundige Dauer der Geisteskrankheiten bis zum Beginn der erstmaligen Anstaltsbehandlung umgrenzt.

Um die notwendigen Angaben aus den primären Unterlagen, den Krankheitsblättern, statistisch aufbereiten zu können, würde eine besondere Erhebung notwendig sein. Mitunter sind aber auch als sekundäre Unterlagen Auszählungen bereits vorhanden, die zwar nicht die individuellen Angaben über die Dauer der einzelnen Krankheiten enthalten, sondern die nur die Altersverteilung zur Zeit des Gebrechenseintritts und die Altersverteilung zur Zeit der Erhebung enthalten, so z. B. aus den Ergebnissen der Gebrechlichenzählungen oder aus den Berichten über die Neuaufnahmen in die Anstaltsbehandlung. Solche doppelte Altersgliederung enthält die letzte deutsche Reichs-Gebrechlichenzählung vom Jahre 1925; eine andere interessante Zusammenstellung liegt aus Norwegen vor, in der die erstmalig in eine Anstalt eingelieferten Geisteskranken sowohl nach dem Alter zur Zeit der Neuaufnahme als auch nach dem Alter zur Zeit der Feststellung der ersten Symptome gegliedert sind. Diese Zusammenstellungen sind bis jetzt für die vier Jahre 1930 bis 1933 vorhanden[1]).

In den statistischen Quellenwerken sind gewöhnlich die Grundzahlen (absolute Zahlen) über die Verteilung von Ereignismassen angegeben. In der norwegischen Statistik wird also gesagt, wieviel Personen z. B. von den 149 an Idiotie und Imbezillität leidenden Männern und den 90 ebensolchen Frauen im Alter von 0—15 Jahren standen, wieviel im Alter von 15—20, 20—25 usw. Jahren. Der Vergleich dieser Grundzahlen kann aber für den vorliegenden Fall keine Aufschlüsse bringen, weil der verschiedengroße Gesamtumfang der Krankheitserscheinungen, der allein für die sieben aufgeführten und am häufigsten vorkommenden zwischen 29 und 1137 schwankt, jeglichen direkten Vergleich unmöglich macht. Aus diesem Grunde muß man Beziehungsziffern einführen; in der vorliegenden Aufgabe erreicht man den Zweck am besten, wenn man die Altersgliederung jeweils auf 100 Personen des gleichen Geschlechts und der gleichen Krankheit bezieht. Dabei müssen aber die Erkrankten unbestimmten Alters völlig ausgeschaltet werden, weil ihre Berücksichtigung, gleichgültig wie sie erfolgt, immer zu Fehlschlüssen führen muß.

Die Gliederung in der Tabelle 1 ist nach 11 Altersgruppen nach dem Geschlecht und nach 7 einzelnen Krankheitsarten vorgenommen:

1. Idiotie und Imbezillität.
2. Irresein auf konstitutioneller Grundlage (wobei über die nähere Begriffsbestimmung dieser Krankheitsart die Angaben fehlen).
3. Manisch-depressives Irresein.
4. Paranoische Reaktionen und paranoische Entwicklung.
5. Dementia praecox.
6. Epileptisches Irresein.
7. Irresein auf syphilitischer Grundlage.

Aus dieser Verteilung nach „Klassenhäufigkeiten" ist zu ersehen, wie sich die erstmaligen Anstaltsaufnahmen prozentual auf die einzelnen Altersklassen verteilen. Diese Darstellungsart der Altersgliederung ist die allgemein übliche, abgesehen davon, daß meistens den Klassenhäufigkeiten die Grundzahlen, teilweise aber auch die Anteilsziffern zugeordnet werden. Zur Erreichung des vorliegenden Zweckes wird man jedoch unter Berücksichtigung der im statistisch-methodologischen Teil des Anhanges ausführlich dargelegten Überlegungen von der anderen Möglichkeit der Darstellung von Häufigkeitsverteilungen ausgehen. In der Tabelle 2 ist die gleiche Gliederung der Altersverteilung von erstmaligen Anstaltsaufnahmen nach „Summenhäufigkeiten" mitgeteilt, die darüber Auskunft geben, wieviel Prozent der Gesamtzahl bis zum Erreichen eines bestimmten Alters erstmalig einer Anstaltsbehandlung unter-

---

[1]) Tilleggstabell 3: Patienter innkommet for første gang i norsk asyl i 1933. In: Sundhetstilstanden og Medisinalforholdene 1933. Norges offisielle Statistikk IX. 78. Oslo 1936. S. 100. — Vgl. auch die entsprechenden Stellen der Jahresberichte für 1930—1932.

Tabelle 1. Altersgliederung der Geisteskranken in Klassenhäufigkeiten

Krankheitsart	Altersgliederung bei der ersten Anstaltsaufnahme												Altersgliederung bei der Feststellung der ersten Symptome											
	Gesamtzahl der Neuzugänge mit bekanntem Alter	Von je 100 der nebenstehenden Geisteskranken standen am Tage der erstmaligen Anstaltsaufnahme im Alter von … bis unter … Jahren											Gesamtzahl der Neuzugänge mit bekanntem Alter	Von je 100 der nebenstehenden, erstmalig zur Anstaltsbehandlung gekommenen Geisteskranken, standen am Tage, an dem die ersten Symptome festgestellt wurden im Alter bis zu … Jahren										
		0 bis 15	15 bis 20	20 bis 25	25 bis 30	30 bis 35	35 bis 40	40 bis 45	45 bis 50	50 bis 60	60 bis 70	70 bis 80		15	20	25	30	35	40	45	50	60	70	80
Männliches Geschlecht																								
Idiotie und Imbezillität	149	2	17	19	13	11	16	7	6	5	3	1	140	54	12	7	9	8	6	3	—	1	—	—
Irresein auf konstitutioneller Grundlage	152	—	3	13	14	15	10	13	7	15	10	—	143	4	7	13	13	17	11	12	6	10	7	—
Manisch-depressives Irresein	243	—	8	8	7	16	9	7	11	18	15	1	241	1	10	12	8	15	8	10	7	19	9	1
Paranoische Reaktionen und paranoische Entwicklung	191	—	1	3	6	18	20	15	10	19	7	1	182	—	1	8	16	19	15	15	10	12	3	1
Dementia praecox	1137	—	8	22	25	19	13	6	3	3	1	—	1091	2	15	27	26	14	10	3	2	1	—	—
Epileptisches Irresein	59	3	9	17	15	17	14	5	7	10	3	—	55	34	5	16	13	11	4	2	7	4	4	—
Irresein auf syphilitischer Grundlage	156	1	2	1	3	13	20	22	15	17	5	1	144	1	2	1	3	20	16	24	13	16	3	1
Weibliches Geschlecht																								
Idiotie und Imbezillität	90	3	17	16	11	9	13	8	11	12	—	—	82	44	11	11	6	5	6	6	1	10	—	—
Irresein auf konstitutioneller Grundlage	253	—	4	8	13	14	11	13	16	17	4	—	240	3	8	10	13	15	11	10	12	15	3	—
Manisch-depressives Irresein	382	—	4	9	10	11	11	14	7	24	9	1	376	1	6	11	13	11	9	12	11	18	7	1
Paranoische Reaktionen und paranoische Entwicklung	229	—	—	—	4	11	14	17	21	24	6	3	214	—	1	3	8	12	18	20	18	17	1	2
Dementia praecox	895	—	8	15	20	19	15	9	7	6	1	—	863	1	14	21	22	16	12	7	4	3	—	—
Epileptisches Irresein	29	3	7	20	17	21	14	7	—	11	—	—	25	52	4	8	20	8	4	—	4	—	—	—
Irresein auf syphilitischer Grundlage	64	1	1	2	5	13	16	22	9	25	6	—	62	1	3	2	7	18	15	16	11	24	3	—

worfen wurden bzw. bei wieviel Prozent der Gesamtzahl sich bis zu der bestimmten Altersgrenze die ersten Symptome bemerkbar gemacht haben. Hier
handelt es sich also darum, bei welchem Anteil der Gesamtzahl ein bestimmtes
Ereignis (Anstaltsaufnahme oder Feststellung der ersten Symptome) vor dem
Erreichen einer Altersgrenze überhaupt eingetreten ist, unabhängig davon,
innerhalb welchen Zeitabschnitts (vor der Altersgrenze) das Ereignis eintrat.

Die beiden Darstellungsformen stehen in einem innigen Zusammenhang,
der die eine Form aus der anderen rechnerisch ableiten läßt. So erhält man die
Summenhäufigkeiten aus den Klassenhäufigkeiten, indem man schrittweise die
einzelnen Klassenhäufigkeiten bis zur gegebenen Grenze addiert; es sind also
die Summen- und Klassenhäufigkeit für das unterste Intervall 0—15 Jahre
einander gleich. Die Summenhäufigkeit aller Werte unter 20 Jahren ist gleich
der Summe der Klassen (0—15) und (15—20) usw. Es ist dann z. B. die Summenhäufigkeit bis zur Grenze von 40 Jahren gleich der Summe: (0—15) + (15—20)
+ (20—25) + (25—30) + (30—35) + (35—40).

Aus den Summenhäufigkeiten lassen sich gemäß der im Anhang beschriebenen
Methode nun Häufigkeitspolygone konstruieren, deren Flächeninhalt einen
Ausdruck für die Asymmetrie (Schiefe) der Verteilung zu geben vermag.
Mit anderen Worten: Aus dem Flächeninhalt der in die graphische Form gebrachten Summenhäufigkeitsverteilung kann man erkennen, ob und inwieweit
die unteren Jahrgänge stärker an dem Zustandekommen des betreffenden
Ereignisses beteiligt sind als die älteren Jahrgänge. Diese Häufigkeitsverteilung,
d. h. den sie charakterisierenden Flächeninhalt, kann man mit dem Flächeninhalt einer vollkommen gleichmäßigen Verteilung vergleichen. In der Ver-
gleichverteilung haben alle Klassenhäufigkeiten in der Einheitszeitspanne der
Altersverteilung den gleichen Wert, der für die fünfjährige Zeitdauer 6,25%-
Einheiten beträgt (für die fünfzehnjährige Dauer 0—15 Jahren dann 18,75 Einheiten) unter Berücksichtigung, daß die Gesamtbeobachtungszeit von 0 bis
80 Jahren 16 Einheiten von je 5 Jahren aufweist. Das Summenhäufigkeits-
polygon hat dann die Form einer Diagonale quer durch den Gesamtbereich
der Endkoordinaten der Summenverteilung.

Die Differenz zwischen der tatsächlichen Verteilung und der theoretischen
gleichmäßigen ergibt einen Wert, der für eine Altersverteilung mit betonter
Beteiligung der jüngeren Jahrgänge positiv und für eine Altersverteilung mit
betonter Beteiligung der älteren Jahrgänge negativ wird. Die Grenzfälle sind
diejenigen, in denen sich entweder die gesamte Verteilung auf den Beginn der
untersten oder auch das Ende der obersten Altersklasse konzentriert. Die Differenzen dieser Grenzfälle von der theoretischen gleichmäßigen Verteilung haben
einen positiven — oder negativen — Wert, der genau so groß ist wie der der
gleichmäßigen Verteilung.

Der Quotient aus der Differenz (Δ) und der gleichmäßigen Verteilung (Γ),
$\dfrac{\Delta}{\Gamma}$ ist in den Grenzfällen $+ 1$ und $- 1$ und stellt einen absoluten Koeffizienten
für die Altersverteilung einer demographischen Masse dar.

Da nun für jede Krankheitsart und für jedes Geschlecht zwei verschiedene
Häufigkeitsverteilungen angegeben sind,

    a) die Altersgliederung bei der ersten Anstaltsaufnahme,
    b) die Altersgliederung bei der Feststellung der ersten Symptome,

ergeben sich auch für jede Krankheitsart jedes Geschlechts zwei verschiedene
Summenpolygone mit verschiedengroßem Flächeninhalt. Die Differenzen dieser
beiden Flächeninhalte sind die Unterschiede in der Asymmetrie (Schiefe) der
Verteilungen und ergeben unmittelbar eine Auskunft über die mittlere Zeitspanne,

Tabelle 2.   Altersgliederung der Geisteskranken nach Summenhäufigkeiten

Krankheitsart	Altersgliederung bei der ersten Anstaltsaufnahme												Altersgliederung bei der Feststellung der ersten Symptome											
	Gesamtzahl der Neuzugänge mit bekanntem Alter	Von je 100 der nebenstehenden Geisteskranken standen am Tage der erstmaligen Anstaltsaufnahme im Alter bis zu … Jahren											Gesamtzahl der Neuzugänge mit bekanntem Alter	Von je 100 der nebenstehenden, erstmalig zur Anstaltsbehandlung gekommenen Geisteskranken, standen am Tage, an dem die ersten Symptome festgestellt wurden im Alter bis zu … Jahren										
	Alter	15	20	25	30	35	40	45	50	60	70	80	Alter	15	20	25	30	35	40	45	50	60	70	80
Männliches Geschlecht																								
Idiotie und Imbezillität	149	2	19	38	51	62	78	85	91	96	99	100	140	54	66	73	82	90	96	99	99	100	100	100
Irresein auf konstitutioneller Grundlage	152	—	3	16	30	45	55	68	75	90	100	100	143	4	11	24	37	54	65	77	83	93	100	100
Manisch-depressives Irresein	243	—	8	16	23	39	48	55	66	84	99	100	241	1	11	23	31	46	54	64	71	90	99	100
Paranoische Reaktionen und paranoische Entwicklung	191	—	1	4	10	28	48	63	73	92	99	100	182	—	1	9	25	44	59	74	84	96	99	100
Dementia praecox	1137	—	8	30	55	74	87	93	96	99	100	100	1091	2	17	44	70	84	94	97	99	100	100	100
Epileptisches Irresein	59	3	12	29	44	61	75	80	87	97	100	100	55	34	39	55	68	79	83	85	92	96	100	100
Irresein auf syphilitischer Grundlage	156	1	3	4	7	20	40	62	77	94	99	100	144	1	3	4	7	27	43	67	80	96	99	100
Weibliches Geschlecht																								
Idiotie und Imbezillität	90	3	20	36	47	56	69	77	88	100	100	100	82	44	55	66	72	77	83	89	90	100	100	100
Irresein auf konstitutioneller Grundlage	253	—	4	12	25	39	50	63	79	96	100	100	240	3	11	21	34	49	60	70	82	97	100	100
Manisch-depressives Irresein	382	—	4	13	23	34	45	59	66	90	99	100	376	1	7	18	31	42	51	63	74	92	99	100
Paranoische Reaktionen und paranoische Entwicklung	229	—	—	—	4	15	29	46	67	91	97	100	214	—	1	4	12	24	42	62	80	97	98	100
Dementia praecox	895	—	8	23	43	62	77	86	93	99	100	100	863	1	15	36	58	74	86	93	97	100	100	100
Epileptisches Irresein	29	3	10	30	47	68	82	89	89	100	100	100	25	52	56	64	84	92	96	96	100	100	100	100
Irresein auf syphilitischer Grundlage	64	1	2	4	9	22	38	60	69	94	100	100	62	1	4	6	13	31	46	62	73	97	100	100

Tabelle 3. Ergebnisse und Berechnungen

	Idiotie und Imbezillität		Irresein auf konstitutioneller Grundlage		Manisch-depressives Irresein		Paranoische Reaktionen und paranoische Entwicklung		Dementia praecox		Epileptisches Irresein		Irresein auf syphilitischer Grundlage	
	a[1])	b[1])	a[1])	b[1])	a[1])	b[1])	a[1])	b[1])	a[1])	b[1])	a[1])	b[1])	a[1])	b[1])
Männliches Geschlecht														
Flächeninhalt des oberen Staffelpolygons (f_{maj})	1022	1376	872	949	821	881	819	886	1041	1111	991	1195	802	822
Flächeninhalt des unteren Staffelpolygons (f_{min})	907	1158	747	824	687	750	709	770	937	1006	872	1019	677	700
Flächeninhalt des Summenpolygons	964	1213	810	887	754	816	764	828	989	1059	932	1107	740	761
Abweichung gegenüber der gleichmäßigen Verteilung	+164	+413	+10	+87	-46	+16	-36	+28	+189	+259	+132	+307	-60	-39
Koeffizient der Altersverteilung	+0,20	+0,52	+0,01	+0,11	-0,06	-0,02	-0,05	+0,04	+0,24	+0,32	+0,17	+0,38	-0,08	-0,05
Mittlere Zeitdauer zwischen der Feststellung der ersten Symptome und dem Beginn der Anstaltsbehandlung — in Einheiten der Altersintervalle (b—a)	249		77		62		64		70		175		21	
— in Jahren	12,5		3,9		3,1		3,2		3,5		8,8		1,1	
Weibliches Geschlecht														
Flächeninhalt des oberen Staffelpolygons (f_{maj})	1002	1264	864	930	822	871	641	815	990	1062	1024	1344	795	832
Flächeninhalt des unteren Staffelpolygons (f_{min})	884	1066	743	806	688	743	608	695	883	957	907	1140	662	703
Flächeninhalt des Summenpolygons	943	1165	804	868	755	807	.625	755	937	1010	966	1237	729	768
Abweichung gegenüber der gleichmäßigen Verteilung	+143	+365	+4	+68	-45	+7	-175	-45	+137	+210	+166	+437	-71	-32
Koeffizient der Altersverteilung	+0,18	+0,46	+0,01	+0,09	-0,06	+0,01	-0,22	-0,06	+0,17	+0,25	+0,21	+0,55	-0,09	-0,04
Mittlere Zeitdauer zwischen der Feststellung der ersten Symptome und dem Beginn der Anstaltsbehandlung — in Einheiten der Altersintervalle (b—a)	222		64		52		130		73		271		39	
— in Jahren	11,2		3,2		2,6		6,5		3,7		13,6		2,0	

[1]) Altersgliederung der Fälle von Geisteskrankheiten (auf je 100 der Gesamtzahl umgerechnet) a) am Tage der erstmaligen Anstaltsaufnahme; b) am Tage, an dem die ersten Symptome festgestellt wurden.

die zwischen den beiden Verteilungen a und b verstrichen ist. Da sich die unmittelbare Differenz der in Betracht kommenden Flächeninhalte auf die Zeiteinheit der Altersintervalle (5 Jahre in den vorliegenden Untersuchungen) bezieht und dann den Gesamtumfang von 100 Personen bemißt, so müssen die Differenzen der Flächeninhalte durch 100 dividiert und mit 5 multipliziert werden und ergeben so die mittlere Zeitdauer bei einer Person, die in Norwegen zwischen der Feststellung der ersten Symptome und der erstmaligen Anstaltsaufnahme verstrichen ist.

Es muß allerdings beachtet werden, daß solche Zeitangaben nur diejenigen Personen mit festgestellten Symptomen betreffen, die auch letztendlich überhaupt zur Anstaltsaufnahme gekommen sind, während diejenigen, bei denen eine solche ganz fehlt, aus allen Beobachtungen ausgeschlossen sind.

Idiotie und Imbezillität

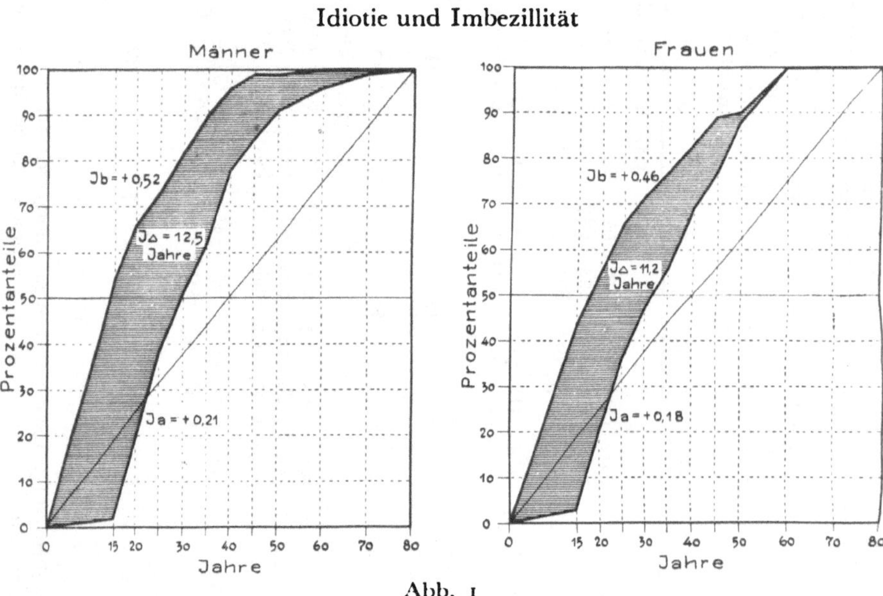

Abb. 1

Idiotie und Imbezillität. Von der Idiotie und der Imbezillität werden die ersten Symptome im allgemeinen verhältnismäßig frühzeitig festgestellt. Mehr als 50% bei den Männern und nahezu 50% bei den Frauen sind bereits vor Beendigung des 15. Lebensjahres diagnostiziert. (In den nachstehenden Schaubildern wird die Altersgrenze, in der die Hälfte aller erfaßten Personen erstmalig zur Anstaltsbehandlung kamen [a] oder in der von der Hälfte die ersten Symptome festgestellt wurden, durch den Schnitt des betreffenden Häufigkeitspolypons mit der besonders gekennzeichneten Linie der 50 Prozentanteile dargestellt.) Da das Altersintervall von 0 bis 15 Jahren nicht weiter aufgeteilt ist, fehlen für die angeborenen Geistesdefekte auch die wichtige Verteilung der Prozentanteile unter 15 Jahren. Der Koeffizient für die Altersverteilung der erstmaligen Feststellung von Symptomen beträgt beim männlichen Geschlecht + 0,52 und beim weiblichen Geschlecht + 0,46, das bedeutet, daß der Schwachsinn bei den Frauen im allgemeinen etwas später, im Durchschnitt um 2,4 Jahre später, festgestellt wird. Ebenso liegt auch der Zeitpunkt, an dem die erste Anstaltsbehandlung einsetzt, bei den Frauen um rund ein Jahr später als bei den Männern. Die mittlere Zeitdauer zwischen der Feststellung der ersten Symptome und der

— 90 —

erstmaligen Anstaltsbehandlung beträgt bei den Männern 12,5 Jahre und bei den Frauen 11,2 Jahre. Es ist bemerkenswert, wie aus den nachstehenden Summenpolygonen hervorgeht, daß bei den Frauen nach Vollendung des 60. Lebensjahres keine ersten Symptome mehr festgestellt wurden, aber auch keine erstmalige Anstaltsbehandlung mehr eingeleitet wurde. Die Betonung des jugendlichen Alters bei der Idiotie und Imbezillität ist dadurch ausgedrückt, daß das Polygon der Anstaltsbehandlung bereits ungefähr bei 30 Jahren die Höhe von 50% erreicht, obwohl die Anstaltsbehandlungen unter 15 Jahren wenig zahlreich sind.

Irresein auf konstitutioneller Grundlage. Anders liegt die Altersgliederung bei dem Irresein auf konstitutioneller Grundlage, bei dem das Polygon der Anstaltsbehandlungen mit einem Koeffizienten von + 0,01 und einem Schnitt mit der 50iger Höhe auf der Altersgrenze von 40 Jahren eine symmetrische Form

Irresein auf konstitutioneller Grundlage

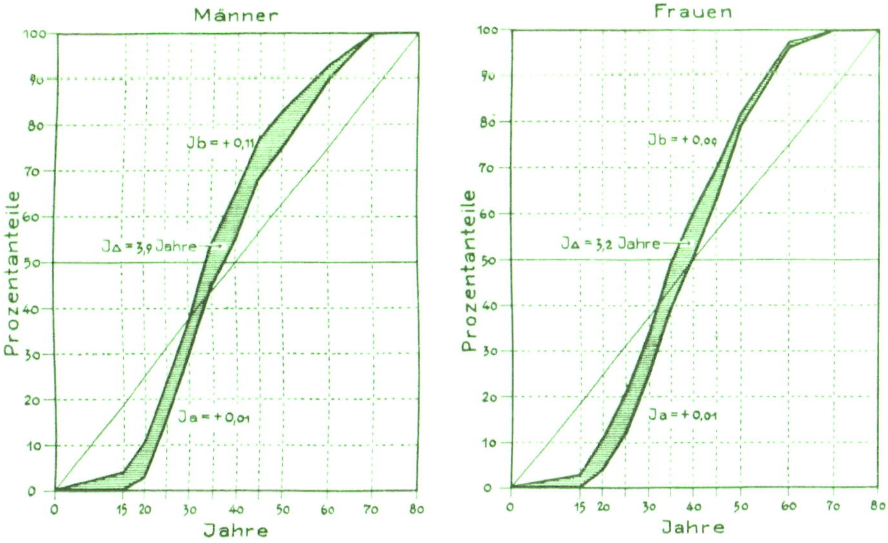

Abb. 2

hat. Der Unterschied zwischen den beiden Geschlechtern ist sehr gering. Die mittlere Zeitspanne zwischen der Feststellung der ersten Symptome und der erstmaligen Anstaltsbehandlung beträgt bei den Männern nur 3,9 und bei den Frauen nur 3,2 Jahre. Der beträchtliche Unterschied zwischen den Altersverteilungen beim Irresein auf konstitutioneller Grundlage und der Idiotie und Imbezillität fällt bei den betreffenden Abbildungen deutlich ins Auge.

Manisch-depressives Irresein. Die Altersgliederung des manisch-depressiven Irreseins weist in seinen Hauptdaten, die zwar alle etwas nach den älteren Altersgruppen hin verschoben sind, nur wenig Unterschiede gegenüber dem Irresein auf konstitutioneller Grundlage auf. Es ist insbesondere bemerkenswert, daß die Koeffizienten für die beiden Geschlechter nur wenig voneinander abweichen. Die mittlere Zeitspanne zwischen der ersten Feststellung und der ersten Anstaltsbehandlung beträgt bei den Männern 3,1 und bei den Frauen 2,6 Jahre.

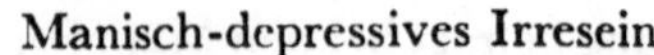

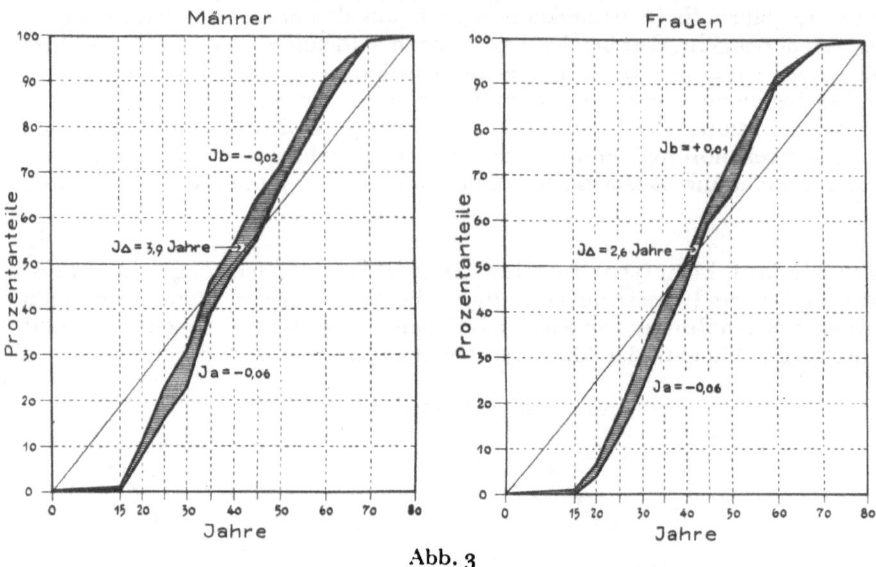

Abb. 3

Paranoische Reaktionen und paranoische Entwicklung. Bei diesen
Formen von Geisteskrankheiten fällt neben der verhältnismäßig geringen Zeitdauer zwischen der ersten Feststellung von Symptomen und der ersten Anstaltsbehandlung (3,2 Jahre bei den Männern und 6,5 Jahre bei den Frauen) der
Unterschied bei den beiden Geschlechtern auf. Nicht nur die mittlere Zeitspanne,
die bei den Frauen rund doppelt so lang ist, sondern auch die Asymmetrie der
Häufigkeitsverteilungen selbst weisen beträchtliche Unterschiede auf. Die Flächeninhalte der Summenpolygone für die Feststellung der ersten Symptome betragen

Paranoische Reaktionen und paranoische Entwicklung

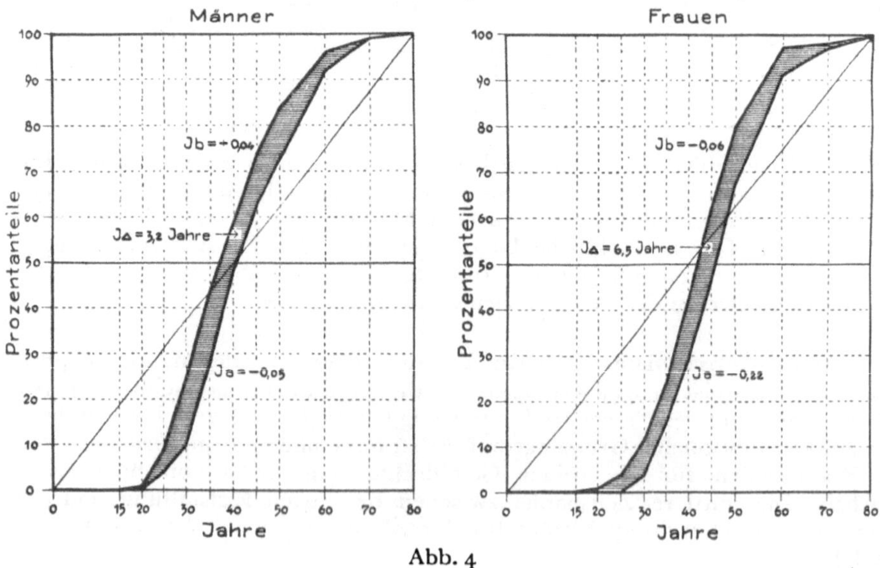

Abb. 4

bei den Männern 828 und bei den Frauen 755 Einheiten (das ergibt Koeffizienten von + 0,04 und — 0,06). Dann ist die Differenz IΔ 73 Einheiten oder rund 3,6 Jahre. Bei der erstmaligen Anstaltsaufnahme betragen die Flächeninhalte der Summenpolygone: Männliches Geschlecht 764, weibliches Geschlecht 625; die Differenz zwischen beiden Inhalten ist 139 Einheiten oder 7 Jahre, um die die Frauen im Durchschnitt später zur Anstaltsbehandlung kommen als die Männer. Von allen Altersverteilungen der vorliegenden norwegischen Statistik hat die der erstmaligen Anstaltsaufnahmen von Frauen mit paranoischen Reaktionen usw. die am meisten nach den älteren Altersklassen hin verschobene Gruppierung (Koeffizient: — 0,22).

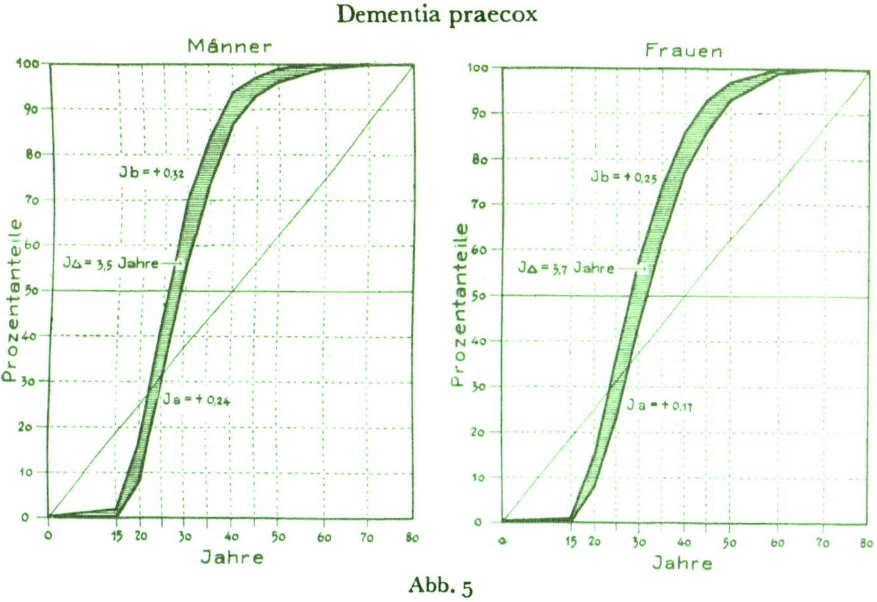

Abb. 5

Dementia praecox. Die Dementia praecox, die unterhalb von 15 Jahren in Norwegen keine Rolle spielt, ist eine ausgeprägte Erscheinung der jüngeren Altersklassen von 15 bis 35 Jahren, in die rund drei Viertel aller ersten Diagnosen und ebenso auch aller ersten Anstaltsbehandlungen fallen. Die mittlere Zeitspanne zwischen der ersten Diagnose und der ersten Anstaltsbehandlung ist verhältnismäßig kurz und beträgt nur 3,5 Jahre bei den Männern und 3,7 Jahre bei den Frauen. Der Unterschied zwischen den beiden Geschlechtern ist etwas geringer; er beträgt für die Verteilung der ersten Diagnosen und für die der ersten Anstaltsbehandlungen gleicherweise rund 2,5 Jahre, was aber wegen der Betonung des jugendlichen Alters bei der Dementia praecox etwas stärker ins Gewicht fällt.

Epileptisches Irresein. Die Altersgliederung des epileptischen Irreseins zeigt in ihren Summenpolygonen und der Höhe ihrer kennzeichnenden Koeffizienten ein der Idiotie und Imbezillität sehr ähnliches Verhalten. Die mittlere Zeitspanne zwischen den beiden Ereignisreihen beträgt bei den Männern 8,8 Jahre und bei den Frauen rund um die Hälfte mehr, nämlich 13,6 Jahre. Wie bei den meisten anderen Geisteskrankheiten spielt die Anstaltsbehandlung in Norwegen vor 15 Jahren kaum eine Rolle, ihr Hauptzeitabschnitt ist die Altersklasse von 25 bis 40 Jahren. Bis zum Alter von 30 Jahren ist die Hälfte aller

Epileptisches Irresein

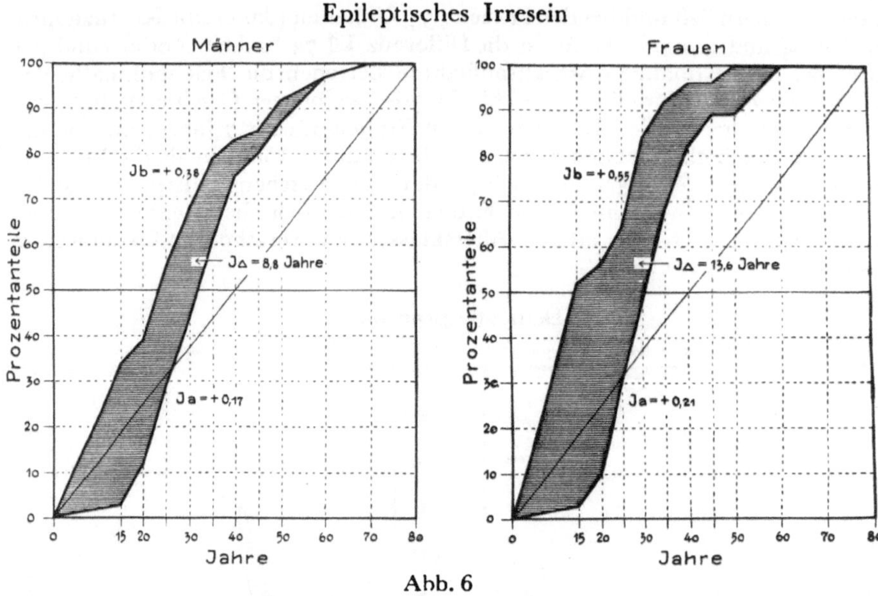

Abb. 6

Personen, wenn sie überhaupt in eine Anstalt kommen, zur ersten Anstaltsbehandlung geführt worden. Wesentlich ist bei dem epileptischen Irresein, daß die erste Feststellung von Symptomen bei den Frauen durchschnittlich um 6,5 Jahre früher liegt als bei den Männern, während die Frauen im Durchschnitt nur um 1,7 Jahre früher zur ersten Anstaltsbehandlung kommen.

Irresein auf syphilitischer Grundlage. Von allen sieben im einzelnen dargestellten Formen von Geisteskrankheiten zeigt das Irresein auf syphilitischer Grundlage sowohl hinsichtlich der Altersgliederungen der ersten Diagnosen und

Irresein auf syphilitischer Grundlage

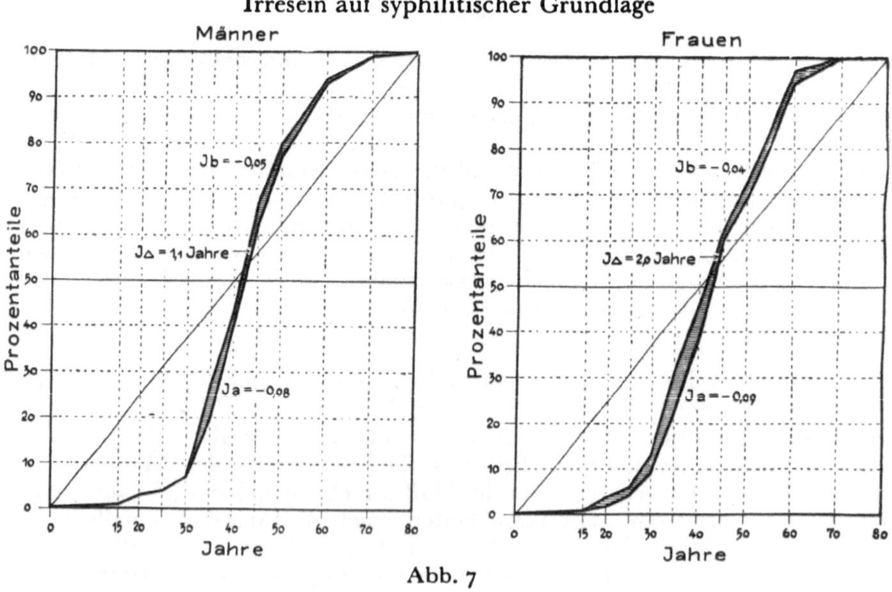

Abb. 7

der ersten Anstaltsaufnahmen als auch hinsichtlich der beiden Geschlechter die weitaus größte Übereinstimmung. Die mittlere Zeitdauer der offenbaren Erkrankung bis zur ersten Einlieferung in eine Anstalt beträgt bei den Männern nur 1,1 und bei den Frauen 2,0 Jahre. Die Koeffizienten der Altersgliederungen, die sämtlich wegen einer geringen Betonung der älteren Altersklassen schwach negativ sind und zwischen den Werten — 0,04 und 0,09 schwanken, weichen bei den beiden Geschlechtern nur um 0,01 voneinander ab; das bedeutet, daß die Frauen im Durchschnitt nur um weniger als ein halbes Jahr später zur Feststellung der ersten Diagnosen und zur Einlieferung in eine Anstalt kommen als die Männer. Diese Erscheinung ist darum auffallend, weil die Feststellung der das Irresein auf syphilitischer Grundlage verursachenden früheren Geschlechtskrankheit dagegen erheblich größere Geschlechtsunterschiede aufweist.

Zusammenfassend läßt sich erklären, daß durch die Anwendung der Summenpolygone auf den Altersaufbau und die Errechnung von Gliederungskoeffizienten sowie die Errechnung von Flächenunterschieden eine erhebliche Anzahl von Kenntnissen über das Verhalten der Geisteskrankheiten in den verschiedenen Lebensaltern gewonnen werden kann. Alle Einzelheiten können jedoch in dem vorstehenden knappen Raum nicht textlich erläutert werden; ihretwegen muß auf das weitere Studium der Abbildungen und auf die Berechnungsergebnisse in der Tabelle 3 verwiesen werden. Die Erläuterungen zur Tabelle 3 sind die gleichen wie im nachstehenden Anhang zur Tabelle 4, in der der Berechnungsvorgang und die Bedeutung der verschiedenen Kennziffern erklärt ist.

Anhang

Entwicklung einer besonderen statistischen Methode für den Vergleich von Altersgliederungen demographischer Massen

In der vorstehenden Abhandlung kommt es darauf an, für die verschiedenen Formen von Geisteskrankheiten den Altersaufbau zur Zeit der Feststellung der ersten Symptome und zur Zeit der erstmaligen Anstaltsbehandlung derart zu vergleichen, daß sich daraus ein Ausdruck für die mittlere Zeitdauer, die zwischen der Feststellung der ersten Symptome und der erstmaligen Anstaltsaufnahme liegt, ableiten läßt. Ebenso soll es auch möglich sein, ähnliche Vergleiche bei den verschiedenen Krankheitsarten untereinander oder den beiden Geschlechtern anzustellen.

Zur Darstellung ist es üblich, in ein Koordinatensystem auf der Abszissenachse die Altersintervalle: (0—15), (15—20), (20—25) usw. aufzutragen und ihnen die aus der Erhebung gefundenen Häufigkeiten über das Vorkommen in den einzelnen Altersklassen zuzuordnen. Wenn aber, wie in dem nächsten Beispiel über die Idiotie und Imbezillität, der gesamte Erhebungsumfang starke Schwankungen aufweist, 149 bzw. 140 Männer und 90 bzw. 82 Frauen (vgl. Tabelle 1), dann muß man dazu übergehen, daß man an Stelle der Grundzahlen (absolute Zahlen) die Verhältnisziffern berechnet. Im vorliegenden Fall (Tabelle 1) sind zu diesem Zweck die Häufigkeiten der Altersgliederung jeweils in Prozent der Gesamtzahl des gleichen Geschlechts und der gleichen Krankheit dargestellt. Eine solche Darstellung, wie die in der nachstehenden Abbildung, ist eine Verteilung nach Klassenhäufigkeiten.

Altersgliederung von Idiotie und Imbezillität nach Klassenhäufigkeiten

Die Gegenüberstellung der sich so ergebenden Häufigkeitsverteilungen „a" und „b" läßt sich aber nur schwer rechnerisch verwerten. Es gibt wohl Meßziffern zur Charakterisierung der mehr oder minder großen Schiefe (Asymmetrie)

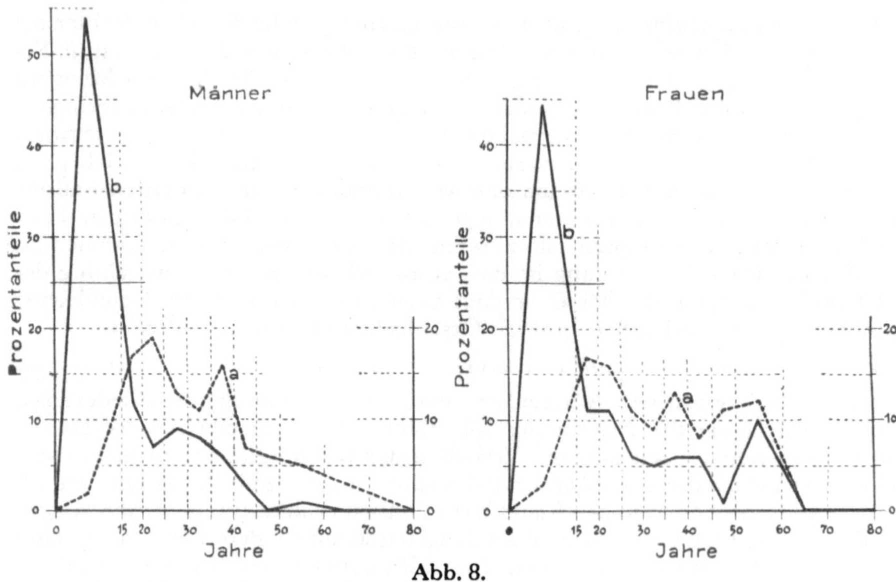

Abb. 8.

Altersgliederung der Fälle von Idiotie und Imbezillität (auf je 100 der Gesamtzahl berechnet)
  a) am Tage der erstmaligen Anstaltsaufnahme
  b) am Tage, an dem die ersten Symptome festgestellt wurden.

von Häufigkeitspolygonen, die im wesentlichen auf eine Beziehung zwischen dem arithmetischen Mittel (M) und dem dichtesten (häufigsten) Wert (D) hinauslaufen, wie z. B. das relative Maß der Asymmetrie von Pearson, bei dem noch die mittlere Abweichung δ eingeführt ist[1]).

$$\text{relative Schiefe} = \frac{M - D}{\delta}$$

Da es aber hier darauf ankommt, außer dem Ausdruck für die Asymmetrie der Verteilung noch einen solchen für den mittleren Abstand zwischen zwei Verteilungen zu gewinnen, kommt man mit dem Pearsonschen Maß oder einem ähnlichen nicht weiter.

Man kann jedoch mit Erfolg einer anderen Überlegung nachgehen. Der Gesamtumfang in allen vier vorstehend gezeichneten graphischen Darstellungen über die Altersverteilung von Idiotie und Imbezillität ist wegen der Umrechnung auf Prozenteinheiten gleich und zwar gleich 100. Damit sind auch die Flächeninhalte der Häufigkeitspolygone, die dem Gesamtumfang identisch sind, einander gleich. Ebenso ist der Gesamtspielraum der Altersgliederung in allen Darstellungen gleich 0 bis 80, wobei noch hinzutritt, daß die Einteilung in die einzelnen Altersklassen konstant ist. Diese Eigenschaften bieten eine gute Möglichkeit, zu einer sonst selten gebräuchlichen Darstellungsform von Häufigkeitsverteilung, auf Grund der „Summenhäufigkeiten" überzugehen, über deren Wesen bereits in der vorstehenden Abhandlung berichtet ist.

Bei der Summenhäufigkeitsverteilung werden die einzelnen Glieder der Klassenhäufigkeiten fortlaufend addiert, wie es aus dem nachstehenden Beispiel, das der Idiotie und Imbezillität bei Männern für die erstmalige Anstaltsaufnahme (Tabellen 1 und 2) entnommen wurde, ersichtlich ist:

[1]) Vgl. E. Czuber: Die Statistischen Forschungsmethoden. Wien 1927. S. 107.

Klassenhäufigkeiten:	2	17	19	13	11	16	7	6	usw.
Summenhäufigkeiten:	2	19	38	51	62	78	84	90	usw.

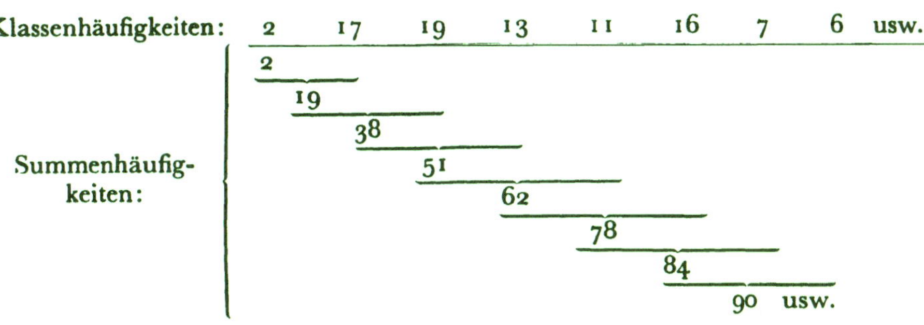

Aus diesen derart errechneten Summenhäufigkeiten lassen sich Summenpolygone darstellen, wie sie in der vorstehenden Abhandlung für die einzelnen Krankheitsarten veranschaulicht sind. Nachstehend sind zwei solcher Summenpolygone (mit fiktiven Höhenmaßen) in schematischer Darstellung angegeben, die den entsprechenden Klassenhäufigkeiten gegenübergestellt sind.

Es läßt sich leicht einsehen, daß die Häufung von Ereignisfällen im Klassenpolygon einen Einfluß auf die Form des Summenpolygons hat, dergestalt, daß in den Altersintervallen mit höchsten Werten der Klassenhäufigkeiten die Steigerung des Summenpolygons am steilsten ist. In den vorstehenden Abbildungen ist unter „I" eine Verteilung mit betonter Häufigkeit im jugendlichen Alter und unter „II" eine solche mit betonter Häufigkeit in den höheren Altersklassen dargestellt. Die Unterschiede der Summenpolygone fallen in die Augen, nicht nur, daß der steile

Schematische Darstellungen der Verteilung nach
Klassenhäufigkeiten und Summenhäufigkeiten

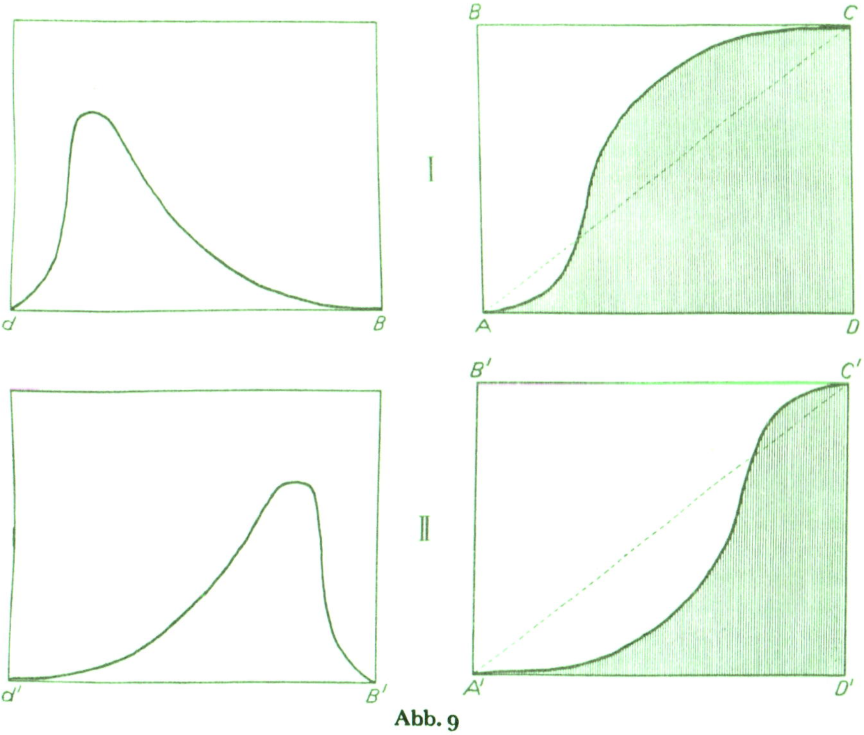

Abb. 9

Anstieg bei „I" auf der linken und bei „II" auf der rechten Seite ist, sondern mehr noch dadurch, daß die von den Polygonen und der Abszissenachse begrenzte Flächeninhalt eine unterschiedliche Größe hat.

Nimmt man den gesamten Bereich der Summenkoordinaten, die Fläche ABCD oder A'B'C'D' als Einheit, so würde dann, wenn sich das ganze Kollektiv der Verteilung „I" noch weiter nach den unteren Altersklassen verschieben würde, bis es sich im Punkt α zusammendrängt, das Summenpolygon mit den Linien AB und BC zusammenfallen, es wäre dann die ganze Fläche ABCD der Inhalt des Summenpolygons. Im anderen Grenzfall, wenn in der Darstellung „II" die klassenmäßige Verteilung sich bis zur vollständigen Zusammendrängung im Punkt β' verschieben würde, hätte das entsprechende Summenpolygon die Form der unteren und rechten Grenzlinie A'D' und D'C'; der Inhalt der Summenpolygone wäre gleich Null.

Mit der Berechnung des Flächeninhaltes der Summenpolygone und dem Vergleich mit dem Grenz- oder einem Mittelwert erhält man somit ein Maß für die Altersgliederung von demographischen Massen.

Die Berechnung des Summenpolygons, das in der nachstehenden Abbildung mit fiktiven Höhen angegeben ist, kann so erfolgen, daß man zunächst den Flächeninhalt des Dreiecks oAI berechnet, Δ oAI $= \frac{1}{2}$oA $\cdot$ oA'; dazu kommt das Trapez ABII I mit dem Flächeninhalt: AB $\cdot$ oA' $+ \frac{1}{2}$AB $\cdot$ A'B'; dazu das nächste Trapez BCIII II mit dem Flächeninhalt: BC $\cdot$ oB' $+ \frac{1}{2}$BC $\cdot$ B'C' usw.

Bei dieser Berechnungsart setzen sich die einzelnen Teilstücke jedesmal aus einem Rechteck und aus einem Dreieck zusammen, was eine unbequeme Rechenarbeit erfordert. Aus praktischen Gründen kann man aber das Summenpolygon durch zwei **Staffelpolygone** umgrenzen, wodurch man als Rechenleistung lediglich ein Aufsummieren der Summenhäufigkeiten notwendig hat. Diese beiden Staffelpolygone sind f_{maj} (als obere Umgrenzung): durch punktierten Rand gekennzeichnet f_{min} (als untere Umgrenzung): durch schraffierten Rand gekennzeichnet. Der Unterschied zwischen den beiden Staffelpolygonen setzt sich aus einer Anzahl kleiner Rechtecke zusammen, die durch den Linienzug des Summenpolygons sämtlich halbiert werden. Wenn man nun das arithmetische Mittel zwischen den beiden Staffelpolygonen bildet, so erhält man genau den Flächeninhalt des Summenpolygons

$$J = \frac{f_{maj} + f_{min}}{2}$$

Das untere Staffelpolygon, f_{min}, besteht aus den Rechtecken über dem Abszissenabschnitt A bis L und hat als Flächeninhalt:

$$f_{min} = AB \cdot oA' + BC \cdot oB' + CD \cdot oC' + DE \cdot oD' + \cdots + JK \cdot oJ' + KL \cdot oK';$$

das obere Staffelpolygon, f_{maj}, besteht aus den gleichen Rechtecken, vermehrt um die Umgrenzungsfelder des Summenpolygons, und hat als Flächeninhalt:

$$f_{maj} = oA \cdot oA' + AB \cdot oB' + BC \cdot oC' + CD \cdot oD' + \cdots JK \cdot oK' + KL \cdot oL'.$$

In der Tabelle 4 ist eine Anleitung gegeben, auf Grund derer der Rechenvorgang zur Ermittlung der Staffel- und des Summenpolygons sowie der weiteren Beziehungen vereinfacht ist. Diese Rechnung ist für die Altersgliederungen von Idiotie und Imbezillität beider Geschlechter a: für den Tag der erstmaligen Anstaltsaufnahme und b: den Tag, an dem die ersten Symptome festgestellt wurden, durchgeführt und ist für alle anderen Aufgaben sinngemäß anwendbar. Die Hauptergebnisse dieser Berechnung für die anderen Krankheitsarten sind in der Tabelle 3 enthalten.

Zunächst sind die Verteilungsreihen der Summenhäufigkeiten (vgl. Tabelle 2), jedoch in vertikaler Anordnung, wiederholt. Die einfache Addition ergibt die Summen II. Grades (die Summen I. Grades werden durch den Gesamtumfang der Erhebungsmasse, d. s. 100, dargestellt) mit den Beträgen von a-männlich: 721, a-weiblich: 696, b-männlich: 959 und b-weiblich 876.

Hierzu sind einige Korrekturen notwendig; α, die positiven Korrekturen zur Berechnung des oberen Staffelpolygons. Die Basisstrecken der Einzelrechtecke der Staffelpolygone sind nicht einheitlich lang, sie sind für die Intervalle von 15 bis 50 Jahren je 5 Jahre, für 0—15 Jahre dreimal so lang und für die 3 Intervalle oberhalb von 50 Jahren je 10 Jahre, also zweimal so lang. Eigentlich müßte man nach den oben angegebenen Formeln zur Berechnung von f_{maj} (und f_{min}) jede Rechteckshöhe mit der Anzahl der Jahre 5, 10 oder 15 multiplizieren. Nimmt man aber das fünfjährige Intervall als Einheit an, so ist nur das erste Intervall $a_{0—15}$ mit 3 und sind die drei letzten Intervalle $a_{50—60}$, $a_{60—70}$ und $a_{70—80}$ mit 2 zu multiplizieren, oder es sind der einfachen Summe II. Grades der zweifache Wert von $a_{0—15}$, sowie der einfache Wert von $a_{50—60}$, $a_{60—70}$ und $a_{70—80}$ hinzuzufügen. Das ergibt Korrekturwerte von 299, 306, 408 und 388 oder Gesamtwerte für das obere Staffelpolygon f_{maj} von 1020 und 1002 für die Männer und Frauen am Tage der erstmaligen Anstaltsaufnahme sowie von 1367 und 1264 am Tage der ersten gesicherten Diagnose.

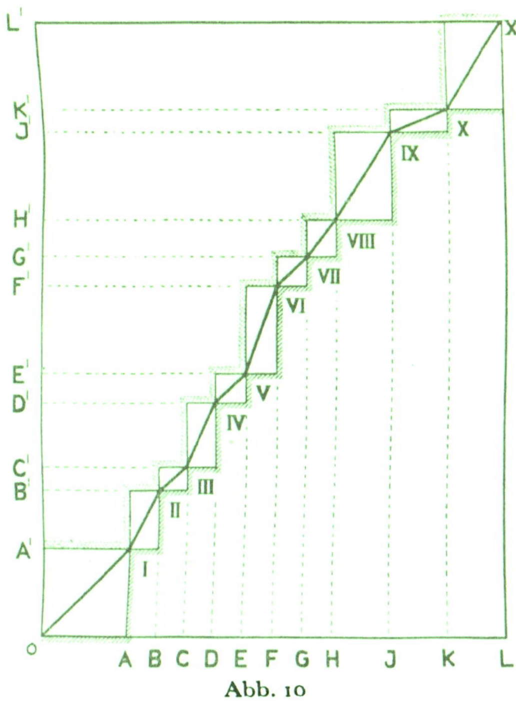

Abb. 10

Außerdem sind die Endwerte der Summen II. Grades auch die Grundlage für die Berechnung des unteren Staffelpolygons. Dabei ist zu beachten, daß die Rechteckshöhen immer das nächstfolgende Altersintervall betreffen wie für die Feststellung des oberen Summenpolygons. Der Summenwert der Altersgrenze 15 Jahre gilt also für das Intervall 15—20 Jahre, der der Grenze 20 Jahre für das Intervall 20—25 Jahre und so fort. Damit fällt (unter Berücksichtigung des fünfjährigen Einheitsintervalls) die Verdreifachung ganz weg, weil im Intervall 0 bis 15 Jahre die Rechteckshöhe gleich Null ist, es sind aber zu verdoppeln die Intervalle $a_{40—50}$, $a_{50—60}$ und $a_{60—70}$, bzw. es ist der einfache Wert als positive Korrektur der einfachen Summe zweiten Grades hinzuzufügen. Dafür ist die Summenhäufigkeit der Altersgrenze von 80 Jahren von der einfachen Summe zweiten Grades abzuziehen. Das ergibt positive Korrekturwerte von 186, 188, 199 und 190, die schließlich zusammen mit den Summen II. Grades die Flächeninhalte der unteren Staffelpolygone f_{min} von a-männlich: 907, a-weiblich: 884, b-männlich: 1158 und b-weiblich: 1066 ergeben.

Tabelle 4. Beispiel für die Berechnung der Summenpolygone für die Altersverteilung von Idiotie und Imbezillität

	Altersgrenzen	Altersgliederung der Fälle von Idiotie und Imbezillität (auf je 100 der Gesamtzahl umgerechnet)			
		a Am Tage der erstmaligen Anstaltsaufnahme		b Am Tage, an dem die ersten Symptome festgestellt worden sind	
		Männlich	Weiblich	Männlich	Weiblich
Summenhäufigkeiten der Altersgliederung	15	2	3	54	44
	20	19	20	66	55
	25	38	36	73	66
	30	51	47	82	72
	35	62	56	90	77
	40	78	69	96	83
	45	85	77	99	89
	50	91	88	99	90
	60	96	100	100	100
	70	99	100	100	100
	80	100	100	100	100
Endwert der Summe II. Grades	15—18	721	696	959	876
α) Positive (+) Korrekturen zur Berechnung des oberen Staffelpolygons der Summenhäufigkeiten der Altersgrenzwerte (a)	$+2a_{0-15}$	4	6	108	88
	$+ a_{50-60}$	96	100	100	100
	$+ a_{60-70}$	99	100	100	100
	$+ a_{70-80}$	100	100	100	100
Korrekturen α insgesamt		299	306	408	388
Oberes Staffelpolygon f_{maj}	15—80	1020	1002	1367	1264
β) Positive (+) und negative (−) Korrekturen zur Berechnung des unteren Staffelpolygons der Summenhäufigkeiten der Altersgrenzwerte (a)	$+ a_{40-50}$	91	88	99	90
	$+ a_{50-60}$	96	100	100	100
	$+ a_{60-70}$	99	100	100	100
	$- a_{70-80}$	− 100	− 100	− 100	− 100
Korrekturen β insgesamt		186	188	199	190
Unteres Staffelpolygon f_{min} . . .	15—80	907	884	1158	1066
Flächeninhalt des Summenpolygons der Altersgliederung, absolut	0—80	962	943	1213	1165
Abweichung gegenüber der gleichmäßigen Verteilung (Flächeninhalt = 800)	0—80	+ 162	+ 143	+ 413	+ 365
Koeffizient der Altersverteilung	0—80	+ 0,20	+ 0,18	+ 0,52	+ 0,46

Die oberen und unteren Staffelpolygone sind nun zu addieren und das Ergebnis durch 2 zu dividieren: $\dfrac{f_{maj} + f_{min}}{2}$; dadurch erhält man die Flächeninhalte der vier Summenpolygone von 962, 943, 1213 und 1165.

Alle vorstehenden Summen sind noch in fünfjährigen Einheiten ausgedrückt.

Wenn man nun noch bedenkt, daß bei einer absolut gleichmäßigen Verteilung, bei der im Klassenpolygon jede Altersklasse mit der gleichen Zahl von Personen bzw. Prozentanteilen besetzt ist, so würde eine solche Verteilung ein Summenpolygon in Form einer Diagonalen quer durch den Gesamtbereich der Summenkoordinaten ergeben. Der Flächeninhalt dieser gleichmäßigen Verteilung ist gleich 800, d. h. 16 Einheitsintervalle mit halber Säulenhöhe von 50. Die Flächeninhalte der vier Summenpolygone sind sämtlich größer als der Flächeninhalt einer gleichmäßigen Verteilung, und zwar + 162, + 143, + 413 und + 365 Einheiten. Eindeutiger ist es, die Differenzen in Einheiten des Flächeninhaltes der gleichmäßigen Verteilung auszudrücken, was + 0,20, + 0,18, + 0,52 und + 0,46 ergibt. Aus diesen **Koeffizienten für die Altersverteilung** kann abgelesen werden, daß z. B. die beiden b-Verteilungen (vom Tage der erstmaligen Diagnosen) eine verhältnismäßig starke Verschiebung der Fälle zu den jungen Altersklassen aufweisen.

Der Koeffizient für die Altersverteilung von demographischen Massen ist ein absolutes Maß, d. h. es ist unabhängig von der Art der Einteilung in bestimmte Altersklassen und auch unabhängig von dem Gesamtumfang des Kollektivs, weil durch die Beziehung auf den Flächeninhalt einer gleichmäßigen Verteilung diese Unterschiede (Gesamtumfang oder Art der Altersklasseneinteilung) gegenstandslos werden. Der hier abgeleitete Koeffizient kann nur zwischen zwei Grenzwerten + 1 und — 1 schwanken; er wird + 1, wenn das ganze Kollektiv am Anfang des untersten, und er wird — 1, wenn es am Ende des obersten Altersintervalles vereinigt ist.

Der Vergleich zwischen zwei Altersverteilungen kann einmal durch die Gegenüberstellung der Koeffizienten für die Altersverteilung erfolgen. Man kann aber auch dann, wenn, wie in dem vorliegenden Beispiel, der Flächeninhalt der gleichmäßigen Verteilung konstant gemacht wird, die Inhalte der Summenpolygone gegenüberstellen, um damit einen Ausdruck für die durchschnittliche Zeitspanne zwischen den Ereignissen zu erhalten.

Die Summenpolygone der männlichen Altersgliederungen haben einen Flächeninhalt von 1213 Einheiten bezüglich des Tages, an dem die ersten Symptome festgestellt wurden, und einen solchen von 962 Einheiten bezüglich des Tages, an dem die erste Anstaltsaufnahme erfolgte. Die Differenz zwischen beiden Inhalten ergibt 251 Einheiten, die sich auf die 100 Personen (wegen der Prozentrechnung) des Gesamtkollektivs verteilen. Auf eine Person entfällt damit die Zeitspanne von 2,49 Einheiten zu je 5 Jahren oder 12,5 Jahre. Es beträgt damit die mittlere Zeitspanne zwischen der Feststellung der ersten Symptome und der erstmaligen bei der Idiotie und Imbezillität für die Männer 12,5 Jahre.

Auf diese Weise sind die Ergebnisse der Tabelle 3 und der Besprechung der einzelnen Krankheitsarten in der vorstehenden Abhandlung berechnet worden.

Sonderdruck aus

Der Öffentliche Gesundheitsdienst

VERLAG GEORG THIEME / LEIPZIG C1 / ROSSPLATZ 12

B. Volksgesundheitspflege

| 2. Jahrgang | 20. August 1936 | Heft 10 |

60 Jahre Reichsgesundheitsamt — 60 Jahre Entwicklung deutscher Gesundheitsstatistik

Als Bismarck im Jahre 1871 das einheitliche Deutsche Reich schuf, fehlten noch bei weitem die Grundlagen für eine zahlenmäßige Darstellung und Überwachung der gesundheitlichen Verhältnisse der deutschen Bevölkerung, ohne die eine geordnete Gesundheitsverwaltung undenkbar ist. Nur wenige Länder verfügten damals über eine besondere Gesundheitsstatistik oder wenigstens über bestimmte Unterlagen, die zu diesem Gebiete der Statistik gehören. Lediglich Bayern, Sachsen, Württemberg, Baden, Hamburg und Elsaß-Lothringen gaben jährliche Gesundheitsberichte heraus, von denen die Generalberichte über die Sanitätsverwaltung in Bayern am weitesten, bis zum Jahre 1857 zurückreichen. Dagegen war die preußische Gesundheitsstatistik noch dezentralisiert und wurde von den einzelnen Regierungsbezirken bearbeitet. Wegen des Mangels von Richtlinien für eine einheitliche und systematische Bearbeitung der Gesundheitsstatistik, war es auch nicht möglich, die gesundheitsstatistischen Ergebnisse der einzelnen Länder miteinander zu vergleichen; an eine Zusammenfassung der verschiedenen Einzelberichte zu einem einheitlichen Ganzen war überhaupt nicht zu denken.

Dieser für eine planvolle Gesundheitsverwaltung und -politik unmöglich aufrechtzuerhaltende Zustand war auch eine der Hauptursachen für die Gründung des Reichsgesundheitsamtes im Jahre 1876, dem als eine der wichtigsten Aufgaben die Organisation und die Herstellung einer genügenden medizinischen Statistik für Deutschland zugewiesen wurde, der es sich in den nachfolgenden 6 Jahrzehnten immer in weitem Maße gewidmet hat. Es war allerdings bald nach der Reichsgründung eine besondere Kommission zur Vorbereitung einer Reichsmedizinalstatistik von der Reichsverwaltung mit der Ausarbeitung von Vorschlägen für eine einheitliche Medizinalstatistik beauftragt worden, deren Ausführung das Reichsgesundheitsamt übernahm. Mit dem Geburtsjahr des Reichsgesundheitsamtes fällt somit auch der Beginn der deutschen Gesundheitsstatistik zusammen, die sich während der Tätigkeit des Reichsgesundheitsamts aus bescheidenen Anfängen zu einer überaus ergiebigen Quelle zahlenmäßigen Wissens über den gesunden und kranken Menschen gestaltet hat. Diese Entwicklung kann man in drei Haupt-Zeitabschnitte einteilen: I. Die ersten 5 Jahrzehnte (bis zum 31. XII. 1924), während deren das Reichsgesundheitsamt der alleinige Träger der Reichsgesundheitsstatistik war, II. die Zeit von 1925—1932, in der die Zusammenarbeit mit dem Statistischen Reichsamt bezüglich einer Reihe wichtiger Erhebungen ausgebaut wurde, III. die Zeit seit 1933, in der die deutsche Gesundheitsstatistik einen besonders maßgebenden Auftrieb erhalten hat.

I. 1876—1924

Die Entwicklung der Gesundheitsstatistik mußte sich zunächst auf solche Unterlagen beschränken, die zur damaligen Zeit in allen Bundesstaaten leicht beschaffbar waren, das sind die Angaben über den Stand des Heilpersonals und über die Tätigkeit der Heilanstalten. Unmittelbar daran schlossen sich die wöchentlichen und jährlichen Erhebungen über die Eheschließungen, die Geburten, Sterbefälle und wichtigsten Todesursachen in den deutschen Gemeinden mit 15000 und mehr Einwohnern an. In der Ermangelung jeder anderen Unterlagen sollte aus den Sterblichkeitsverhältnissen und insbesondere aus der Bewegung der Sterbefälle an den einzelnen Infektionskrankheiten der Gang der Epidemien verfolgt werden. Infolge der Zunahme der Zahl der Orte mit 15000 und mehr Einwohnern mußte die wöchentliche Berichterstattung vom Jahre 1885 ab auf die Städte mit 40000 und mehr Einwohnern und schließlich infolge deren starker Zunahme vom Jahre 1921 an auf die Großstädte mit 100000 und mehr Einwohnern beschränkt werden (dafür erscheinen seit 1885 bis 1931 für alle Orte mit 15000 und mehr Einwohnern ausführliche monatliche, seit 1932 gekürzte monatliche und außerdem seit 1926 vierteljährliche Zusammenstellungen). Die Vereinfachung im Jahre 1921 war ferner darum gegeben, weil an diesem Zeitpunkt die Beobachtung der Infektionskrankheiten durch die wöchentliche Berichterstattung über die aus den einzelnen Regierungsbezirken bzw. Ländern gemeldeten Erkrankungen und Sterbefälle an den anzeigepflichtigen Infektionskrankheiten eingesetzt hat, die noch durch endgültige Jahresberichte ergänzt wird.

Während die Bewegung der Bevölkerung in den Gemeinden regelmäßig (wöchentlich oder monatlich) bearbeitet und veröffentlicht wurde, erfolgte die Zählung des Heil- und pharmazeutischen Personals in der ersten Periode gesundheitsstatistischen Wirkens in längeren Zeitabständen, erstmalig für das Berichtjahr 1876 (vom statistischen Reichsamt bearbeitet), dann 1887, 1895, 1898 und 1909; seit 1927 ist zur jährlichen Erhebung übergegangen worden. Dagegen ist die Tätigkeit in den Heilanstalten jährlich bearbeitet, aber im allgemeinen jeweils für eine Reihe von Jahren zusammengefaßt veröffentlicht worden.

Daneben wurden noch einige spezielle statistische Erhebungen vom Reichsgesundheitsamt veranstaltet, so über die Verbreitung der taubstummen Kinder (1902—1905) mit besonderer Berücksichtigung der Ursachen (angeborener oder erworbener) der Taubstummheit, ferner über die Ausbreitung des Lupus (1908), über die Tuberkuloseerkrankungen unter den Ärzten und dem Krankenpflegepersonal in Krankenanstalten (1906—1910) und über die Zahl der Geschlechtskranken (1919).

Die wöchentlichen und monatlichen Angaben über die Geburts- und Sterblichkeitsverhältnisse in den deutschen Gemeinden sowie die über die Todesursachen im Deutschen Reich sind durch die entsprechenden Angaben des Auslandes vervollständigt worden; ebenso werden seit dem Jahre 1921 der wöchentlichen Reichsstatistik über die anzeigepflichtigen Infektionskrankheiten die entsprechenden Meldungen aus fast allen europäischen Ländern beigefügt, so daß es möglich ist, den Gang der Epidemien im In- und Ausland laufend zu verfolgen.

Schließlich soll nicht unerwähnt bleiben, daß in den Organen des Reichsgesundheitsamtes auch eine Reihe von wissenschaftlichen Sonderthemen der Gesundheitsstatistik behandelt wurden, die sich im wesentlichen auf die genauere Analyse der Todesursachenstatistik, der Hauptquelle alles gesundheitsstatistischen Wissens der damaligen Zeit beschränkt.

Für die Veröffentlichung der deutschen Gesundheitsstatistik kamen zunächst nur die „Veröffentlichungen aus dem kaiserlichen Gesundheitsamte" (ab 1919 Veröffentlichungen aus dem Reichsgesundheitsamte und ab 1926 Reichsgesundheitsblatt) in Betracht. Dieses Publikationsorgan wurde als Wochenschrift gegründet, um die wöchentlichen Aufzeichnungen der Geburts- und Sterblichkeitsverhältnisse in den deutschen Gemeinden mit 15000 und mehr Einwohnern möglichst rasch zur allgemeinen Kenntnis bringen zu können. Die Jahresstatistiken wurden in der ersten Zeit in der Zeitschrift „Arbeiten aus dem Kaiserlichen Gesundheitsamte" (seit 1919: Arbeiten aus dem Reichsgesundheitsamte) aufgenommen. Im Jahre 1892 wurde eigens für diesen Zweck das statistische Quellenwerk „Medizinal-statistische Mitteilungen aus dem Kaiserlichen Gesundheitsamte" (Reichsgesundheitsamt) gegründet, das bis zum Jahre 1925 bestand und von dem im ganzen 23 Bände erschienen sind.

Nähere Angaben über die Entwicklung der Gesundheitsstatistik in der Zeit von 1876—1925 sind in der Festschrift des Reichsgesundheitsamtes aus Anlaß seines 50jährigen Bestehens: „Das Reichsgesundheitsamt 1876—1926", Verlag von Julius Springer, Berlin 1926, enthalten. Eine ausführliche Bibliographie sämtlicher Veröffentlichungen über die Reichsmedizinalstatistik während der Jahre 1876—1925 ist in dem Jubiläumsband (57. Band) der „Arbeiten aus dem Reichsgesundheitsamte" erschienen.

II. 1925—1932

Im Jahre 1924 ist zwischen dem Reichsminister des Innern und dem Reichswirtschaftsminister eine Vereinbarung getroffen worden, die eine weitgehende Änderung in der Bearbeitung der Medizinalstatistik zur Folge hatte und am 1. I. 1925 in Kraft trat. Sie besagt, daß vom Jahre 1925 ab die Sammlung und tabellarische Aufbereitung der Reichstodesursachenstatistik und der Reichsheilanstaltsstatistik an das Statistische Reichsamt übergeht, dem auch deren Veröffentlichung in seinen Quellenwerken (der „Statistik des Deutschen Reiches") obliegt. Dem Reichsgesundheitsamte sind die ärtzliche Beurteilung und Auswertung der Ergebnisse dieser Statistiken verblieben; es verfaßt (bzw. redigiert) auch den erläuternden und wissenschaftlich auswertenden Text in den entsprechenden Veröffentlichungen des Statistischen Reichsamtes. Ferner werden seit 1925 auch die Wochenstatistik über die Eheschließungen, Geburten, Sterbefälle und Todesursachen in den deutschen Großstädten mit 100000 und mehr Einwohnern und die gleiche Monats- (bzw. Vierteljahrs- und Jahres-) Statistik für Gemeinden mit 15000 und mehr Einwohnern im Statistischen Reichsamte aufbereitet; im einzelnen werden sie jedoch nach wie vor in den „Veröffentlichungen des Reichsgesundheitsamtes" (seit dem 1. Januar 1926 im „Reichs-Gesundheitsblatt") bekanntgegeben. Dem Reichsgesundheitsamt sind auch hier die auf die ärztliche Beurteilung und Verwertung bezüglichen Arbeiten verblieben.

Bezüglich der übrigen medizinalstatistischen Erhebungen sollte keine Änderung eintreten. Als aber im Jahre 1927 die Statistik des Heil- und pharmazeutischen Personals, die auch auf das ärztliche Hilfspersonal ausgedehnt wurde, zu einer laufenden jährlichen Einrichtung wurde, ist auf diese Statistik die gleiche Regelung wie die für die Bevölkerungsbewegung in den deutschen Gemeinden angewandt worden.

Der Grund für diese Vereinbarung war in einem Gutachten gegeben, das von einer besonderen Kommission (Dernburg-Kommission) erstattet wurde, die von der Reichsverwaltung beauftragt war, Möglichkeiten einer etwaigen Vereinfachung des immer verhältnismäßig kostspieligen statistischen Apparates zu erkunden und gegebenenfalls Vorschläge für die Zusammenarbeit mit der statistischen Zentralbehörde (dem Statistischen Reichsamt) auszuarbeiten.

Die mit elektrischen Zählwerken und anderen Hilfsmitteln für die Aufbereitung besonders gut ausgestattete statistische Zentralbehörde kann große und reichgegliederte Erhebungen erheblich billiger erledigen als eine Fachbehörde, der eine Reihe von derartigen Einrichtungen fehlt. Es kommt hinzu, daß in einer statistischen Zentralbehörde bei einer Vielzahl von regelmäßig wiederkehrenden und zu verschiedenen Zeitabschnitten des Jahres zu erledigenden Erhebungen das Hilfspersonal rationeller eingesetzt werden kann. Diese Gründe waren für die Übertragung mancher früher vom Reichsgesundheitsamt durchgeführten Statistiken an das Statistische Reichsamt maßgebend.

Bei dieser Regelung mußte gleichzeitig berücksichtigt werden, daß das Statistische Reichsamt eine dem Reichs- und Preußischen Wirtschaftsministerium unterstellte Behörde ist, während die oberste Leitung des Volksgesundheitswesens beim Reichs- und Preußischen Ministerium des Innern liegt, das über gesundheitliche Fragen vom Reichsgesundheitsamt, der gesundheitlichen Zentralbehörde, beraten wird. Eine gute und verantwortungsbewußte Beratung hinsichtlich der Volksgesundheitspolitik und eine ständige Verfolgung der gesundheitlichen Verhältnisse ist ohne sachverständige Bearbeitung der Gesundheitsstatistik unmöglich.

In der vorstehenden Vereinbarung zwischen dem Herrn Reichsminister des Innern und dem Herrn Reichswirtschaftsminister vom Jahre 1924 ist zweifellos und mit bestem Erfolg versucht worden, beiden Interessen, dem wirtschaftlichen und dem gesundheitspolitischen, gerecht zu werden. Eine Reihe kostspieliger statistischer Erhebungen wird vom Statistischen Reichsamt durchgeführt, aber in der Form, daß das Reichsgesundheitsamt seine maßgebende Mitarbeit behalten hat. Unter diesen Umständen, wenn zudem das Reichsgesundheitsamt seine gesundheitswissenschaftliche Auswertung auf alle Einzelheiten des Erhebungswerkes und nicht nur auf die zur Veröffentlichung vorgesehenen Unterlagen richten kann, muß diese zustande gekommene Zusammenarbeit mit dem Statistischen Reichsamt geradezu als ideal bezeichnet werden.

Gerade jetzt, wo wieder die Organisationsform des künftigen statistischen Dienstes auf und hinter den Tagungen der Deutschen Statistik eifrig diskutiert wird, erscheint es zweckmäßig, auf die Zusammenarbeit des Reichsgesundheitsamtes mit dem Statistischen Reichsamt in der Gesundheitsstatistik näher einzugehen.

Auch für die Frage, welche Statistiken sich für die beschriebene Gemeinschaftsarbeit eignen, und welche quantitativen (statistischen) Untersuchungen dafür weniger geeignet sind, läßt sich aus der Vereinbarung der beiden Ministerien eine beispielhafte Antwort geben. Nach dieser Vereinbarung sind also nur fünf laufende statistische Erhebungen (Reichstodesursachen, Heilanstalten, Heil- und Pflegepersonal, Wochenstatistik der Großstädte, Monats- bzw. Vierteljahrs- und Jahresstatistik der Gemeinden mit 15 000 und mehr Einwohnern) an das Statistische Reichsamt zur Zusammenstellung und tabellarischen Aufbereitung gelangt; alle übrigen sind der statistischen Stelle im Reichsgesundheitsamt verblieben. Bei diesen fünf Erhebungen handelt es sich ausschließlich um solche, die zum Zwecke des säkularen Vergleiches auf möglichst lange Zeit in der gleichen Form belassen werden. Wenn für diese Statistiken einmal das entsprechende Schema gefunden ist, dann benötigt die praktische Erhebungs- und Zusammenstellungsarbeit nicht mehr die ständige Mitwirkung der gesundheitlichen Zentralbehörde — abgesehen von in längeren Zeitabständen erforderlich werdender Revision des Schemas — zumal dann, wenn wie im vorliegenden

Fall, das Reichsgesundheitsamt die Möglichkeit zur vollen wissenschaftlichen Auswertung hat.

Anders ist es aber bei den verschiedenen Erhebungen, bei denen wegen ihres geringen Umfanges keine wirtschaftliche Ersparnis erwartet werden kann, wenn sie von der statistischen Zentralbehörde erledigt werden, oder die sich als einmalige Erhebung oder als solche mit stets wechselnder Fragestellung nicht ohne weiteres von der gesundheitlichen Zentralbehörde loslösen lassen. Das trifft in erster Linie für die Bearbeitung sekundärstatistischen Materials zu, bei dem der eigentlichen statistischen Zusammenstellung erst ein eingehendes Studium der Aussagemöglichkeit des Materials in verschiedenen Richtungen vorangehen muß. Es kommt hinzu, daß der statistische Dienst im Reichsgesundheitsamt, in immerwährender und unmittelbarer Fühlung mit den Fachreferenten der einzelnen Zweige der Volksgesundheitspflege — das gleiche trifft in höherem Maße für das Reichsgesundheitsamt als ganzes zu — und den entsprechenden Fachreferenten im vorgesetzten Ministerium, bei den Einzelheiten genau entscheiden kann, worauf es im Moment bei der noch in der Entwicklung befindlichen Statistik ankommt, was dem Statistiker in der statistischen Zentralbehörde nicht in dem gleichen Maße möglich sein kann. Die Arbeitsbedingungen sind für den medizinalstatistischen Dienst im Rahmen des Reichsgesundheitsamtes deshalb besonders günstig, weil die engere Gesundheitsstatistik mit den statistischen Ergebnissen der anderen Fachabteilungen ein geschlossenes Ganzes bildet. Das sind die Statistik des Impfwesens, die Veterinärstatistiken, die besonderen Meldungen über übertragbare Tierkrankheiten beim Menschen (Tollwut, Milzbrand, Bang'sche Krankheit), sowie neuerdings das reichhaltige Material der Abteilung für Erb- und Rassenpflege.

Die Zusammenarbeit mit dem Statistischen Reichsamt hat aber für das Statistische Referat im Reichsgesundheitsamt einen weiteren bedeutsamen Vorteil, der nicht zu gering veranschlagt werden darf. Dadurch, daß ein großer Teil von statistischen Erhebungen am 1. I. 1925 an das Statistische Reichsamt kam, wurde das wissenschaftliche statistische Personal im Reichsgesundheitsamt von einer erheblichen Arbeitslast befreit, die der Weitergestaltung der Gesundheitsstatistik als solcher zugute kam.

In der Nachkriegszeit begann sich im Deutschen Reich, erst zögernd, dann immer nachhaltiger, die Erkenntnis durchzusetzen, daß neben den Todesfällen und Sterbeursachen — die bis dahin nahezu ausschließlich alle medizinalstatistischen und volksgesundheitlichen Untersuchungen beherrschten — den anderen biologischen Vorgängen eine mindest ebenso große Bedeutung zukommt. Der Anfang in dieser Richtung lag in der Reichsstatistik der anzeigepflichtigen Infektionskrankheiten (seit 1921) und in der Reichszählung der Geschlechtskranken vom Jahre 1919. Die frühere Bevorzugung der Todesursachenstatistik wird treffend durch den Umstand gekennzeichnet, daß ihr in dem bekannten „Handbuch der medizinischen Statistik" von Friedrich Prinzing 332 Seiten eingeräumt worden sind, während sich die Statistik der Erkrankungen und Unfälle, einschließlich der Trunksucht, mit 149 Seiten begnügen mußten, von denen noch ein Teil mit sterblichkeitsstatistischen Fragen ausgefüllt ist.

Zu den Problemen der Neuorientierung der Gesundheitsstatistik insgesamt hat das Reichsgesundheitsamt namentlich seit dem Jahre 1925 tatkräftig Stellung nehmen können. Zum Teil handelte es sich um die theoretischen Grundlagen der neuen individuellen Morbiditätsstatistik (Gesundheitsindex), die vorbereitenden Arbeiten für eine internationale Nomenklatur der Krankheiten, die Einführung des internationalen Verzeichnisses der Todesursachen und ähnliche Probleme. An der Einführung des modernen Wohnortsprinzipes in die Reichsstatistik der Bevölkerungsbewegung hat das Reichsgesundheitsamt einen hohen Anteil.

Da das Reichsgesundheitsamt seit dem Jahre 1925 nicht mehr über einen größeren Stab von statistischem Büropersonal verfügte, anderseits aber durch die Entlastung des wissenschaftlichen Personals die Möglichkeit zur Bearbeitung von Sonderfragen gekommen sah, konnten solche Erhebungen, für die eine Reichsstatistik nicht erforderlich oder undurchführbar war, durch die Zusammenarbeit mit anderen Trägern der Statistik bewältigt werden. Hierfür kamen insbesondere die kommunalen statistischen Ämter in Betracht, die für bestimmte Fragen die entsprechenden Zahlenunterlagen bei engerer oder loserer Gemeinschaftsarbeit mit dem Reichsgesundheitsamt beibrachten. Hier sind besonders zu nennen die Fehlgeburtenstatistiken, die aus den statistischen Ämtern von Magdeburg und Lübeck hervorgingen, und die kombinierte Todesursachenstatistik (Statistik der Haupt- und Nebentodesursachen) von Magdeburg.

Als eigene Erhebung ist nur die Neubearbeitung über das Vorkommen der Tuberkulose beim Heil- und Pflegepersonal in den Krankenanstalten zu nennen, während zwei weitere Erhebungen, die Reichsgebrechlichenzählung (1925/26) und die zweite Reichsgeschlechtskrankenzählung (1927) vom Statistischen Reichsamt unter Mitbeteiligung des Reichsgesundheitsamtes veranstaltet worden sind.

Die doppelte Zusammenarbeit, einerseits mit dem Statistischen Reichsamt und andererseits mit den örtlichen statistischen Dienststellen, hat sich als besonders glücklich erwiesen, so daß dieser Weg zum Nutzen der deutschen Gesundheitsstatistik auch in Zukunft gepflegt werden soll.

Da die „Medizinal-statistischen Mitteilungen aus dem Reichsgesundheitsamte" im Jahre 1925 ihr Erscheinen eingestellt hatten, wurden die Monats-, Vierteljahrs- und Jahreszusammenstellungen über die Statistik der Bevölkerungsbewegung und der Todesursachen in den deutschen Gemeinden mit 15000 und mehr Einwohnern, die Jahreszusammenstellungen der anzeigepflichtigen Krankheiten, die Hauptergebnisse der Todesursachenstatistik des Deutschen Reichs, ferner die Ergebnisse der Sondererhebungen (Geschlechtskrankenzählung, Tuberkulose beim Heil- und Pflegepersonal in Krankenanstalten) in statistischen Sonderbeilagen und Beiheften zum Reichs-Gesundheitsblatt veröffentlicht. In dieser Zeitschrift sind seit dem Jahre 1926 auch eine Anzahl von Abhandlungen gesundheitsstatistischen Inhaltes erschienen. Die anderen bedeutsamen wissenschaftlichen Forschungsergebnisse und die Ergebnisse der Kooperation mit anderen statistischen Ämtern sind größtenteils in der Zeitschrift „Archiv für Soziale Hygiene und Demographie", die bis zum Jahre 1934 bestanden hat, niedergelegt.

III. 1933—1936

Nachdem in den Jahren 1926—1932 vornehmlich die vielfältigen Fragen der Zusammenarbeit des Reichsgesundheitsamtes mit dem Statistischen Reichsamt und einigen anderen statistischen Ämtern gelöst wurden, haben die ersten Jahre der nationalsozialistischen Regierung eine bedeutende Erweiterung des Arbeitsgebietes in der Gesundheitsstatistik des Reichsgesundheitsamtes gebracht, und zwar prägen drei wichtige Ereignisse der ganzen künftigen Entwicklung ihren Stempel auf:

1. Die Überführung des Preußischen statistischen Landesamtes in das Statistische Reichsamt, wodurch das Statistische Reichsamt das ausgedehnte medizinalstatistische Referat des ehemaligen Preußischen Statistischen Landesamtes übernahm; dadurch wurde die Zusammenarbeit mit dem Statistischen Reichsamt noch enger gestaltet,

2. die Gründung des Reichsausschusses für Volksgesundheitsdienst (die Spitzenorganisation volksgesundheitlicher Reichsarbeitsgemeinschaften) und die Zusammenarbeit des Reichsgesundheitsamtes mit dem Reichsausschuß,

3. die Beauftragung eines Statistikers des Reichsgesundheitsamts durch das Preußische Ministerium des Innern (im Jahre 1933) mit der statistischen Bearbeitung des Teiles B: Gesundheitsfürsorge (Soziale Hygiene) der preußischen Jahresgesundheitsberichte, die alle preußischen Kreisärzte für ihren Verwaltungsbezirk zu erstatten hatten.

Mit diesen Jahresgesundheitsberichten (wenigstens mit dem Teil B) kam an das Reichsgesundheitsamt ein ganz außerordentlich reichhaltiges Unterlagenmaterial über die gesundheitsfürsorgerischen Einrichtungen und Maßnahmen sowie über Einzelheiten der volksgesundheitlichen Verhältnisse, wie es bis dahin weder zur Verfügung stand noch ausgenutzt werden konnte. Dadurch, daß nach der Zusammenlegung des Reichsministeriums des Innern und des Preußischen Ministeriums des Innern der Reichs- und Preußische Minister des Innern im Jahre 1935 die Formulare des preußischen Berichtes für das gesamte Reichsgebiet verbindlich machte, ist jetzt ein statistisch vollständiger Bericht über den Gesundheitszustand des deutschen Volkes möglich — unter Benutzung der sonst noch, einschließlich der bisherigen, zur Verfügung stehenden Unterlagen. Ein derartiges reichhaltiges gesundheitsstatistisches Material, wie in Zukunft das deutsche, ist in der ganzen Welt einzig dastehend; es enthält sehr ausführliche Unterlagen über volksgesundheitliche Maßnahmen und Erfolge, sowie über das Vorkommen von Krankheiten in allen Altersabschnitten und vermittelt genaue Einzelheiten bezüglich aller sozialhygienisch wichtigen Krankheiten. Es gilt jetzt, die deutsche Jahresgesundheitsstatistik zu einem Vorbild für die gesamte internationale Gesundheitsstatistik auszubauen; jedenfalls ist der Vorsprung, den andere Länder in diesem Zweig der Statistik uns gegenüber noch hatten, bei weitem überholt.

Die weitere Förderung, die insbesondere eine sachliche ist, wird durch die eingeleitete und noch zu vertiefende Zusammenarbeit mit dem Reichsausschuß für Volksgesundheitsdienst, namentlich mit seiner Hauptabteilung II: Allgemeine Gesundheitspflege, gegeben. Mit der Reichsarbeitsgemeinschaft für Mutter und Kind wird jetzt gemeinsam eine großzügige Auswertung der Hebammentagebücher durchgeführt, die uns schlagartig vor neue Erkenntnisse über die geburtshilfliche Versorgung und die Gesundheitsverhältnisse der Wöchnerinnen und Neugeborenen stellen wird. Der Reichstuberkuloseausschuß fertigt den statistischen Teil seiner Jahresberichte seit dem Jahre 1935 mit dem einen Sachbearbeiter im Reichsgesundheitsamt gemeinsam an. Die Reichsarbeitsgemeinschaft für Krebsbekämpfung führt gemeinsam mit dem Reichsgesundheitsamt verschiedene bedeutsame statistische Erhebungen durch; die Gemeinschaftsarbeit mit den Reichsarbeitsgemeinschaften zur Bekämpfung des Krüppeltums und Bekämpfung der Geschlechtskrankheiten und für Rauschgiftbekämpfung, die sich bisher auf Einzelfragen beschränkte, wird jetzt planmäßig ausgebaut, so daß der deutschen Gesundheitsstatistik immer neue ertragreiche Quellen zufließen. ·

Nach wie vor wird die Zusammenarbeit mit dem Statistischen Reichsamt gepflegt, als neue Arbeitsgebiete — neben den bisherigen vorgenannten — haben sich in der letzten Zeit dabei aufgetan: die neue Morbiditätsstatistik der Krankenanstaltspfleglinge und die Morbiditätsstatistik der Krankenkassen, an der letzteren ist auch das Reichs- und preußische Arbeitsministerium beteiligt, mit dem gemeinsam ferner eine Erhebung der Todesursachen der Kriegsbeschädigten vorgenommen wird.

Die ertragreiche Kooperation mit verschiedenen kommunalstatistischen Ämtern konnte durch die Einleitung einer Anzahl von neuen Erhebungen über die Obduktionsprotokolle (Magdeburg), Schülerversäumnisstatistik (Frankfurt a. M., Mannheim), Krebsheilerfolge (Hamburg) und die individuelle Kriminalität (Breslau), vertieft werden. Daneben laufen noch Erhebungen mit Unterstützung der deutschen Forschungsgemeinschaft, die sich auch in den vergangenen zwei Jahren durch die Unterstützung von einer Reihe von Arbeiten, z. B. der Zusammenstellung des Gesundheitsstatistischen Auskunftsbuches für das Deutsche Reich, verdient gemacht hat.

Im Reichsgesundheitsamt selbst werden besonders die Infektionskrankheiten als statistisches Gebiet gepflegt, über die jetzt auch halbjährlich ausführliche Berichte zur epidemiologischen Lage bearbeitet und im Reichsgesundheitsblatt veröffentlicht werden. Hierbei ist auch die dem statistischen Referat übertragene Leitung in der planmäßigen Bekämpfung der Poliomyelitis mit Hilfe des Rekonvaleszentenserums zu nennen. Diese Aufgabe zeigt die Bedeutung, die heute der Statistik in der Seuchenbekämpfung beigemessen wird, weil gerade im Falle der Poliomyelitis die rechtzeitige Bereitstellung einer genügenden Menge von Serum am Orte des dringenden Bedarfes von einer ständigen epidemiologischen Beobachtung der Kinderlähmung abhängig ist. Ferner ist eine Krebsheilerfolgsstatistik (gemeinsam mit dem Strahleninstitut des Cäcilienhauses, Charlottenburg) im Gange, die den Anlaß zur methodischen Darstellung der Erfolgsstatistik an sich bietet. Der Bericht hierüber wird noch im Herbst 1936 erscheinen. An wichtigen methodologischen Arbeiten der letzten Zeit sind noch zu nennen die individuelle Morbiditätsstatistik der Säuglinge, die als Heft 2 der neugegründeten Schriftenreihe des Reichsgesundheitsamtes erschienen ist, die individuelle Morbiditätsstatistik der Bäcker, die zusammen mit der allgemeinen Bearbeitung der Ziele, Wege und Grenzen der Krankenkassenstatistik vorgelegt werden können, das Problem der Verbundenheit der Krankheiten (Reichsgesundheitsblatt 1934), die individuelle Kriminalitätsordnung (Reichsgesundheitsblatt 1936).

Für die Veröffentlichungen des Reichsgesundheitsamtes steht jetzt neben dem Reichsgesundheitsblatt eine neue Sammlung: „Schriftenreihe des Reichsgesundheitsamts" (Verlag Johann Ambrosius Barth, Leipzig) zur Verfügung, die zum wesentlichen Teil auch größere gesundheitsstatistische Abhandlungen aufzunehmen haben wird. Sie wird größere Monographien, die für Zeitschriften zu umfangreich sind, enthalten. Für kürzere Abhandlungen ist in diesem Jahr eine besondere „Sammlung gesundheitsstatistischer Abhandlungen" innerhalb der „Arbeiten aus dem Reichsgesundheitsamte" vorgesehen, von der das erste Heft (Bd. 71, H. 1 der Arbeiten aus dem Reichsgesundheitsamte) noch 1936 erscheinen wird.

Eine Gesamtübersicht über alle gesundheitsstatistischen Abhandlungen des Reichsgesundheitsamtes, auch wenn sie in anderen Organen als denen des Reichsgesundheitsamtes veröffentlicht wurden, für die Zeit von 1926 bis Juni 1936 ist in einer Zusammenstellung als 4. Beiheft zum Jubiläumsheft des Reichsgesundheitsblattes (1936, Nr. 27) anläßlich des 60jährigen Bestehens des Reichsgesundheitsamtes enthalten.

Sonderdruck aus

Der Öffentliche Gesundheitsdienst

VERLAG GEORG THIEME / LEIPZIG C 1 / ROSSPLATZ 12

A. Ärztlicher Gesundheitsdienst

| 2. Jahrgang | 20. Oktober 1936 | Heft 14 |

Probleme der bulgarischen Frühsterblichkeit

In Zusammenarbeit mit T. Stefanoff

Von allen Ländern der Welt (abgesehen vom asiatischen Teil der Union der Sowjetrepubliken sowie Korea), soweit aus ihnen entsprechende statistische Unterlagen vorliegen, hat Bulgarien die niedrigste Totgeburtenhäufigkeit. In den Jahren 1929—1932[1]) betrug die Gesamtzahl der lebend- und totgeborenen Knaben 369883 und die der Mädchen 345870; davon wurden 3341 Knaben (0,90 %) und 2264 Mädchen (0,66 %) als totgeboren gemeldet. Nur noch Griechenland, Ägypten und Lettland berichten mit Prozentanteilen von 1,0 bzw. 1,2 und 1,7 (für das Jahr 1933) über eine Totgeburtlichkeit, die unter 2,0 % der insgesamt Geborenen liegt, während sie in allen übrigen Ländern einen Wert von mehr als 2 % erreicht.

Totgeborene auf 100 Geborene in einigen europäischen Ländern 1933[2])

Bulgarien	0,9	Deutsches Reich	2,8
Griechenland	1,0	Spanien	3,2
Lettland	1,7	Elsaß-Lothringen	3,2
Island	2,1	Luxemburg	3,3
Tschechoslowakei	2,2	Italien	3,4
Finnland	2,5	Frankreich (mit Els.-Lothr.)	3,7
Niederlande	2,6	England u. Wales	4,1
Dänemark	2,6	Portugal	4,2
Österreich	2,7		

[1]) Mouvement de la population dans le royaume de Bulgarie en 1932. Herausgegeben von der General-Direktion der Statistik. S. 28. Sofia 1935. — Vgl. auch die entsprechenden Jahrgänge 1931, 1930 und 1929.

[2]) Statistisches Jahrbuch für das Deutsche Reich. 1935 (internationale Übersichten).

Wir haben aus verschiedenen Untersuchungen der letzten Jahre feststellen
können, daß die bisherigen Angriffsziele und Methoden der Gesundheitsfürsorge
auf die Höhe der Totgeburtenziffer — und ebenso auch auf die Frühsterblichkeit in den ersten Lebenstagen — ohne wesentlichen Einfluß geblieben sind,
im Gegensatz zur erfolgreichen Bekämpfung der Nachsterblichkeit (von der
zweiten Lebenswoche ab). Darüber hinaus erweist sich aber die Totgeburtlichkeit in allen Ländern mit einer einigermaßen ausreichenden geburtshilflichen
Versorgung als ziemlich konstant, sie schwankt im wesentlichen zwischen den
Grenzen von 2,5 % und 4,0 % und kann im Mittel mit 3,0 % angesetzt werden.
Die Ursache für ungewöhnlich hohe Totgeburtenziffern, über 4,0 %, oder ungewöhnlich niedrige Ziffern von weniger als 2,5 % sind dann nicht in Eigen-
arten der gesundheitlichen Verhältnisse (allgemeiner Gesundheitszustand), sondern eher in der statistischen Erhebungstechnik, d. h. in der begrifflichen Fest-
legung und der Vollständigkeit der Erfassung zu suchen.

Wenn nun in Bulgarien der Anteil der Totgeburten im Jahresmittel (1929 bis
1932) nur 0,90 % bei den Knaben und 0,66 % bei den Mädchen betrug, so kann
zunächst angenommen werden, daß die Differenz zwischen der wirklichen —
biologischen — Totgeburtlichkeit und dem statistischen Ergebnis infolge solcher
Erhebungstechnik in anderen Erhebungseinheiten des Lebensablaufes, entweder
in der Gruppe der Fehlgeburten oder in der Gruppe der Lebendgeburten, und
dann der Sterbefälle am ersten Tag des Lebens enthalten sind bzw. sich auf diese
beiden Gruppen verteilen. Man muß bedenken, daß nach den neueren Ergebnissen
rund zwei Drittel aller Totgeburten auf das Konto der Sterbefälle während der
Geburt anzusetzen sind und daß leicht der Neigung nachgegangen wird, in
Zweifelsfällen eine Lebendgeburt und darauf Tod in den allerersten Stunden
zu erklären, schon um der Frucht eine Nottaufe spenden zu können. Darum
dürfte ein beträchtlicher Teil der Totgeburten in den Sterbefällen während der
ersten 24 Stunden enthalten sein.

	Knaben		Mädchen	
	Zahl	auf 100 Geborene	Zahl	auf 100 Geborene
Geborene insgesamt	369 883	100,0	345 870	100,0
davon: Totgeborene	3 341	0,90	2 264	0,66
Sterbefälle am 1. Lebenstag	917	0,25	664	0,19
,, ,, 2. ,, ...	1 318	0,36	929	0,27
,, ,, 3. ,, ...	995	0,27	740	0,21
,, ,, 4. ,, ...	923	0,25	691	0,20
,, ,, 5. ,, ...	888	0,24	690	0,20
,, ,, 6. ,, ...	1 126	0,31	816	0,24
,, ,, 7. ,, ...	1 132	0,31	870	0,25
,, ,, 8. ,, ...	1 179	0,32	919	0,27
,, ,, 9. ,, ...	1 017	0,28	728	0,21
,, ,, 10. ,, ...	833	0,23	668	0,19
Sterbefälle am 1. bis 10. Tag zusammen.....	10 328	2,79	7715	2,23
Säuglingssterbefälle insgesamt	58 388	15,80	48 018	13,90

In der vierjährigen Beobachtungszeit 1929—1932 sind aber nur 917 (0,25 %)
Knaben und 664 (0,19 %) Mädchen in den ersten 24 Stunden des Lebens gestorben. Das ist eine derartig niedrige Sterbeziffer für den ersten Lebenstag, daß
in ihr keine irgendwie nennenswerten Zahlen von Totgeburten mehr verborgen

sein können. Faßt man noch die Zahl der Totgeburten und der Sterbefälle am ersten Tag zur „perinatalen Sterblichkeit" zusammen, so kommt man auf Prozentziffern von 1,15 für die Knaben und 0,85 für die Mädchen. Zum Vergleich mögen entsprechende Angaben aus Norwegen[1]) und England-Wales[2]) herangezogen werden, die ein um das Mehrfache höheres perinatales Sterben aufweisen.

	Bulgarien 1929/32		England-Wales 1934		Norwegen 1927/31	
	Knaben	Mädchen	Knaben	Mädchen	Knaben	Mädchen
Gesamtzahl der Geborenen	369 883	345 870	306 592	289 005	121 199	113 466
Totgeburten .... | %	0,90	0,66	4,21	3,76	3,10	2,73
Sterbefälle am ersten Lebenstag	0,25	0,19	1,11	0,89	0,92	0,69
Perinatales Sterben zusammen .... %	1,15	0,85	5,32	4,65	4,02	3,42

Für diesen gewaltigen Unterschied kann auch nicht der allgemeine Gesundheitszustand der Säuglinge als Erklärung herangezogen werden, weil die Gesamtsäuglingssterblichkeit in Bulgarien nahezu das Dreifache von der in England und Wales sowie in Norwegen beträgt. Es bleibt zunächst nichts übrig als anzunehmen, daß der Abgang an neuem Leben in Bulgarien im allgemeinen sehr verspätet den standesamtlichen Behörden gemeldet, und von diesen keine Kontrolle über die wirkliche Lebenszeit der Frühsterbefälle ausgeübt wird.

Die Beurteilung der Sterbewahrscheinlichkeiten in der frühesten Kindheit wird noch dadurch weiter erschwert, daß ihre Entwicklung auf Grund der bulgarischen Unterlagen ganz anders erscheinen würde als alle bisherigen Erfahrungen besagen. Wir wissen bis jetzt, daß der erste Lebenstag nächst dem Geburtsvorgang selbst die höchste Gefahr für das neugeborene Leben darstellt, und daß dieser Tag allein einen beträchtlichen Teil aller Säuglingssterbefälle (in England und Wales sowie in Norwegen rund ein Fünftel) erfordert. Nach der Vollendung des ersten Lebenstages sinkt die Sterblichkeit am 2. Tag und weiter mit den folgenden Tagen stark ab. So verhielten sich die Sterbeziffern in England und Wales in der ersten Lebenswoche[3]) für die Knaben (die entsprechenden Ziffern für die Mädchen sind in Klammern beigegeben) wie: 1. Tag: 1,11 (0,89); 2. Tag: 0,37 (0,28); 3. Tag: 0,34 (0,23); 4. Tag: 0,21 (0,16); 5. Tag: 0,14 (0,10); 6. Tag: 0,09 (0,08) und 7. Tag: 0,07 (0,06). Vom ersten zum zweiten Tag findet ein Rückgang auf etwa ein Drittel statt; der Rückgang hielt in geringerem Maße in allen sechs weiteren Tagen ausnahmslos und bei beiden Geschlechtern an.

Dagegen nimmt die Sterbewahrscheinlichkeit (bzw. ihr hundertfacher Wert) in Bulgarien zum zweiten Lebenstag sowohl bei den Knaben als auch bei den Mädchen zu und ist um rund die Hälfte höher als am ersten Tage. Es war in Bulgarien sogar die Häufigkeit der Sterbefälle vom dritten und vierten Lebenstag bei beiden Geschlechtern größer als die der ersten 24 Stunden. Man muß beachten, daß während der ganzen ersten 10 Tage die Sterblichkeit des ersten Tages bei den Knaben überhaupt nur zweimal, am 5. und am 10. Lebenstag, und bei den Mädchen sogar nur ein einziges Mal, am 10. Tag, unterboten worden ist. Dieser Tiefstand der Sterbewahrscheinlichkeit der ersten 24 Stunden steht vollkommen in Übereinstimmung mit dem unbiologischen niedrigen Wert der bulgarischen Totgeburtenziffer.

[1]) K. Pohlen: Reichsgesundheitsblatt Nr. 29, S. 612—616 (1934).
[2]) T. Stefanoff u. K. Pohlen: Reichsgesundheitsblatt Nr. 17, S. 345—346 (1936).
[3]) T. Stefanoff u. K. Pohlen: a. a. O.

Merkwürdig ist dabei aber die Konkordanz in der Entwicklung der männlichen und weiblichen Sterblichkeit und ferner die Konkordanz bei den Religionsgruppen: Pravoslaven, röm. Katholiken und Mohammedaner, während die Juden nur teilweise mit den allgemeinen bulgarischen Ziffern parallel gehen.

	Pravoslaven		Röm. Katholiken		Mohammedaner		Juden	
	Knaben	Mädchen	Knaben	Mädchen	Knaben	Mädchen	Knaben	Mädchen
Geboren insgesamt	301265	281676	3150	2981	61973	58067	1767	1771
davon: Totgeborene	0,91	0,66	0,92	0,84	0,74	0,57	3,90	2,32
Sterbefälle am 1. Lebenstag	0,23	0,19	0,57	0,20	0,32	0,20	0,57	0,34
„ „ 2. „	0,33	0,24	1,02	0,60	0,46	0,40	0,62	0,17
„ „ 3. „	0,26	0,20	0,32	0,24	0,30	0,27	0,45	0,25
„ „ 4. „	0,24	0,19	0,41	0,37	0,30	0,23	0,23	0,11
„ „ 5. „ %	0,23	0,19	0,57	0,24	0,26	0,24	0,23	0,17
„ „ 6. „	0,30	0,23	0,57	0,44	0,33	0,26	0,11	0,17
„ „ 7. „	0,31	0,26	0,51	0,44	0,27	0,23	0,06	—
„ „ 8. „	0,32	0,28	0,57	0,44	0,29	0,20	—	0,06
„ „ 9. „	0,28	0,22	0,60	0,27	0,27	0,19	—	—
„ „ 10. „	0,23	0,20	0,25	0,20	0,22	0,17	—	0,11
Sterbefälle am 1. bis 10. Tag zusammen .... %	2,73	2,19	5,40	3,42	3,02	2,40	2,26	1,41
Säuglingssterbefälle insgesamt	15,52	13,68	19,42	15,86	17,31	15,12	7,59	5,54

Die niedrigsten Totgeburtenziffern gehören zu den Mohammedanern, die im Südosten Bulgariens auf einem nur gering zivilisierten Niveau stehen, während diese Ziffern bei den Juden, die auch in Bulgarien eine vornehmlich städtische Bevölkerungsgruppe darstellen, am höchsten sind und den Normalwerten des übrigen Europa völlig entsprechen. In der Mitte liegen die beiden christlichen Religionsgemeinschaften, deren Siedlungsform auch vorwiegend ländlich ist. Trotz des städtischen Charakters der Juden in Bulgarien ist deren Sterblichkeit am ersten Lebenstag auch unwahrscheinlich niedrig, wenngleich bei ihnen die Mädchen die verhältnismäßig höchste Sterbeziffer am 1. Tag haben.

Das Ergebnis und der Sinn der vorstehenden Betrachtungen über die Frühsterblichkeit in Bulgarien ist, zu zeigen, daß bei internationalen Vergleichen immer die größte Vorsicht am Platze ist. Da die Erhebungsgrundlage der bulgarischen Säuglingssterblichkeit, d. h. die begriffliche Abgrenzung der Tot- und Lebendgeburt sowie die zeitlichen Fristen zur Meldung der Geburten und Sterbefälle praktisch von denen der westeuropäischen Länder abweichen, muß notwendigerweise auch ein Unterschied in den Ergebnissen herauskommen, der aber nach Art und Größe nur dann zutage tritt, wenn man die Einzelheiten der Bevölkerungsbewegung studiert. Wenn die Verfasser hier die Entwicklung der Sterblichkeit der ersten 10 Tage des Lebens von Bulgarien mit den Ergebnissen anderer europäischer Länder verglichen haben, so waren sie sich darüber klar, und wollen dies noch einmal deutlich zum Ausdruck bringen, daß damit keineswegs ein Werturteil über die Statistik an sich ausgesprochen werden soll, sondern sie wollten darauf hinweisen, daß die Probleme örtlich gebunden sind, und daß die Statistik zur Lösung der Probleme des menschlichen Lebens auf die örtlichen Besonderheiten achten muß, wenn sie nicht zu Trugschlüssen gelangen will.

Sonderdruck aus

Der Öffentliche Gesundheitsdienst

VERLAG GEORG THIEME / LEIPZIG C 1 / ROSSPLATZ 12

B. Ärztlicher Gesundheitsdienst

| 2. Jahrgang | 20. September 1936 | Heft 12 |

Die einmaligen Gesundheitszeugnisse
von Geschlechtskrankheits-Verdächtigen

Den Gesundheitsbehörden, das sind nach dem Gesetz zur Vereinheitlichung des Gesundheitswesens die Gesundheitsämter oder zum Teil auch die von ihnen beauftragten Beratungsstellen für Geschlechtskranke, stehen bezüglich der nach § 4 RGBG. gemeldeten Personen, die dringend verdächtig sind, geschlechtskrank zu sein und ihre Geschlechtskrankheit weiterzuverbreiten, in der Hauptsache zwei Maßnahmen zur Verfügung: 1. die Einforderung von Gesundheitszeugnissen und 2. das Verlangen eines Heilverfahrens. Beide Maßnahmen können unter Umständen durch Zwang herbeigeführt werden. Im allgemeinen handelt es sich hierbei um einmalige Gesundheitszeugnisse; in besonderen Fällen, diese treffen in der Hauptsache auf die Prostituierten zu, kann aber auch die Vorlage eines Gesundheitszeugnisses wiederholt oder regelmäßig angeordnet werden.

Im Jahre 1934 sind von den Gesundheitsämtern insgesamt 26077 einmalige ärztliche Gesundheitszeugnisse eingefordert worden, bei denen sich der Krankheitsverdacht in 10385 oder 39,8 % der Fälle bestätigte[1]).

[1]) Vgl. auch den Abschnitt „Geschlechtskrankenfürsorge" in: Das Gesundheitswesen des preußischen Staates im Jahre 1934. Veröffentlichungen aus dem Gebiete der Medizinalverwaltung. Bd. 46. Heft 5. Berlin 1936.

Gemeindegrößenklasse	Zahl der eingeforderten einmaligen Gesundheitszeugnisse	Davon bestätigte sich der Krankheitsverdacht	
		Zahl	%
I a) Berlin	5 868	1 088	18,6
b) Übrige Großstädte	11 293	4 473	39,6
II Sonstige Stadtkreise [1])	2 848	1 331	46,7
III Landkreise mit Mittelstädten [1])	2 696	1 493	55,4
IV Landkreise ohne Mittelstädte [1])	3 372	2 000	59,3
Zusammen	26 077	10 385	39,8

Der Anteil der Gesundheitszeugnisse, durch die der Krankheitsverdacht bestätigt wurde, war in Berlin mit 18,6 % am niedrigsten und stieg ausnahmslos mit abnehmender Gemeindegrößenklasse auf 39,6 % in den übrigen Großstädten, auf 46,7 % in den sonstigen Stadtkreisen und auf 55,4 % bzw. 59,3 % in den Landkreisen mit bzw. ohne Mittelstädte.

Diese Erscheinung läßt darauf schließen, daß in den kleineren Wohnplätzen die Zahl der eingehenden Meldungen von Personen, die dringend verdächtig sind, geschlechtskrank zu sein und die Geschlechtskrankheit weiterzuverbreiten, verhältnismäßig geringer ist als in den Städten und insbesondere in den Großstädten. Wie an anderer Stelle[2]) nachgewiesen wurde, haben die Meldungen auf Grund des § 9 RGBG. (Entziehung aus der ärztlichen Behandlung oder Beobachtung) teilweise einen sehr hohen Umfang erreicht. So erreichte die Zahl der nach § 9 gemeldeten Frauen in Berlin im Jahre 1934 mit 8121 einen höheren Wert als der aus der letzten Reichs-Geschlechtskrankenzählung errechnete Jahreszugang an ansteckenden weiblichen Geschlechtskrankheiten. Bedenkt man hierbei, daß die Gesundheitsbehörden in allen Zweifelsfällen von dem Recht, ein Gesundheitszeugnis einzufordern, Gebrauch machen, so ist die für Berlin niedrig erscheinende Anteilsziffer der für krank Befundenen von 18,6 % nicht weiter verwunderlich. Der Anteil der bestätigten Krankheitsverdachte ist abhängig davon, ob die der Geschlechtskrankheit Verdächtigen in ausreichendem Maße erfaßt werden oder nicht. Hierfür geben die Berichte der Stadt Berlin ein zweites anschauliches Beispiel. Nach den Ausführungen über die Entziehung aus der ärztlichen Behandlung oder Beobachtung[3]), in denen festgestellt wurde, daß sich vom Jahre 1933 bis zum Jahre 1934 die Zahl der Meldungen allein nach § 9 rund verdoppelt hat, mußte angesichts der vorstehenden Überlegungen darauf zu schließen sein, daß sich der Anteil der Gesundheitszeugnisse mit positivem Befund im Jahre 1934 erheblich niedriger stellen müßte als im Jahre 1933. Tatsächlich hat sich der Krankheitsverdacht im Jahre 1933 von 3722 einmalig eingeforderten Gesundheitszeugnissen in 2133 Fällen bestätigt; das sind in 57,3 % gegenüber 18,6 % im Jahre 1934.

Es konnte in der zitierten Abhandlung über die Meldung von Geschlechtskranken auf Grund des § 9 festgestellt werden, daß (unter Berücksichtigung der

---

[1]) Zu den sonstigen Stadtkreisen gehören mit wenigen Ausnahmen die Städte mit einer Einwohnerzahl zwischen 30000 und 100000. In der Gruppe „Landkreise mit Mittelstädten" sind solche zusammengefaßt, die wenigstens eine Stadt von 15000 und mehr Einwohnern oder wenigstens zwei Städte mit 10000 und mehr Einwohnern enthalten. Zu den Landkreisen ohne Mittelstädte gehören die übrigen Landkreise, die keine nennenswerte städtische Agglomeration aufweisen.

[2]) K. Pohlen, Die Meldungen von Geschlechtskranken wegen Entziehung aus der Behandlung oder Beobachtung. Dtsch. Ärzteblatt 1936, Nr. 25, S. 645—648.

[3]) a. a. O.

in der Reichszählung der Geschlechtskranken ermittelten Jahreszugänge) die
Meldetätigkeit in den größeren Wohnplätzen verhältnismäßig mehr Erkrankte
erfaßt als in den Landkreisen. Dabei werden im allgemeinen die Prostituierten,
denen gewöhnlich die regelmäßige Beibringung von Gesundheitszeugnissen zur
Pflicht gemacht wird, nicht zu den einmaligen Gesundheitszeugnissen aufgefordert.

Dem Anteil der Gesundheitszeugnisse mit bestätigtem Krankheitsverdacht an
allen eingeforderten Gesundheitszeugnissen nach verteilen sich die Gruppen der
Großstädte, sonstigen Stadtkreise und Landkreise in den verschiedenen Regierungsbezirken bezüglich der festgestellten Maximal- und Minimalziffern wie
folgt:

Ib Übrige Großstädte		II. Sonstige Stadtkreise	
Stettin	88%	Osnabrück	88%
Aachen	88%	Stettin	87%
Wiesbaden	69%	Merseburg	76%
		Hannover	76%
Münster	23%	Hildesheim	30%
Hannover	17%	Schleswig	9%
Erfurt	14%	Stade	1%

III. Landkreise mit Mittelstädten		IV. Landkreise ohne Mittelstädte	
Allenstein	100%	Erfurt	89%
Münster	80%	Frankfurt (Oder)	85%
Köslin	75%	Sigmaringen	80%
Wiesbaden	25%	Köln	42%
Oppeln	22%	Königsberg	41%
Hildesheim	18%	Koblenz	30%

Die in den einzelnen Regierungsbezirken gefundenen Anteilsziffern der verschiedenen Gemeindegrößenklassen weisen also eine sehr große Streuung auf,
insgesamt bewegen sich die vorstehenden Ziffern zwischen 1% und 100%, also
zwischen den fast extrem möglichen Werten. Abgesehen von den drei Maximal-
werten in Stettin, Aachen und Wiesbaden liegen aber die Ziffern sämtlicher
Großstädte unterhalb von 50%, während sie für die Landkreise ohne Mittelstädte, mit Ausnahme von denjenigen in den Regierungsbezirken Koblenz,
Königsberg, Köln, Wiesbaden, Münster, Gumbinnen, Oppeln und Minden
oberhalb dieser Grenze liegen.

Reproducción especial de

Revista Médica Germano-Ibero-Americana

1936   Núm. 7 8

60 años de estadística en el Departamento Nacional de Sanidad de Alemania.

El 30 de junio de 1936 pudo contemplar el Departamento Nacional de Sanidad de Alemania una labor fecunda realizada en el decurso de sesenta años. Cuando fué llamado a la vida algunos años después de la fundación del Reich, le fué encomendada, como una de sus misiones principales, la organización y el establecimiento de una estadística médica suficiente para Alemania, tarea a la cual se ha venido dedicando cada vez más en los últimos 60 años. A continuación se exponen, por lo tanto, el desenvolvimiento, el estado actual de la estadística sanitaria alemana, cuyo sostén principal sigue siendo aún el Departamento Nacional de Sanidad, y su importancia políticosanitaria.

En la Memoria Conmemorativa del Departamento Nacional de Sanidad, editada en el año 1926 en ocasión del cincuentenario de su existencia, se lee que en su tiempo, cuando fué fundado el Departamento Nacional de Sanidad (hasta el año 1918 se llamó "Departamento Imperial de Sanidad"), solamente pocos Estados alemanes disponían de una estadística sanitaria especial y suficiente hasta cierto punto. Ni siquiera existían los materiales pertenecientes a este dominio de la estadística. La más perfecta era en aquel entonces todavía la estadística de sanidad de Baviera, contenida en los Informes Generales sobre la Administración de Sanidad de Baviera, que empiezan en el año 1857. Más adelante fueron publicados también informes de esta clase por Sajonia, Hamburgo, Baden, Württemberg y Alsacia-Lorena. En Prusia, por el contrario, estaba descentralizada aún la estadística de sanidad, misión de la cual estaban encargados los diversos distritos gubernamentales. Como la mayor deficiencia se hacía notar la falta de toda regla para un establecimiento sistemático homogéneo de la estadística de sanidad. Por eso no era posible el comparar unos con otros los resultados de las estadísticas sanitarias de los distintos Estados.

Estas condiciones encontró el Departamento Nacional de Sanidad cuando fué fundado. Desde luego, a poco de la fundación del Reich se nombró una comisión especial, por la Administración del Reich, para la preparación de una Estadística Medicinal unitaria, de cuya ejecución se encargó luego el Departamento Nacional de Sanidad. Con el año de la fundación del Departamento Nacional de Sanidad coincide también el comienzo de la Estadística Sanitaria Alemana, la que desde entonces se ha desenvuelto de manera consecuente hasta el estado en que se encuentra hoy. El desenvolvimiento de la Estadística Sanitaria Alemana se puede dividir en tres capítulos: I. Los primeros cincuenta años hasta el 31 de diciembre de 1925, durante los cuales el Departamento Nacional de Sanidad fué el único encargado de la Estadística Sanitaria Alemana; II. El tiempo transcurrido desde 1926 a 1932, en el que el desenvolvimiento de la Estadística Oficial acusó cierta detención, y finalmente III. Un marcado desenvolvimiento con el año 1933. En el último tiempo se publicó el Decreto del Ministro del Reich y Prusia del Interior, según el cual se han de publicar Informes Anuales por los Servicios Sanitarios Oficiales sobre el estado de sanidad existente en sus respectivos distritos, de acuerdo con reglas unitarias válidas para todo el Reich.

I. 1876 a 1924.

El desenvolvimiento de la Estadística Sanitaria se tenía que limitar primero a los materiales fáciles de adquirir en aquel tiempo en los Estados Confederados de Alemania, como eran los datos sobre el estado del personal enfermero y sobre los trabajos realizados en los establecimientos terapéuticos. Inmediatamente a esto se añadieron los informes semanales sobre los nacimientos y defunciones en las poblaciones alemanas de más de 15 000 habitantes. Veinte años después se pudieron establecer las primeras compilaciones detalladas sobre las causas de muerte en Alemania. La piedra final del desenvolvimiento de la Estadística Sanitaria de Alemania dentro del primer capítulo (1876 a 1925) fué colocada en el año 1921, en el que fueron introducidos los informes estadísticos semanales obligatorios sobre los casos de enfermedad y defunción por enfermedades infecciosas. Al mismo tiempo se decidieron informes estadísticos especiales, como sobre los niños sordomudos (1902 a 1905) con especial consideración de las causas de la sordomudez — innata o adquirida —, sobre la propagación del lupus (1908), sobre las afecciones tuberculosas entre los médicos y personal enfermero de los hospitales (1906 a 1910) y sobre las enfermedades venéreas (1919).

El Departamento Nacional de Sanidad de Alemania se ha venido esforzando siempre en comparar sus datos semanales y mensuales sobre las condiciones de nacimientos y mortalidad con los correspondientes datos de ciudades extranjeras importantes. Desde el año 1904 vino estableciendo además (hasta el año 1924) la tabla de causas de muerte en varios países europeos, publicada regularmente en las "Revisiones internacionales" del Anuario Estadístico de Alemania. Desde el año 1921 se añaden a la Estadística General de las Enfermedades Infecciosas de Denuncia Obligatoria, los datos correspondientes de casi todos los países europeos, lo que permite seguir la marcha de las epidemias en Alemania y fuera de ella.

No se debe dejar de mencionar, que en los órganos oficiales se ha tratado también de varios temas científicos especiales de contenido sanitario, que se limita en lo esencial al análisis exacto de la estadística de causas de muerte, la fuente principal del conocimiento estadístico sanitario de aquel tiempo.

Para la publicación de la Estadística de Sanidad del Reich, entraban en consideración al principio solamente las "Publicaciones del Departamento Imperial de Sanidad" (desde 1919 Publicaciones del Departamento Nacional de Sanidad). Este órgano de publicidad fué fundado como revista semanal, para poder dar a conocer generalmente con la mayor rapidez posible las condiciones de nacimientos y muertes en las poblaciones alemanas de 15 000 habitantes en adelante. Las estadísticas anuales eran publicadas por de pronto en la revista "Trabajos del Departamento Nacional de Sanidad". En el año 1892 fué fundada para este fin la obra fuente estadística "Informes médico-estadísticos del Departamento Nacional de Sanidad", que se publicó hasta el año 1925 y de la cual han aparecido en total 23 tomos.

Datos más completos sobre el desenvolvimiento de la Estadística Sanitaria desde 1876 a 1925, se encuentran en la citada memoria: Das Reichsgesundheitsamt (El Departamento Nacional de Sanidad de Alemania) 1876 a 1926 (Editorial J. Springer, Berlín 1926). Una bibliografía exacta de todas las publicaciones sobre la estadística medicinal del Reich durante los años 1876 a 1925, se ha publicado en el Tomo Especial en ocasión del cincuentenario del Departamento Nacional de Sanidad: "Arbeiten aus dem Reichsgesundheitsamt" (Trabajos del Departamento de Sanidad del Reich). Tomo 57. Editorial J. Springer, Berlín 1926.

II. 1926 a 1932.

En el año 1924 se ha llegado a un acuerdo entre el Ministerio del Interior y el Ministerio de Economía que implicó una gran variación en el establecimiento de la estadística medicinal y entró en vigor el 1 de enero de 1925:

La colección y compilación tabularia de la Estadística de Causas de Muerte y de la Estadística de Centros Terapéuticos del Reich, pasan al Departamento Estadístico del Reich, en cuyas Obras-Fuentes (Estadística del Reich) aparece también la publicación detallada. Al Departamento Nacional de Sanidad le quedan la interpretación y evaluación de los resultados de estas estadísticas, la confección del texto explicativo y científico de las correspondientes publicaciones del Departamento Estadístico del Reich. Igualmente se encarga ahora el Departamento Estadístico del Reich de la compilación de datos sobre el personal médico y enfermero, labor anual, y de la Estadística Semanal de las condiciones de nacimientos y muertes con inclusión de las causas de defunción en las ciudades alemanas de 100 000 habitantes en adelante y de la misma Estadística Mensual para todas las poblaciones alemanas de 15 000 habitantes en adelante. Pero estos informes se siguen dando a conocer en las Publicaciones del Departamento Nacional de Sanidad, desde el 1 de enero de

1926 en la "Gaceta Sanitaria de Alemania". Al Departamento Nacional de Sanidad le quedan también los trabajos dirigidos a la interpretación y evaluación médica.

Respecto a los demás datos estadísticos medicinales, no se debe introducir variación ninguna.

La razón de este acuerdo se expuso en un Certificado establecido por una Comisión especial organizada por la Administración del Reich para el estudio de una eventual simplificación del todavía muy costoso aparato estadístico. El resultado de este Certificado tocó otro punto además del de la mera cuestión de gastos, el de la conveniencia de la cuestión de competencia sanitario-estadística. Se ha de tener presente que el Departamento Estadístico del Reich es una autoridad supeditada al Ministerio de Economía del Reich y que por eso coloca con mucha facilidad en primer término factores económicos, mientras que la dirección suprema de la Sanidad Pública se halla en manos del Ministro del Interior. El Ministerio del Interior es aconsejado en cuestiones sanitarias por el Departamento Nacional de Sanidad, como autoridad central competente. Una buena asesoración sobre la política sanitaria no es posible, sin embargo, sin un análisis competente de la estadística sanitaria. Teniendo en cuenta ambas exigencias, o sea la necesidad de reunir datos estadísticos por una autoridad central dotada de medios auxiliares y personal suficiente, todo lo cual tiene que resultar costoso, y en vista de que la autoridad central es la encargada de establecer también la estadística sanitaria, se tiene que considerar como ideal la solución alcanzada con el acuerdo de los dos Ministerios competentes. Esta cuestión de organización, que en primer término sólo toca condiciones internas de Alemania, se expone aquí con gran detenimiento, porque de ella se pueden sacar cosas provechosas para otros países, pues la organización estadística tropieza en todas partes con las mismas dificultades en la demarcación de competencias.

Según el citado acuerdo, han pasado cinco labores estadísticas al dominio del Departamento Estadístico del Reich; todo lo demás se le ha dejado al Departamento Nacional de Sanidad. Estas cinco estadísticas se destinan solamente a fines de la comparación secular, siendo establecidas durante el mayor tiempo posible en la misma forma. Una vez que se haya encontrado el esquema correspondiente para estas estadísticas, el trabajo práctico no necesitará ya de la colaboración permanente de la autoridad central, salvo para las cuestiones científicas, que siguen siendo cosa del Departamento Nacional de Sanidad.

Otro es el caso en lo que se refiere a muchas estadísticas que por su poca extensión no representan ninguna ganancia económica de encargarse de ellas la autoridad central estadística, o que como una sola estadística o como una estadística de cuestionario variable no se pueden desprender de la autoridad central sanitaria.

El punto de gravedad está aquí en que el estadista del Departamento Nacional de Sanidad, gracias a su continua y directa conexión con los referendarios de las diversas ramas de la sanidad, puede decidir exactamente lo que importa en el momento en una estadística determinada, lo que no le es posible al estadista de la autoridad central. Por eso el Servicio de Estadística del Departamento Nacional de Sanidad no tropieza con dificultades, aunque el personal estadístico científico conste también de no médicos; es más, puede ser incluso muy fecunda la colaboración de dos médicos expertos en estadística con un estadista profesional especializado.

Con el paso de una parte de las estadísticas, desde el 1 de enero de 1925, al Departamento de Estadística del Reich, quedó liberado de una gran carga de trabajo el personal estadístico científico del Departamento Nacional de Sanidad, lo cual ha resultado de mucha utilidad para la conformación de la estadística sanitaria. En el Departamento Nacional de Sanidad se han realizado en este tiempo varios trabajos importantes, para los cuales fué necesaria una nueva orientación de organización muy fundamental, ya que el personal auxiliar para la compilación de datos estadísticos había quedado reducido a un mínimo. Así se encontró una salida: para la compilación de datos especiales en que no se consideró necesaria una estadística nacional, fueron interesados otros agentes de la estadística, en particular los Departamentos Estadísticos Comunales, que se encargaron entonces de la compilación de estos datos especiales bajo la dirección del Departamento Nacional de Sanidad. Aquí son de nombrar especialmente las estadísticas de abortos, que salieron de los Departamentos Estadísticos de las ciudades de Magdeburg y Lübeck, y la Estadística Combinada de Causas de Muerte de Magdeburgo. Así el Departamento Nacional de Sanidad deja de establecer solamente Estadísticas del Reich y dirige su atención especial a la contestación de cuestiones objetivas, a la aportación rápida y barata del material necesario sobre dominios estadísticos más circunscritos.

Una reorganización muy completa sobre la existencia de la tuberculosis entre el personal médico y enfermero de los hospitales, fué llevada a cabo en la segunda fase del desenvolvimiento de la Estadística Sanitaria, directamente por el Departamento Nacional de Sanidad, en tanto que otras dos estadísticas, el Censo de Achacosos del Reich (1925/26) y el Censo de Enfermedades Venéreas del Reich (1927), fueron establecidas directamente por el Departamento Estadístico del Reich con la colaboración del Departamento Nacional de Sanidad.

Como los "Informes médico-estadísticos del Departamento Nacional de Sanidad" dejaron de publicarse en el año 1925, las Complicaciones Anuales de las Enfermedades Infecciosas de Denuncia Obligatoria, se siguieron publicando en los Resúmenes semanales, trimestrales y anuales sobre la Estadística del Movimiento de Población en los Municipios Alemanes de 15 000 habitantes en adelante y los resultados principales de la Estadística de Causas de Muerte del Reich y las Estadísticas especiales (Censo de enfermedades venéreas, Censo de tuberculosis en el personal de los hospitales), se siguieron publicando en suplementos estadísticos especiales en la Gaceta Sanitaria del Reich. Los otros resultados importantes de la investigación científica, especialmente las bases de la ulterior Estadística de Morbilidad (Indice sanitario) y los resultados de la cooperación con otros Departamentos estadísticos, se han publicado en su mayor parte en la revista "Archiv für Soziale Hygiene und Demographie", que cesó de aparecer en el año 1934.

III. 1933 a 1936.

El acontecimiento más importante en el desenvolvimiento de la Estadística Sanitaria del Departamento Nacional de Sanidad, lo constituye el encargo de un estadista del Departamento Nacional de Sanidad por el Ministerio Prusiano del Interior para la realización del análisis estadístico de una parte de los Informes Anuales Prusianos remitidos por todos los médicos de distrito, tratándose aquí de la parte B: Higiene social.

Así pasó al Departamento Nacional de Sanidad un material abundantísimo de que hasta entonces no se había podido disponer en absoluto. Con las disposiciones de los Ministerios competentes se establecieron en 1935 los correspondientes formularios, valederos para todo el Reich, quedando así cerrado en lo esencial el desenvolvimiento de la estadística sanitaria del Departamento Nacional de Sanidad. Todavía hay que perfeccionar, desde luego, muchos puntos de este dominio, lo que podrá ser provechoso también para la Estadística Sanitaria Internacional, sobre todo considerando que, a mi saber, no se dispone en ninguna parte del mundo de un material sanitario-estadístico tan rico como el que posee el Departamento Nacional de Sanidad de Alemania.

Los estadistas del Departamento Nacional de Sanidad, han continuado dedicándose en los últimos tres años (1933 a 1936) al análisis general de cuestiones estadístico-sanitarias, como se desprende claramente de los trabajos publicados en la Gaceta Sanitaria de Alemania desde enero de 1933 a junio de 1936 (98 trabajos de contenido estadístico-sanitario), junto a muchísimos trabajos más de esta naturaleza publicados en otros órganos. Por hacerse notar cada vez más la falta de los "Informes médico-estadísticos del Departamento Nacional de Sanidad" y por no ser posible publicar en la Gaceta Sanitaria del Reich todos los trabajos sanitario-estadísticos, ha sido creada por el Departamento Nacional de Sanidad una nueva publicación, cuyo segundo número contiene un importante trabajo sanitario-estadístico (E. Meier: Enfermedad y muerte en la más tierna infancia, métodos y resultados de una estadística de morbilidad de la edad de la lactancia). Para trabajos no adecuados para aparecer como Monografías, se ha previsto este año una serie especial dentro de los "Trabajos del Departamento Nacional de Sanidad", cuyo primer número se publicará todavía dentro de este año como núm. 1 del tomo 71 de los "Trabajos del Departamento Nacional de Sanidad". Hay que advertir además que la Estadística Sanitaria del Departamento Nacional de Sanidad, ha publicado por primera vez en el año actual un "Libro de informes sanitario-estadísticos del Reich" Edición 1936 (K. Pohlen) que resume en 333 páginas y 109 grabados toda la estadística oficial sanitaria de Alemania. Otro segundo tomo, como parte internacional, está en preparación. Una revista general de los trabajos sanitario-estadísticos del Departamento Nacional de Sanidad, también de los aparecidos en otros órganos de este Departamento, para el período de 1926 a junio de 1936, está contenida en una compilación como 4 Suplemento al Número de Jubileo de la Gaceta Sanitaria del Reich (1936, núm. 27) publicado en ocasión de los 60 años de existencia del Departamento Nacional de Sanidad.

El estado actual de la estadística sanitaria alemana.

Es necesario distinguir ante todo los diversos conceptos "Estadística Sanitaria", "Estadística Medicinal" y "Estadística de Sanidad". En la literatura alemana se confunden con frecuencia estos conceptos. De acuerdo con las costumbres generales, se considera la estadística médica como una parte de la ciencia médica; su misión es la de estudiar los problemas estadísticos de esta ciencia por medio de métodos estadísticos científicos, mientras que por Estadística Medicinal se ha de entender la obtención, colección y preparación de los materiales estadísticos relativos a las condiciones sanitarias de la población, labor esta oficial. El dominio de la Estadística Sanitaria comprende la obtención, colección y preparación, así como el informe de todos los datos pertenecientes al dominio de la sanidad pública y privada. La reunión de todas estas misiones en una forma sintética y analítica constituye la Estadística de Sanidad, que además contiene también los vecinos dominios del conocimiento estadístico, en particular la demografía.

Así la Estadística Alemana de Sanidad pasa más allá de la "Estadística Vital" que aparece como unidad publicística en los países ingleses y americanos. La Estadística Vital comprende casi exclusivamente en general solamente la Demografía y la Estadística Medicinal, pero con predominio de los elementos demográficos (matrimonios, nacimientos, defunciones). Esta estadística demográfica se halla centralizada en Alemania en el Departamento Estadístico del Reich, donde se aprovechan estos datos sólo para la información particular. Hasta el movimiento de población (matrimonios, nacimientos y defunciones) en los municipios alemanes, que como se ha dicho se evalúa y publica también por el Departamento Nacional de Sanidad, ha tenido en los últimos años muy poca influencia sobre la labor sanitario-estadística. Por lo demás, el campo de trabajos de la estadística en el Departamento Nacional de Sanidad, es formado por la totalidad de la Estadística de Sanidad de Alemania, a la que pertenecen, junto al Departamento Nacional de Sanidad y el Departamento Estadístico del Reich, otros agentes más de la estadística. En primer término se trata de datos estadísticos reunidos por el Seguro Social Alemán. El Departamento del Seguro Social del Reich y las autoridades principales del Seguro Social, publican además extensas obras estadísticas que se citan en el mencionado Libro de Informaciones sanitario-estadísticas y en los demás trabajos y publicaciones del Departamento Nacional de Sanidad. Lo mismo hay que decir de la estadística, compilada por los Estados y Corporaciones autónomas (provincias y ayuntamientos), y publicada con toda regularidad en las obras estadísticas de los Departamentos de Estado, Provinciales y Comunales. Por último, el Ministerio de la Guerra y la Administración de la Policía de Prusia publican anualmente extensos informes sanitarios en los que encuentran su realización práctica numerosos consejos del Departamento Nacional de Sanidad. Se advierte aquí que la nueva forma de la estadística de enfermedad, la estadística individual de morbilidad (índice sanitario), ha pasado por primera vez a la estadística del ejército, de la policía y de la marina. Finalmente, los Institutos universitarios aportan, especialmente como trabajos de doctorado, numerosos trabajos estadístico-sanitarios, de valor desde luego muy inferior a la estadística sanitaria oficial, prescindiendo de excepciones. Los últimos y no los menos importantes resultados de la estadística médica, proceden de trabajos de investigadores particulares, entre los que ocupa un lugar sobresaliente el sabio alemán Prinzing, decano de la estadística médica alemana y miembro del Instituto Internacional de Estadística.

Nos llevaría demasiado lejos el exponer aquí todos los informes estadísticos suministrados periodicamente por los diferentes estados alemanes. Pero citamos al menos las compilaciones anuales más importantes, para dar una idea de la variedad de la Estadística sanitaria de Alemania. Tenemos que renunciar, desde luego, a la exposición de datos numéricos.

I. Las condiciones sanitarias del pueblo alemán. Ya en los últimos años ha publicado repetidas veces la Gaceta Sanitaria de Alemania listas de las Organizaciones Principales de la Sanidad Alemana. En el año actual, se ha publicado también un extenso registro de las autoridades sanitarias alemanas.

El personal médico y enfermero y el acceso a las clases médicas y odontológicas son objeto de estudio anual que se publica en la Gaceta Sanitaria de Alemania. Esta cuestión es también objeto de los Informes Anuales de Sanidad, en los que la clasificación en personal médico y enfermero es más amplia que en la Estadística Anual del Departamento Nacional de Sanidad. Hasta ahora vino publicando la Casa Editorial Thieme un registro de todos los médicos en ejercicio (en el Reichsmedizinalkalender — Almanaque medicinal del Reich) en Alemania; de la confección de este registro se encarga ahora la Cámara Médica de Alemania. La primera edición del nuevo Registro está en preparación. En la Estadística de Centros Terapéuticos, en la que colabora el Departamento Estadístico del Reich, se informa en 15 grupos sobre la importancia y fines de dichos Centros. La misma clasificación en 15 grupos se ha decidido para el movimiento de enfermos (existencia, entradas y salidas) en el sexo masculino y femenino. Actualmente está en preparación una gran estadística sobre las bases económicas de los hospitales alemanes. Una Estadística de Morbilidad de los Hospitales se publica a intervalos de 5 años; la próxima corresponde al año 1937.

Sobre los medicamentos destinados al pueblo alemán, faltan todavía los datos; solamente se dispone de los informes suministrados por las farmacias y personal farmacéutico. Un amplio espacio lo ocupa el Seguro Social del Pueblo Alemán, sobre el que informan el Ministerio del Trabajo y las autoridades dependientes de él.

Ya se ha hablado de la extensión de la estadística del movimiento de población.

Sobre las condiciones sanitarias de la población alemana en las diversas fases de la vida, informa una Estadística de Defunciones clasificada por edades. Un material mucho más rico está contenido en los informes establecidos por órganos del Servicio Sanitario. Aquí se clasifican los establecimientos según su importancia, número y fines, por municipios y grandes distritos administrativos.

El resultado de las investigaciones médicas de embarazadas, se clasifica según la participación de las embarazadas con alteraciones patológicas y el tiempo de denuncia del embarazo (mes de embarazo).

Igualmente se clasifican por clases, importancia y resultado de las observaciones médicas las casas-cunas y establecimientos de niños de pecho y de corta edad, muy generalizados en Alemania. El resultado de las observaciones médicas se extiende al estado de nutrición de los lactantes y a las alteraciones patológicas registradas en ellos.

En la parte destinada a la protección a los niños escolares se trata de datos estadísticos sobre organizaciones, personal, labor del personal y observaciones médicas. También aquí desempeñan un papel especial el estado de nutrición, las alteraciones patológicas y el hallazgo dental. Estos datos estadísticos son generales en todo el Reich.

Al mismo tiempo se analizan anualmente otros datos estadísticos locales: los abortos de Lübeck, las faltas a la escuela en Mannheim, las condiciones individuales del desarrollo en Altona, etc.

La fuente más importante sobre la aparición de enfermedades de consideración, la forma la Estadística de las Enfermedades Infecciosas de Denuncia Obligatoria, publicada desde 1921, que aparece semestralmente en la Gaceta Sanitaria del Reich, en la que se informa sobre el estado estacional-epidemiológico y territorial-epidemiológico. Estas investigaciones se basan en un método especial que permite cierto pronóstico sobre el curso futuro de las enfermedades contagiosas más importantes.

Sobre la tuberculosis se informa, a base de los Registros de los Dispensarios Antituberculosos, en los Informes Anuales de Sanidad, apareciendo en abundante clasificación el estado y fluctuación de las diferentes formas de la tuberculosis y los trabajos y resultados de los Dispensarios. También se trata de la cuestión de la morada (condiciones de morada y dormitorio de los tuberculosos).

Respecto a las enfermedades venéreas, se trata de los censos, establecidos a períodos muy indeterminados (1919, 1927, 1934), de la labor de las autoridades sanitarias, de la obra de los centros de consejo a los enfermos y de la actividad del derecho en la lucha contra las enfermedades venéreas.

De las demás manifestaciones patológicas, merecen especial consideración en la Nueva Alemania las enfermedades hereditarias. Sobre ellas se informa extensamente en los certificados médicos del Préstamo de cantidades a los que contraen matrimonio y en los certificados médicos exigidos a los candidatos a colonos.

El Informe Sanitario Anual contiene además datos especiales sobre el cuidado familiar de los dementes, y sobre el número de dispensarios para enfermos psíquicos y psicópatas.

Sobre la manía a los alcaloides y estupefaccientes se informa especialmente en los resultados de la estadística de los Dispensarios para alcohólicos.

Finalmente se expone en el Informe Anual de Sanidad también la cifra de inválidos y su clasificación en las diferentes formas de la obra sanitaria.

Por el creciente envejecimiento de la población de los países del Oeste de Europa tiene mucha importancia también el cáncer, sobre el cual se informa detenidamente en numerosos trabajos estadísticos. Como el cáncer es una enfermedad cuyo diagnóstico tropieza con grandes dificultades en las diferentes regiones y por las divergencias reinantes sobre la patogenia del cáncer, no se pueden esperar por ahora estadísticas generales del Reich sobre esta enfermedad. Se están estableciendo, pues, estadísticas particulares, entre las que se cuenta una muy importante procedente de 65 hospitales de cancerosos. También es de citar una estadística de la morbilidad del cáncer en la que intervienen todos los médicos de la ciudad de Nürnberg y una estadística de resultados del tratamiento del cáncer, en la que intervienen algunos institutos radioterápicos.

Todos los resultados aquí comunicados de la Estadística Alemana de Sanidad, se publican en los órganos del Departamento Nacional de Sanidad, citados bajo III (1933 a 1936). A los Informes Anuales de Sanidad, se añaden: los Tomos sobre la Sanidad en Alemania (hasta el año 1934 la Sanidad del Estado Prusiano) en las Publicaciones del Dominio de la Administración Medicinal, Editorial Richard Schoetz, Berlín.

La importancia de la Estadística de Sanidad no se puede deducir sin más de resultados determinados. La Estadística de Sanidad es comparable más bien con la Contabilidad de un comerciante ordenado. Así como no se puede imaginar sin contabilidad una empresa comercial o industrial, tampoco la Administración de Sanidad puede trabajar sin datos estadísticos suficientes, porque la estadística y sus resultados demuestran a la autoridad encargada de la sanidad dónde y en qué sentido son necesarias ciertas medidas y demuestra además si las medidas tomadas en el pasado realizaron o no el fin perseguido.

Resumen.

En una gran exposición compilatoria, se informa sobre la Estadística de Sanidad del Departamento Nacional de Sanidad de Alemania. Se hace una clasificación en 3 períodos: 1) de 1876 a 1924; 2) de 1924 a 1932; y 3) desde 1933 en adelante. Sigue una revista del estado actual de la Estadística de Sanidad de Alemania.

Resumo.

Numa grande exposição compilatória descreve-se a estatística de sanidade do Departamento Nacional de Sanidade da Alemanha. Faz-se uma classificação em 3 períodos: 1) de 1876 a 1924; 2) de 1924 a 1932 e 3) de 1933 em deante. Segue-se uma exposição sumária do estado actual da Estatística de Sanidade da Alemanha.

<hr>

Imprenta Oscar Brandstetter, Leipzig (Alemania).

Sonderabdruck aus

Deutsches Ärzteblatt

Mitteilungsblatt der Reichsärztekammer
und der Kassenärztlichen Vereinigung Deutschlands
Verlag der Deutschen Ärzteschaft, Berlin SW 19, Lindenstraße 44
Nr. 30 u. 36, 66. Jahrgang, Seiten 753—755 u. 895—897

Das individuelle Wachstum der Schuljugend

Bei der Feststellung der Wachstumsvorgänge wird fast ausschließlich in der Weise vorgegangen, daß die zu einer gleichen Zeit vorhandene Beobachtungsmasse, z. B. die Schulkinder eines bestimmten Erhebungsgebietes, in die einzelnen Altersklassen — seien es Jahres- oder Halbjahresgruppen — aufgeteilt werden, und daß diese Altersklassen der Wägung des Körpergewichtes und der Messung der Körperlänge unterworfen werden. Gegebenenfalls werden auch noch andere anthropometrische Merkmale, wie Brustumfang usw., in der gleichen Form erhoben. Diese Messungs- bzw. Wägungsergebnisse werden dann im allgemeinen nach den Regeln der Kollektivmaßlehre (Variationsstatistik) verarbeitet. Dabei wird an erster Stelle für jede Altersklasse das arithmetische Mittel von Körperlänge und -gewicht berechnet. Ausführlichere Bearbeiter von Schülermessungen geben noch den mittleren Fehler des Mittelwertes, die gesamte Variationsbreite durch den Maximal- und Minimalwert sowie als Ausdruck für die Streuung der einzelnen Individuen (Varianten) ober- und unterhalb des arithmetischen Mittels die mittlere (quadratische) Abweichung an. Mit der Zusammenstellung dieser statistischen Ziffern für jede Altersklasse, sofern nicht als besondere Leistung Korrelationstabellen von Körperlänge und -gewicht (unter Umständen auch von weiteren Körpermaßen) einschließlich der Berechnung von Korrelationskoeffizienten, beigefügt werden, wird dann das Ziel der statistischen Auswertung der Schülermessungen als erreicht betrachtet.

Wenn man nun in einer Tabelle, oder besser noch in einer graphischen Darstellung, die Längen- und Gewichtsmittelwerte der aufeinanderfolgenden Altersklassen zusammenstellt, so erhält man eine Folge von Dimensionen, die die körperliche Entwicklung der Schulkinder erkennen lassen; fügt man der so entstandenen Kurve sogar noch die Zonen der halben und ganzen mittleren Abweichung bei, um die Kinder mit geringer oder kräftigerer Entwicklung herauszustellen, so glaubt man

über die Wachstumsverhältnisse hinreichend unterrichtet zu
sein. In Wirklichkeit hat man aber nur Zustandsbilder
(Querschnitte) über die Häufigkeitsverteilung der Körperlängen
(bzw. der Körpergewichte) von Schulkindern, die wohl zur
gleichen Zeit beobachtet sind, aber verschiedenen Geburts-
jahrgängen entstammen und dadurch von Altersklasse zu
Altersklasse eine völlig andere individuelle Zusammensetzung
haben. Solange es sich bei den Messungen lediglich um die
Erarbeitung von anthropometrischen Erkenntnissen handelt,
mag an diesem Verfahren nichts auszusetzen sein; ein solches
Repräsentativverfahren liegt durchaus im Sinne der anthropometrischen Methode, da eine erschöpfende Erhebung einer
bestimmten menschlichen Gattung sowieso unmöglich ist. Immerhin hat der Großmeister der Anthropometrie, R. Martin, erklärt[1]), daß die besten Einblicke in die Wachstums-
gesetze des kindlichen Körpers nicht aus den nach der Kollektiv-
methode vorgenommenen Massenuntersuchungen gewonnen
werden können, sondern vielmehr aus den an den gleichen Kindern in regelmäßigen Zeitabständen fortgesetzten Messungen,
die zu erreichen eine Hauptaufgabe einer rationell geführten
Schule sein sollten.

Bei den Schülermessungen handelt es sich aber gar nicht so
sehr um anthropometrische Ziele, wenngleich solche aus den Ergebnissen nebenbei mit befriedigt werden können, sondern in
erster Linie sind dafür gesundheitspolitische Be-
weggründe maßgebend. In der Zeit der Quäkerspeisung,
als die Körpermessungen von Schulkindern im Deutschen Reich
einen gewaltigen Auftrieb nahmen, kam es zwar hauptsächlich
nur darauf an, einen Grad von Unterernährtheit als gegebenen Status zu ermitteln, für den die oben beschriebene
Methode den richtigen Weg darstellte. Heute aber, in Zeiten
der laufenden Gesundheitsüberwachung, werden andere Anforderungen an die Aussagemöglichkeit der körperlichen
Schülerbeobachtung gestellt. Wieder nach den Worten von
R. Martin ist das normale Wachstum immer ein Zeichen
einer normalen Entwicklung und eines normalen Allgemein-
Gesundheitszustandes. Störungen im Wachstum deuten auf Veränderungen hin, die rechtzeitig zu erkennen und
deren weiterer Entwicklung entgegenzuarbeiten im Interesse
des Einzelnen und der Schule gelegen ist.

Das Wachstum kann aber nur als ein dynamischer Vorgang
aufgefaßt werden, bei dem nicht nur das derzeitige Ergebnis
in Gestalt einer im Augenblick der Messung erreichten Dimen-
sion (Länge oder Gewicht) interessiert, sondern bei dem es in
erster Linie auf die bestehende Intensität des Wachs-
tumsvorganges ankommt. Ob ein Kind im Zeitpunkt
der Messung eine größere oder geringere Länge aufweist und
ob sich das Messungsergebnis um mehr oder weniger als die
halbe mittlere Abweichung vom Durchschnitt entfernt, muß
noch lange keinen Maßstab für den Allgemein-Gesundheitszustand
abgeben, weil hierbei konstitutionelle Momente oft von aus-
schlaggebender Bedeutung sind. Anders ist aber die Tatsache

---

[1]) Rudolf Martin: Richtlinien für Körpermessungen und
deren statistische Verarbeitung mit besonderer Berücksichtigung von
Schülermessungen, München 1924, S. 6.

zu werten, ob die Entwicklung gestört ist, also ob ein bis vor
kurzem normales Kind unternormale Maße zeigt und damit
auf einen Stillstand der Entwicklung hinweist. Über derartige
Zusammenhänge fehlen aber noch gänzlich nähere Untersuchungen; Ansätze hierfür sind in den Zusammenstellungen
über die körperliche Entwicklung von W. Camerer aus dem
Jahre 1893 vorhanden[2]), die aber wegen einer zu geringen
Zahl von Individuen über die Häufigkeit anormaler Wachstumsintensität keine Aufschlüsse geben können.

Die Unterlagen für die Bearbeitung der physiologisch wichtigen Wachstumsintensität werden dadurch gewonnen, daß man
die Messungsergebnisse gleicher Individuen für möglichst gleichlange Beobachtungszeiten verfolgt und dabei sowohl das Endergebnis (natürlich auch den Anfangszustand) des
Wachstums statistisch umschreibt als auch den individuellen
dynamischen Vorgang mit dem normalen vergleicht. Die normale körperliche Entwicklung wird dargestellt durch die Reihe
(Verbindungslinie im graphischen Bild) der Mittelwerte vom
Anfang bis zum Ende der Beobachtungszeit, d. h. der Altersklassen. Oberhalb und unterhalb dieser normalen Bewegung
sind dann Zonen abzugrenzen, durch die der jeweilige Status
übernormaler und unternormaler Kinder erkenntlich ist. Es
ist dann für jedes Individuum festzustellen, ob sein Wachstum
ein normales, ein beschleunigtes oder ein verlangsamtes war,
je nachdem ob sein Stand zu Anfang und am Ende der Beobachtungszeit normal, über- oder unterdurchschnittlich war.
Es ergeben sich dabei folgende Möglichkeiten:

| Körpermaße | | Wachstumsintensität |
am Anfang der Beobachtungszeit	am Ende der Beobachtungszeit	
übernormal	übernormal	normal
	normal	verlangsamt
	unternormal	stark verlangsamt
normal	übernormal	beschleunigt
	normal	normal
	unternormal	verlangsamt
unternormal	übernormal	stark beschleunigt
	normal	beschleunigt
	unternormal	normal

Hierbei sind drei Dimensionsstufen angenommen. Vermehrt
man die Dimensionsstufen (etwa auf fünf: stark übernormal,
schwach übernormal, normal, schwach und stark unternormal),
so ergeben sich neun Grade der Wachstumsintensität, die gemeinsam mit dem Zustand der Körperdimension einen tieferen Einblick in die Entwicklungsverhältnisse gewähren. Die Feststellung der individuellen Wachstumsintensität bringt mit der
Erweiterung der Erkenntnismöglichkeit auch eine gewisse Ver-
mehrung der zu bewältigenden Aufbereitungsarbeit, die aber

---

[2]) W. Camerer: Untersuchungen über Massenwachstum und
Längenwachstum der Kinder. Jahrbuch für Kinderheilkunde und
Physischer Erziehung. Neue Folge XXXVI. Band S. 249—293.

dadurch mehr als eingespart werden kann, wenn man die bisherige Methode der Aufbereitung vereinfacht, was ohne Schaden an dem Wert der Erhebungen geschehen kann. Man muß aber auf jeden Fall bedenken, daß die Untersuchungen über das individuelle Wachstum eine beachtliche Lücke im Wissen über die **physiologischen Entwicklungsvorgänge** ausfüllt, insbesondere über die Häufigkeit der Abweichungen von der uns bekannten Wachstumsintensität.

Es hat sich im allgemeinen durchgesetzt, die am Anfang dieser Abhandlung angegebenen Ziffern, das arithmetische Mittel, dessen mittleren Fehler, die Variationsbreite und die mittlere Abweichung zu berechnen. Wenn man aber statt des arithmetischen Mittels den **dichtesten Wert** und statt der mittleren Abweichung das **Quartil** benutzt, so vereinfacht sich die Arbeitsleistung bedeutend. Das arithmetische Mittel hat zwar gegenüber dem dichtesten Wert eine größere mathematische Prägnanz voraus und läßt sich auf eine beliebige Zahl von Dezimalstellen berechnen, was aber bei einem geringeren Kollektiv (Erhebungsmasse) eher zum Schaden als zum Nutzen der wissenschaftlichen Erkenntnisse ist. Da die Verteilung der einzelnen Körperlängen und -gewichte innerhalb einer Altersklasse sich nahezu einer symmetrischen Häufigkeitskurve zuordnen läßt, fallen sowieso das arithmetische Mittel, der Zentralwert und der dichteste Wert nahezu zusammen, so daß die Wahl des einen oder anderen Mittelwertes, praktisch gesehen, bedeutungslos ist. Bei asymmetrischer Verteilung dürfte überhaupt das arithmetische Mittel wenig geeignet sein, als Typus der Verteilungsreihe benutzt zu werden, trotzdem auch dann die wahrscheinlichkeitstheoretischen Erwägungen das arithmetische Mittel als angemessen erscheinen lassen. Gliedert man die Gesamtzahl der zu einer Altersklasse gehörigen, bzw. die zu Beginn der Beobachtungszeit vorhandenen Körperlängen oder -gewichte nach den einzelnen Dimensionsmaßen (Zentimeter), so ist der dichteste Wert im allgemeinen ohne weiteres gegeben, er entspricht derjenigen Längenstufe, zu der die zahlreichsten Individuen gehören. Bei Berechnung des arithmetischen Mittels ist immer eine Multiplikation jeder einzelnen Längenstufe mit der festgestellten Zahl der Schulkinder dieser Länge vorzunehmen, es sind dann alle Produkte zu addieren und schließlich ist die Gesamtsumme durch die Zahl der beobachteten Schulkinder zu dividieren. Das ist eine immerhin erheblich größere Arbeitsleistung. Bei der Berechnung der mittleren Abweichung ist zunächst für jedes empirisch gefundene Längenmaß die Abweichung vom arithmetischen Mittel durch Subtraktion zu erreichen. Diese Abweichungen sind durchweg zu quadrieren, es muß dann die Summe dieser Quadrate gebildet und das Resultat durch die Zahl der beobachteten Schüler dividiert werden. Erst die Quadratwurzel dieses Quotienten stellt die mittlere (quadratische) Abweichung dar. Beim Quartil werden die Schulkinder der Größe nach geordnet, was durch die Gliederung in eine Häufigkeitsverteilung bereits gegeben ist. Dann werden diejenigen Kinder ausgesucht, die in dieser Reihenfolge das erste und das letzte Viertel ausmachen. Die Abgrenzungen dieses ersten und letzten Viertels sind die Grenze des Quartils, innerhalb dessen sich die Hälfte der Schulkinder befindet und außerhalb dessen

das Viertel der größeren und der kleinsten Schulkinder liegt.
Diese Abzählungen sind durch die Benutzung der Klassenhäufigkeit verhältnismäßig einfach und verursachen einen viel geringeren Aufwand an Rechenarbeit, als die Berechnung der
mittleren Abweichung, die an sich keinen höheren praktischen
Erkenntniswert hat.

Die Berechnung der Variationsbreite wird bei jeder
Messungsmethode durch den höchsten und niedrigsten Wert überhaupt dargestellt. Die Anleitungen für die statistische Verarbeitung der Körpermessungen legen im allgemeinen einen erheblichen Wert auf die Berechnung des mittleren Fehlers, der die
Zuverlässigkeit des arithmetischen Mittels hinsichtlich des Ge-
samtumfanges der beobachteten Schulkinder darstellen soll. Es
ist klar, daß ein arithmetisches Mittel oder irgendeine andere
statistische Maßzahl, die nur auf wenig empirischen Einzel-
werten beruht, stärker von Zufälligkeiten abhängt, als eine
statistische Meßziffer, zu deren Berechnung eine sehr große
Anzahl von Individuen vorhanden war. Die jedesmalige
Prüfung des mittleren Fehlers gibt einer Reihe von Normalwerten ein ungemein scharfes mathematisches Gepräge, das
den Schülermessungen darum nicht zukommt, weil diese empirischen Meßzahlen kein Gegenstand von mehrstelligen Dezimalstellen sein sollen. Es genügt für den sachverständigen Bearbeiter vollkommen, wenn, sofern nicht überhaupt alle absoluten Zahlen mitgeteilt werden, zumindestens doch die Ge-
samtziffern verzeichnet sind. Dadurch läßt sich die Berechnung
des mittleren Fehlers vollkommen einsparen.

Es sei darauf hingewiesen, daß die neueren Ergebnisse der
Schulkindermessungen aus Paris auch nach der r a n g m ä ß i -
g e n B e t r a c h t u n g s w e i s e aufbereitet worden sind. Dabei sind neben dem Medianwert (Zentralwert) noch die unteren
zentilen Grade, und zwar das 2., 5., 10., 20., 25., 30. und
40. Zentil und ebenso die entsprechenden oberen zentilen Grade
angegeben. Dadurch wird die Streuung der größten Unterschiede ungemein plastisch und gibt zu mehr Aufschlüssen Anlaß als die mathematische starre Zoneneinteilung der halben
und ganzen mittleren Abweichung[3]). Es ist also die Durchführung der individuellen Wachstumsmessung die folgende: Zunächst werden die Schulkinder, die die gleiche Zeitdauer unter
Beobachtung gestanden haben, herausgenommen, und es
werden diejenigen Schulkinder, die während der Beobachtungszeit ein- oder ausgetreten sind, ausgeschaltet. Dann werden
diese Schulkinder nach den Längenmaßen zu Anfang der Beobachtungszeit aussortiert, und es werden die Gruppen gebildet: kleinste Schulkinder bis unteres Quartil (das Viertel
der kleinsten Schulkinder); ferner unteres Quartil bis oberes
Quartil und schließlich oberes Quartil bis zu den größten
Schulkindern (das Viertel der größten Individuen). Alle Schulkinder erhalten Vermerke, ob sie in die Gruppe des unteren
Quartils, unternormal, in das obere Quartil, übernormal, gehören, oder ob sie der normalen Gruppe zugeordnet werden.

---

[3]) A. B. et A. F e s s a r d, J. L a u f e r, et H. L a u g i e r,
Nouvelles Tables de Croissance des Ecoliers Parisiens Poids-Taille
Publications du Travail Humain, Série A, Conservatoire National des
Arts et Métiers, Nr. 5, Paris 1936.

Derselbe Vorgang wird am Ende der Beobachtungszeit vorgenommen. Dann wird die Wachstumsintensität nach der obenstehenden Übersicht festgestellt, und es wird gezählt, wieviel der Schulkinder ein normales, ein verlangsamtes oder beschleunigtes bzw. ein stark verlangsamtes oder stark beschleunigtes Wachstum aufweisen, je nachdem, ob sie zu Anfang und am Ende der Beobachtungszeit zur Gruppe der normalen bzw. der unternormalen oder übernormalen Individuen gehören. Dieses Merkmal der Wachstumsintensität läßt sich dann erfolgreich benutzen, um den Zusammenhang von funktionellen Fehlern mit den Wachstumsvorgängen zu erforschen. Derartige Erhebungen sind in Altona eingeleitet worden, sie werden ferner von Magdeburg und voraussichtlich auch von einigen anderen Erhebungsgebieten eingeführt werden.

Die polizeilichen Ermittlungsverfahren wegen Vergehen gegen das Gesetz zur Bekämpfung der Geschlechtskrankheiten in Preußen in den Jahren 1929 bis 1934

Die inhaltreichsten Angaben über die Zahl und die Art der Verstöße gegen das Gesetz zur Bekämpfung der Geschlechtskrankheiten (RGBG) vom 18. Februar 1927 sowie über das zahlenmäßige Wissen um die Kriminalität überhaupt bieten die Ergebnisse der Kriminalstatistik, die im Deutschen Reich vom Statistischen Reichsamt zusammengestellt und seit dem Berichtsjahre 1882 in ausführlichen Jahresberichten veröffentlicht werden[1]. Soweit die Ergebnisse der deutschen Kriminalstatistik die abgeurteilten Vergehen gegen das Gesetz zur Bekämpfung der Geschlechtskrankheiten betreffen, werden sie seit einigen Jahren (seit dem Berichtsjahr 1930) im Reichsgesundheitsblatt näher erläutert und ausgewertet[2]. Danach betrug im Jahre 1933 die Zahl der Verurteilungen (bzw. der Freisprechungen und eingestellten Verfahren) von Geschlechtskranken, die wegen verbotenem Beischlafs angeklagt worden sind, im Deutschen Reich 163 (33)[3]. Die entsprechenden Zahlen betrugen für die Verfahren wegen Eheschließung durch einen Geschlechtskranken ohne Mitteilung der Erkrankung an den

<hr>

[1] Kriminalstatistik für das Jahr 1933. Statistik des Deutschen Reichs, Band 478, Berlin 1936. — Vgl. auch die früheren Jahresberichte, für 1932: Band 448 usw.

[2] K. Pohlen: Die Vergehen gegen das Gesetz zur Bekämpfung der Geschlechtskrankheiten (RGBG) im Jahre 1932. Reichsgesundheitsblatt 1936, Nr. 2 S. 22—25.

[3] K. Pohlen: Die Vergehen gegen das Gesetz zur Bekämpfung der Geschlechtskrankheiten (RGBG) im Jahre 1933. Erscheint in einer der nächsten Nummern des Reichsgesundheitsblattes.

anderen Teil: 2 (—) und für die Zuwiderhandlungen gegen
die Vorschrift über das Stillen von Kindern durch geschlechtskranke Personen und das Stillen oder Inpflegegeben geschlechtskranker Kinder: — (1). In diesen Fällen handelt es sich
immer um rechtskräftig gewordene richterliche Entscheidungen.

Aus den Angaben der Kriminalstatistik — das gilt gleicherweise für die deutsche wie auch für die ausländische — kann
jedoch nicht die Zahl aller derjenigen Personen festgestellt
werden, die mit den rechtlichen Bestimmungen des RGBG in
Konflikt gekommen sind, weil selbstverständlich alle Fälle, bei
denen keine Anzeige erstattet wurde, außerhalb der Kenntnis
der Rechtspflege und damit auch außerhalb der Kriminalstatistik bleiben müssen. Es fehlt aber auch die aufschlußreiche
Zahl der Vergehen, bei denen wohl eine Anzeige erfolgte, deren
Strafverfahren aber aus irgendeinem Grunde nicht bis zu
einer richterlichen Entscheidung durchgeführt wurde.

Bedenkt man aber, daß sich der Jahreszugang an Geschlechtskranken nach den Ergebnissen der letzten Reichszählung[4]) für
das Jahr 1934 immer noch auf rund 225 300 belief, und daß
sich darunter die Zahl der Fälle von frischem Tripper sowie
primärer Syphilis, also frisch zugezogenen Neuinfektionen, auf
etwa 170 000 stellt, so muß die Zahl von 196 Angeklagten im
Jahre 1933 wegen Beischlafes trotz bestehender Geschlechtskrankheit, also nur um wenig mehr als ein Tausendstel der
durch Beischlaf hervorgerufenen und vom Arzt behandelten
frischen Infektionen, als ganz außerordentlich niedrig erscheinen.

Das RGBG hat aber im § 4 eine Möglichkeit gegeben, auch
eine gewisse Kenntnis über die nicht rechtskräftig abgeurteilten
Verfahren wegen Verstöße gegen das RGBG zu erzielen, wenngleich es sich hierbei für den Aufgabenkreis der Gesundheitsbehörde darum handelt, zu erfahren, wer dringend verdächtig
ist, geschlechtskrank zu sein und die G e s c h l e c h t s k r a n k -
h e i t w e i t e r z u v e r b r e i t e n[5]). Aber neben diesem ge-
sundheitsfürsorgerisch wichtigen Zweck kann auch nebenher
leicht das rechtspflegerische Bedürfnis nach den Verfahren, die
überhaupt bezüglich des RGBG anhängig sind, befriedigt
werden.

Nach der Anweisung des Preußischen Ministers für Volkswohlfahrt zur Durchführung des Reichsgesetzes zur Bekämpfung der Geschlechtskrankheiten[6]) sind von den Polizeiorganen
alle Personen, gegen die ein Verfahren wegen eines Vergehens

---

[4]) D o r n e d d e n und B a l a n d : Reichszählung der Geschlechtskranken 1. Beiheft zum Reichsgesundheitsblatt 1935. Beilage
zum Heft Nr. 3.

[5]) K. P o h l e n : Die Meldung von Geschlechtskranken wegen Entziehung aus der Behandlung oder Beobachtung. „Deutsches Ärzteblatt“ 1936, Nr. 25, S. 645—648.

[6]) Vorläufige Anweisung des Preußischen Ministers für Volkswohlfahrt zur Durchführung des Reichsgesetzes zur Bekämpfung der
Geschlechtskrankheiten vom 18. Februar 1927 und der hierzu ergangenen Ausführungsverordnung vom 24. August 1927 (vom
31. August 1927). Reichsgesundheitsblatt 1927, S. 688—693. — Diese
vorläufige Anweisung ist mit dem Erlaß des Preußischen Ministers
für Volkswohlfahrt betr. Durchführung des Reichsgesetzes zur Bekämpfung der Geschlechtskrankheiten vom 18. Februar 1927 (vom
28. Januar 1928) für endgültig erklärt. Reichsgesundheitsblatt
1928, S. 262.

bzw. einer Übertretung gegen einen der §§ 5, 6, 14 Nr. 1 oder
16 III, IV RGBG schwebt, der Gesundheitsbehörde zu melden.
Auf Grund dieser Bestimmung, die in den übrigen deutschen
Ländern ähnlich der preußischen ist, sind in Preußen im
Berichtsjahr 1934 insgesamt 13 447 Personen von der Polizei
an die Gesundheitsbehörden gemeldet worden, weil über sie
eine Anzeige wegen Vergehen und Übertretungen gegen das
Reichsgesetz zur Bekämpfung der Geschlechtskrankheiten eingegangen war. Hierin sind auch die Meldungen durch die Polizei aus sonstigen Gründen, z. B. Prostitution, enthalten. Der
Fragebogen, der den preußischen — und ab Berichtsjahr 1935
reichseinheitlichen — Jahresgesundheitsberichten zugrunde
liegt[7]), sieht bei den Meldungen durch die Polizei eine Gliederung vor in a) Übertretungen von § 16 III oder IV
RGBG (unerlaubte gewerbliche Unzucht), b) Vergehen
gegen den § 5 (Ausübung des Beischlafes durch Geschlechtskranke) oder § 6 (Eheschließung von Geschlechtskranken ohne
eine entsprechende Mitteilung an den Ehepartner) oder § 14
Nr. 1 (Stillen von Kindern durch geschlechtskranke Ammen)
sowie c) sonstige Gründe. Die Zusammenfassung sämtlicher Meldungen in die drei Gruppen: Übertretungen des
RGBG, Vergehen gegen das RGBG und sonstige Gründe läßt
aber die wichtigsten Einzelheiten verwischen. Man muß dabei
bedenken, daß z. B. im Jahresbericht der deutschen Kriminalstatistik für das Jahr 1932 im ganzen deutschen Reichsgebiet
wegen Beischlafes trotz bestehender Geschlechtskrankheit von
den deutschen Gerichten (§ 5) 206 rechtskräftige Entscheidungen,
davon 172 Verurteilungen, ausgesprochen wurden, dagegen
wegen Eheschließung durch einen Geschlechtskranken ohne Mitteilung der Erkrankung an den anderen Teil (§ 6) nur zwei
Entscheidungen, von denen beide auf Verurteilung lauteten,
und daß wegen des § 14 Nr. 1, Stillen eines fremden Kindes
durch eine geschlechtskranke Amme, überhaupt keine richterliche Entscheidung gefällt wurde.

Es handelt sich hier um vollkommen verschiedene Deliktarten,
die miteinander nur soviel zu tun haben, als die Täter durchweg der Geschlechtskrankheit bezichtigt werden, für deren Heilung zum Schutze der Allgemeinheit das Gesundheitsamt einzu-
treten hat. Solange die polizeilichen Meldungen nach § 4
RGBG nur gesundheitspflegerische Ziele verwirklichen sollen,
kann die Zusammenfassung der drei Deliktarten vollauf ge-
nügen. Mit dem Zeitpunkt jedoch, wo die bisher preußischen
Jahresgesundheitsberichte solche für das ganze Deutsche Reich
werden, tritt aber eine neue beachtliche Situation ein.

Die Reichs-Kriminalstatistik entbehrt einer detaillierten Gliederung der einzelnen Delikte nach Ländern oder Landesteilen;
darum war für die polizeilichen Meldungen nach § 5, 6 und 14
an die Gesundheitsbehörden bisher die Vergleichsbasis der amt-

---

[7]) Formbogen Blatt 90 (Fürsorge für Geschlechtskranke) des
Jahresgesundheitsberichtes der preußischen Gesundheitsämter. Zu
beziehen durch die Buchdruckerei Wilhelm Dieckmann in Altenkirchen
(Westerwald) und J. C. C. Bruns, Formularlager in Minden (Westfalen).
Vgl. den Abschnitt „Geschlechtskrankenfürsorge" in: Das Gesundheitswesen des preußischen Staates im Jahre 1934. Veröffentlichungen aus dem Gebiete der Medizinalverwaltung. Bd. 46, Heft 5,
Berlin 1936 und die entsprechenden früheren Jahresberichte.

lichen Kriminalstatistik entzogen. Das wird in Zukunft (ab
Berichtsjahr 1935) mit der Einführung der preußischen Formulare als reichseinheitliche Fragebogen anders und läßt eine
Trennung der polizeilichen Ermittlungsverfahren bezüglich der
Vergehen gegen die §§ 5, 6 und 14 Nr. 1 als wünschenswert
erscheinen. In der Hauptsache wird es sich bei diesen Anzeigen
wohl um solche wegen Vergehen gegen den § 5 handeln. Wenn
man auch die in diesen Meldungen enthaltenen Anzeigen wegen
§§ 16 und 14 Nr. 1 vernachlässigt, da es sich bei den polizeilichen Meldungen, ebenso wie bei den richterlichen Entscheidungen, um die Größenordnung von etwa 1 v. H. handeln dürfte,
so bleibt noch die weitere Fehlerquelle bestehen, die sich durch
die mangelhafte Gliederung nach den drei Ursachengruppen
der polizeilichen Meldungen (Vergehen, Übertretungen und
sonstige Gründe) bemerkbar macht. Von den insgesamt eingegangenen Meldungen sind nur etwas mehr als die Hälfte,
im Durchschnitt der Jahre 1929 bis 1932 54 v. H., nach den
drei Deliktgruppen aufgeteilt.

Jahr	Zahl der polizeilichen Meldungen insgesamt	Davon waren nach den nebenstehenden Deliktgruppen aufgeteilt		Von den ausgegliederten Meldungen entfielen auf					
				Übertretungen des § 16		Vergehen gegen §§ 5, 6, 14, 1		sonstige Gründe	
		Zahl	v. H.	Zahl	v. H.	Zahl	v. H.	Zahl	v. H.
1929	11 550	6415	56	1605	25,0	1655	25,8	3155	49,2
1930	14 141	5733	41	2003	34,9	818	14,3	2912	50,8
1931	9 575	6261	65	2631	42,0	855	13,7	2775	44,3
1932	13 046	7549	58	2934	38,9	851	11,3	3764	49,8

Die Auszählung der einzelnen Deliktgruppen ist nur bis
zum Jahre 1932 vorgenommen worden, weil diese mangelhafte
Berichterstattung — von nur reichlich der Hälfte der polizeilichen Meldungen insgesamt — keinen ausreichenden wissenschaftlichen und gesundheitspolitisch verwertbaren Erfolg versprach. Hierbei ist daran zu denken, daß die Meldungen
nur die gesundheitsfürsorgerische Seite in der Bekämpfung der
Geschlechtskrankheiten unterstützen sollten. Es kommt hinzu,
daß die Zusammenfassung in Gruppen die selteneren Delikte
§ 6 und § 14 Nr. 1 vollständig verschwinden lassen. Aus den
Ergebnissen der Jahresgesundheitsberichte für das Jahr 1932
ergibt sich, daß von 13 046 polizeilichen Meldungen 58 v. H.
oder 7549 nach den einzelnen Deliktgruppen aufgeteilt waren.
Von diesen 7549 bekannten Gründen der polizeilichen Meldungen entfielen 2934 oder rund 40 v. H. auf die Übertretungen des § 16 III oder IV (unerlaubte gewerbliche Unzucht),
851 oder rund 11 v. H. auf die §§ 5, 6, 14 Nr. 1 (Beischlaf,
Eheschließung oder Stillen fremder Kinder durch Geschlechtskranke) und 3764 oder rund 50 v. H. auf die sonstigen Gründe
(gewerbliche Unzucht u. a.). Wenn man diese Vom-Hundert-
Anteile auf die Gesamtzahl der polizeilichen Meldungen an-
wendet, so erhält man für die drei Deliktgruppen: 5075 bzw.
1473 und 6498 Fälle. In ganz Preußen dürften demnach etwa
1473 Personen wegen Verstöße gegen die §§ 5, 6, 14 Nr. 1 angezeigt worden sein oder, wenn man berücksichtigt, daß ungefähr 1 v. H. dieser Verfahren sich auf die beiden §§ 6 und 14
Nr. 1 beziehen, so dürften ungefähr 1300 Fälle allein für den

Beischlaf durch Geschlechtskranke übrig bleiben. Das ergibt für das ganze Reichsgebiet, auf das sich die deutsche Kriminalstatistik bezieht, unter Berücksichtigung der Einwohnerzahlen eine Zahl von Anzeigen, die mit reichlich 2000 rund zehnmal so groß ist wie die der rechtskräftig abgeurteilten Vergehen gegen den § 5 des RGBG. Hierdurch gewinnt man eine Vorstellung über den Umfang der Anzeigen von geschädigten Personen, die die Infektionsquelle ihrer Geschlechtskrankheit des verbotenen Beischlafes bezichtigen. Nur ein Zehntel der gesamten Klagen wird in einem ordentlichen Gericht entschieden. Das will nicht besagen, daß sich neun Zehntel nicht strafbar gemacht haben (die Strafbarkeit entsteht dann, wenn jemand einen Beischlaf ausübt, trotzdem er weiß, daß er an einer ansteckungsgefährlichen Geschlechtskrankheit leidet), sondern vielmehr, daß — in einem unbekannten Umfange — die Voruntersuchung durch die Kriminalpolizei dem Staatsanwalt keine ausreichenden Unterlagen für eine Klageerhebung lieferte.

Der Jahreszugang an Geschlechtskrankheiten beläuft sich, wie oben bereits erwähnt, nach den Ergebnissen der letzten Reichsgeschlechtskrankenzählung vom Jahre 1934 auf rund 225 300 und die Zahl der Fälle von frischem Tripper sowie primärer Syphilis, also die Zahl der frisch zugezogenen Neuinfektionen, auf etwa 170 000. Die Gegenüberstellung dieser Zahlengrößen 225 300 bzw. 170 000 Neubehandlungsfälle, deren Mittelwert als Mindestmaß der heute erfolgten Neuinfektionen — unter Berücksichtigung des Rückganges an Geschlechtskrankheiten — angesehen werden kann, 2000 Anzeigen wegen unerlaubten Beischlafes und 200 durchgeführte Strafverfahren geben einen Überblick über die Inanspruchnahme und das Ausmaß der Rechtspflege bei der Bekämpfung der Geschlechtskrankheiten.

Die Zusammenstellungen der Meldungen nach § 16 III und IV ergeben nur schwer einen Überblick über das Ausmaß der Prostituierten, die der gewerblichen Unzucht in unerlaubter Weise nachgehen (öffentliche Aufforderung zur Unzucht in einer Sitte oder Anstand verletzenden oder belästigenden Weise [III] bzw. gewerbliche Unzucht in der Nähe von Kirchen, Schulen und dergleichen oder in gesperrten Gemeinden mit weniger als 15 000 Einwohnern [IV]). Bei den polizeilichen Meldungen nach § 16 III oder IV werden sich wahrscheinlich — genauere Unterlagen liegen hierfür nicht vor — in gehäufter Zahl Doppelmeldungen der gleichen Person ergeben. Darum kann aus diesen Zahlen nur wenig geschlossen werden. Selbst wenn sich die Gesundheitsbehörden zu individuellen Nachweisungen entschließen wollten, aus denen hervorgeht, wieviel Personen einmalig und wieviele mehrmals der gleichen Übertretung wegen gemeldet wurden, so kommt aus dieser an sich recht einfachen Berichterstattung nichts wesentliches heraus, weil die Unstetigkeit von Prostituierten ihr oft entsprechende Anzeigen aus verschiedenen Gesundheitsbezirken einträgt und somit eine individuelle Auszählung der polizeilichen Meldungen von einer kaum durchzuführenden gegenseitigen Berichterstattung der Gesundheitsbehörden über jeden einzelnen Fall abhängt.

Es bleibt daher nichts übrig, als auf eine ausführliche Gliederung der Meldungen nach § 16 III und IV zu verzichten.

Dasselbe trifft für die Meldungen aus sonstigen Gründen zu,
die einerseits zu mannigfaltig sind und andererseits bezüglich
der Prostituierten eine noch größere Zahl von Doppelmeldungen einbringen dürften als die Meldungen nach § 16.

Dagegen ist es anzustreben, daß die polizeilichen Meldungen
von Vergehen gegen das RGBG, die auch in der Reichs-Kriminalstatistik enthalten sind, nach den drei einzelnen in Betracht
kommenden Delikten § 5, § 6 und § 14 Nr. 1 getrennt werden,
um über die Bekämpfung der Geschlechtskrankheiten durch die
Rechtspflege nähere Kenntnis zu erhalten.

(Berlin NW 87, Klopstockstr. 18)

Sonderabdruck aus
DEUTSCHE MEDIZINISCHE WOCHENSCHRIFT
1936 / 62. Jahrgang / Seite 1245—1248
Verlag von Georg Thieme, Leipzig

Die Bekämpfung der übertragbaren Kinderlähmung im Deutschen Reich mit Hilfe des Poliomyelitis-rekonvaleszentenserums

Die Bekämpfung der übertragbaren Kinderlähmung ist mangels anderer spezifischer Mittel heute im wesentlichen auf die Gabe von Serum angewiesen, das aus dem Blute von Poliomyelitisrekonvaleszenten gewonnen wird. (Verbreitet ist bei Erkrankungsfällen auch die Einspritzung von Erwachsenenblut, namentlich von dem der Eltern, weil bei der Höhe der Kontagiosität des Kinderlähmungsvirus damit gerechnet werden kann, daß in dem Blut der Eltern von Erkrankten die spezifischen Antiviruskörper vermutet werden können.) Wenn auch über den therapeutischen Wert des Poliomyelitisrekonvaleszentenserums nicht Einmütigkeit herrscht, so sind sich doch der größte Teil der Sachverständigen hierüber insofern einig, daß es bis jetzt immer noch das beste Mittel darstellt, das aber nur dann als ausreichend wirksam angesehen wird, wenn es im *präparalytischen* Stadium, d. h. bevor die ersten Lähmungserscheinungen eintreten, angewandt wird.

Es ist also der Erfolg bei der Bekämpfung der übertragbaren Kinderlähmung im wesentlichen davon abhängig, daß es gelingt, eine genügende Menge Serum bei gehäuftem Auftreten für die Behandlung bereitzustellen, damit es sofort nach dem Erkennen der Krankheit gegeben werden kann. In meiner Abhandlung über die Organisation zur Bekämpfung der übertragbaren Kinderlähmung im Deutschen Reich (1) habe ich darauf hingewiesen, daß unter der Berücksichtigung der Erkrankungszahl vom Jahre 1932 (3869 Fälle) und bei einer durchschnittlichen Dosis der Einzelabgabe von etwa 20 ccm der Serumbedarf im Höchstfall für das Deutsche Reich bisher 80000 ccm betrug, der einer verarbeiteten Rekonvaleszentenblutmenge von 160 Litern entspricht. Dabei ist angenommen worden, daß jeder Erkrankte nur eine einzige Dosis von Rekonvaleszentenserum erhält. Man braucht zwar nicht in jedem Jahr mit einer Erkrankungshäufigkeit wie der vom Jahre 1932 zu rechnen, obwohl die Kinderlähmungsepidemie auch sehr viel höhere Ausmaße annehmen kann (vgl. das Beispiel aus Dänemark im Jahre 1934, über das in den untenstehenden statistischen Kurzberichten nähere Angaben enthalten sind), aber selbst die durchschnittliche Zahl der Erkrankungsfälle aus der Zeit von 1926—1935 mit rund 1850 Fällen zeigt, daß eine hierfür gerade ausreichende Menge von Serum die Blutspende von 1000 Rekonvaleszenten mit je durchschnittlich 75 ccm notwendig macht. Man muß sich bei der Bereitstellung von Kinderlähmungsheilserum auf jeden Fall auf einen Bedarf einrichten, der für diese durchschnittliche Zahl von Erkrankungsfällen ausreicht. Dabei muß aber die Organisation der Serumgewinnung so

elastisch sein, daß dann, wenn eine stärkere Poliomyelitisepidemie
eintritt, die Herstellung entsprechend größerer Mengen in kürzester Zeit gesichert ist.

In dem Bewußtsein, daß eine derartige Organisation nur *zentral*
gelöst werden kann, sind entsprechende Verhandlungen über die
Schaffung einer zweckmäßigen Zentralstelle zur Ermittlung und
Erfassung der im ganzen Deutschen Reich für die Gewinnung von
Poliomyelitisrekonvaleszentenserum in Betracht kommenden Blutspender sowie die technische Durchführung der Blutgewinnung
in den Jahren 1932—1933 gepflogen worden. An diesen Verhandlungen waren das Reichsgesundheitsamt, die medizinischen Abteilungen des damaligen Reichsministeriums des Innern und Preußischen Innenministeriums sowie die Behringwerke der I. G. Farbenindustrie als Hauptserumerzeuger führend beteiligt. Im Oktober
1933 führten die Verhandlungen dahin, daß das Reichsgesundheitsamt im Auftrage des Reichsministeriums des Innern die notwendigen Vorkehrungen für die Sammelaktion einleitete, die dann zu
den hierauf gerichteten Erlassen des Reichsinnenministers vom
15. II. und 29. III. 1934 führten (abgedruckt im Reichsgesdh.bl.
1934 Nr. 22).

Das damals eingeleitete Verfahren zur Blutsammlung bestand
aus zwei Einzelaufgaben. Zunächst hatten sämtliche Kreisärzte,
Bezirksärzte und Oberamtsärzte sowie die Leiter der Krüppelanstalten, orthopädische Kliniken und andere für die Behandlung
von Poliomyelitiserkrankten und -genesenden in Betracht kommenden Krankenanstalten und Kliniken an das Reichsgesundheitsamt unmittelbar die Zahl aller seit dem 1. I. 1929 an Kinderlähmung erkrankt gewesenen und als Blutspender geeigneten
Personen zu melden. Diese Meldungen sollten durch halbjährliche
Ergänzungsberichte über Zu- und Abgang, Wohnungsänderungen
und Neuerkrankungen fortlaufend vervollständigt werden. Das
statistische Referat im Reichsgesundheitsamt, dem die Durchführung der Aufgaben dieser Zentralstelle oblag, hatte eine Kartei
für sämtliche Kreisarztbezirke eingerichtet und in ihr die für die
Blutspende in Betracht kommenden Personen vermerkt. Es wurde
dann der wahrscheinliche Bedarf an Serum aus epidemiologischstatistischen Erwägungen heraus ermittelt. Hierauf wurden soviel
Blutspender aus den vorhandenen Listen herausgezogen und den
zuständigen Kreisärzten usw. mit Namen und Adresse bezeichnet,
damit sie von ihnen um eine Blutspende angegangen werden
konnten. Die Kreisärzte usw. hatten sich mit entsprechenden
Krankenanstalten in ihrem Bereich in Verbindung zu setzen und
diese Anstalten mit der technischen Durchführung der Blutentnahme und der Weitersendung des gewonnenen Blutes an die
Behringwerke (bzw. im Lande Sachsen an das Sächsische Serumwerk) zu beauftragen.

Das *Ergebnis dieser Sammlungsaktion* entsprach aber nicht den
gestellten Erwartungen. Es gibt zunächst keine gesetzlichen Bestimmungen, wonach ein in früherer Zeit Erkrankter zur Blutspende gezwungen werden kann. Man muß also von vornherein
damit rechnen, daß sich ein Teil der Rekonvaleszenten diesem
eigentlich selbstverständlichen Dienst an der leidenden Menschheit entzieht. Allerdings haben die praktischen Erfahrungen gezeigt, daß der Anteil von allen zur Blutentnahme aufgeforderten
Personen, die eine solche bei sich oder bei ihren Kindern ablehnen,
verhältnismäßig gering ist. Bei der Disziplinierung der deutschen

Bevölkerung bildeten die sich weigernden Personen nur eine Gruppe von Ausnahmen, die das praktische Ergebnis nicht wesentlich haben verändern können. Ferner mußte mit einem Ausfall an solchen Personen, die wegen ansteckender Krankheiten (Syphilis usw.) für die Blutspende nicht geeignet waren, gerechnet werden. Auch dieser Anteil war nach den praktischen Erfahrungen erheblich geringer als anfänglich angenommen wurde. Entscheidend waren jedoch die folgenden Gründe, deretwegen Mitte 1935 dieser Weg der Blutsammlung wieder verlassen wurde. Zunächst ist die persönliche Namhaftmachung der für die Blutspende geeigneten Personen von der Zentralstelle im Reichsgesundheitsamt aus sehr umständlich und unsicher, weil in vielen Fällen die Wohnungsänderungen der Rekonvaleszenten (zum Zwecke der Heilbehandlung oder aus anderen Gründen) eine Rückmeldung des neuen Wohnortes und eine erneute Aufforderung an den derzeit zuständigen Amtsarzt notwendig machte, wodurch zum mindesten Zeit verloren wurde und eine unnütze Arbeitsbelastung aller Parteien entstand. Ferner aber und das ist das Maßgebendere, ist der „grüne Tisch" des statistischen Referats in der Zentralstelle nicht in dem Maße mit den besonderen örtlichen Verhältnissen vertraut, wie der amtierende Leiter eines Gesundheitsamtes. Darum kam es häufig vor, daß gerade die am besten geeigneten Blutspender in den namentlichen Listen zur Blutsammlung nicht enthalten waren.

Da noch keine genügende Klarheit darüber besteht, wie lange die bei der Überwindung der Erkrankung erzeugten Schutzkörper im Blut eine Immunisierungswirkung haben, muß man sich auf die Blutspenden solcher Personen beschränken, deren Erkrankung noch nicht allzulange zurückliegt. Es ist hierfür eine 5 jährige Zeitspanne angenommen. In dieser Zeit, 1929—1934, sind im Deutschen Reich, ohne das Land Sachsen, für das eine Sonderregelung bezüglich der Blutsammlung besteht und das mit dem Sächsischen Serumwerk zusammenarbeitet, insgesamt 9279 Kinderlähmungserkrankungen nach den sanitätspolizeilichen Meldungen vorgekommen. Bei einer einwandfreien Berichterstattung der Amtsärzte an das Gesundheitsamt hätte ungefähr die gleiche Zahl als Erkrankte gemeldet werden müssen, sie betrug aber nur 5621, also nahezu 40 % weniger als wirklich Erkrankte vorhanden waren. Von den Erkrankten muß man natürlich diejenigen abziehen, deren Krankheit einen tödlichen Ausgang nahm, das sind rund 1000, ferner weitere 100—150, die in dem 1—5 jährigen Intervall an interkurrenten Krankheiten gestorben sind. Immerhin sind aber etwa ¼ aller lebenden Rekonvaleszenten durch die Berichterstattung der Kreisärzte an das Reichsgesundheitsamt nicht erfaßt worden. Mit Hilfe der geschilderten Organisationsform zur Bekämpfung der Kinderlähmung sind darum im ersten Tätigkeitsjahr, April 1934 bis März 1935, nur 1016 Blutspenden eingegangen (Deutsches Reich ohne das Land Sachsen), von denen insgesamt 80 800 ccm Blut entnommen werden konnten. Das ist nach den obigen Berechnungen aber nur rund die Hälfte derjenigen Menge, die für eine normale Zahl von Erkrankungsfällen benötigt wird.

Eine genauere Aufstellung dieser *Sammlungsergebnisse*, getrennt nach den einzelnen größeren Verwaltungsbezirken erscheint gleichzeitig im Reichsgesundheitsblatt. Abgesehen davon, daß das Verfahren zu *umständlich* ist, muß das Ergebnis auch als *unzu-*

reichend für eine erfolgreiche Bekämpfung der Kinderlähmung bezeichnet werden.

Das Vorkommen der Kinderlähmung innerhalb eines Jahres spielt sich im wesentlichen nur im letzten Vierteljahr, in den Monaten August bis Oktober, ab, während die übrige Zeit namentlich die vor Mitte August liegende von dieser Krankheit kaum berührt wird. Die durchschnittliche Zahl der Erkrankungsfälle pro Woche beträgt in den Monaten Januar bis Juni nur rund 10, gegenüber einem wöchentlichen Zugang an Neuerkrankungen von mehr als 100 im August bis Oktober (2). Da außerdem die Anwendung des Poliomyelitisrekonvaleszentenserums nur dann einen genügenden Erfolg verspricht, wenn es im präparalytischen Stadium, d. h. unmittelbar nach der Diagnosestellung, zur Anwendung kommt, ist es notwendig, daß die genügende Menge von Serumpackungen rechtzeitig vorhanden ist.

Im Gegensatz zu den vielen Heilseren animalischen Ursprungs kann das Kinderlähmungsserum nicht in beliebiger Menge hergestellt werden, weil die Zahl der zur Verfügung stehenden Rekonvaleszenten begrenzt ist. Es ist ferner notwendig, die Serumherstellung dem Bedarf unmittelbar anzupassen, weil es sich um ein kostbares Gut — Menschenblut — handelt.

Wenngleich es eine kaum zu erfüllende Aufgabe der Statistik, und besonders der Medizinalstatistik, ist, bestimmte Aussagen über das Eintreffen eines zu erwartenden Ereignisses zu machen, so bleibt bei der Organisation zur Bekämpfung der übertragbaren Kinderlähmung nichts anderes übrig, als aus dem vorhergehenden Verlauf Schlußfolgerungen über die wahrscheinliche Zukunft der Erkrankungsbewegung auszusagen (3). Da aber sich einigermaßen sichere Angaben über den Verlauf der Kinderlähmung nur für eine kurze Zeitspanne machen lassen, so muß die Rekonvaleszentenblutgewinnung sich außerordentlich schnell dem gerade ermittelten Bedarf anpassen können. Das hat sich mit Erfolg dadurch erreichen lassen, daß jetzt die eigentliche Bearbeitung der Sammlung dezentralisiert ist, d. h. daß die Auswahl der in Betracht kommenden Personen sowie die Menge des einzubringenden Blutes dem Leiter des Gesundheitsamtes überlassen wird. Die Zentralstelle im Reichsgesundheitsamt gibt jetzt nur noch allgemeine Anleitungen heraus und regelt die Gesamtmenge der von allen Gesundheitsämtern insgesamt zu liefernden Menge für die Herstellung von Rekonvaleszentenserum auf Grund der ständigen Beobachtung der jahreszeitlich-epidemiologischen Lage der Poliomyelitisbewegung. Während des ganzen Jahres, also außerhalb von besonderen Aktionen, wird von den Gesundheitsämtern Rekonvaleszentenblut in bescheidenem Umfang gesammelt. So betrug der Eingang an Poliomyelitisrekonvaleszentenblut bei den Behringwerken in der Zeit vom 1. I. bis Mitte Juni 1936 nur 6368 ccm. In der 20tägigen Spanne vom 15. VI. bis 6. VII. dagegen 17670 ccm und steigert sich jetzt weiter mit zunehmender Erkrankungshäufigkeit. Damit ist bei Bedarf immer ein ganz frisches Serum gewährleistet. Ende Mai versendet das Reichsgesundheitsamt an die Gesundheitsämter (über die Regierungspräsidenten aller preußischen Regierungsbezirke, den Polizeipräsidenten von Berlin und die Innenministerien aller Länder außer Preußen und Sachsen) Aufforderungen zur Beschaffung ausreichender Vorräte von Poliomyelitisrekonvaleszentenserum und überreicht den Gesundheitsämtern Vordrucke, die diese

Aktion erleichtern. Der nachstehende Vordruck A ist für die Erkrankten, bzw. deren Eltern bestimmt, der Vordruck C ebenso als Mahnung, wenn die erste Aufforderung ohne Erfolg geblieben ist; der Vordruck B wendet sich an die Krankenanstalt, die mit der praktischen Blutentnahme beauftragt wird. Alle Einzelheiten sind aus den beigefügten *Vordrucken* zu entnehmen.

An ....

....

Sie haben — Ihr Kind .... hat — vor nicht zu langer Zeit eine Kinderlähmung durchgemacht.

Daher enthält Ihr — Ihres Kindes — Blut Schutzstoffe, die anderen an Kinderlähmung erkrankenden Kindern und Erwachsenen Heilung von dieser gefürchteten Krankheit bringen können.

Im Kampfe gegen die auch in diesem Jahre wieder stark um sich greifende Seuche ist von der Zentralstelle für die Gewinnung von Serum im Reichsgesundheitsamt erneut eine umfangreiche Sammlung von Blut der von der Krankheit Genesenen in die Wege geleitet worden. Ich bitte Sie, diesen Kampf durch die gesundheitlich unbedenkliche Spende einer kleinen Blutmenge zu unterstützen.

Sollten Sie — Sollte Ihr Kind — sich in ärztlicher Behandlung oder Überwachung befinden, so befragen Sie vorher bitte den Arzt über sein Einverständnis mit der Blutabgabe.

Zur Blutentnahme selbst wollen Sie sich — mit Ihrem Kinde — an einem der nächsten Wochentage, möglichst am .... 1936 in der Zeit von ...... bis ...... Uhr im .... einfinden.

Für je 10 ccm Ihres der Sammelstelle gelieferten Blutes wird Ihnen als Anerkennungsgebühr und zugleich als Entschädigung für etwaige Auslagen der reichseinheitliche Betrag von RM 1.—, für $^{1}/_{4}$ l Blut also RM 25.—, überwiesen werden, sofern Sie nicht ausdrücklich darauf verzichten.

An ....

....

Zur Bereitstellung eines ausreichenden Vorrates an Kinderlähmungs-Rekonvaleszentenserum werde ich im Auftrage des Reichsgesundheitsamtes in 3 Tagen die umstehend aufgeführten Rekonvaleszenten auffordern, sich in den nächsten Tagen, möglichst am .... dort um ...... Uhr zur Blutentnahme einzufinden. Zu diesem Termin bitte ich, sich durch eine sofort aufzugebende Bestellung genügend Blutaufnahmegefäße (zu je 30 bzw. 100 ccm) von der I. G. Farbenindustrie Behringwerke in Marburg a. Lahn zu beschaffen, die von der dort bevorstehenden Aufforderung bereits in Kenntnis gesetzt sind und der Sendung die reichseinheitlich festgesetzten Richtlinien über die Blutentnahme zur Gewinnung von Poliomyelitisserum beifügen werden.

Vor der Blutentnahme bitte ich eine kurze Untersuchung durchzuführen, damit die Personen, bei denen Anzeichen einer aktiven Tuberkulose, Syphilis oder einer anderen Infektionskrankheit bestehen, von der Blutabgabe ausgeschlossen werden können. Die Prüfung des Blutes auf Syphilis obliegt den Behringwerken.

Ich bitte, die zu entnehmende Blutmenge dem Alter und Allgemeinzustand der Spender anzupassen und in der Regel bei Kindern unter 10 Jahren 70 ccm, bei 10—15 jährigen 150 ccm und bei Erwachsenen 300 ccm nicht zu überschreiten. Das Blut ist, um ein Verderben zu verhüten, unverzüglich an die Behringwerke abzusenden.

Die Behringwerke werden den Spendern, soweit diese nicht ausdrücklich darauf verzichten, als Anerkennungsgebühr und zugleich als Entschädigung für Auslagen RM 1.— je 10 ccm Blut anweisen. Aus diesem Grunde bitte ich, die Blutproben, abgesehen von den übrigen in Frage kommenden Angaben, durch genaue Mitteilung von Namen und Anschrift der Spender zu kennzeichnen.

Den Blutentnahmestellen kann für ihre Mitwirkung bei der Gewinnung
von Poliomyelitisserum nach einem Erlaß des Herrn Reichsministers des
Innern eine Entschädigung nicht gewährt werden, um den Preis des Rekonvaleszentenserums, der jetzt auf RM 10.— für die einzelne Verpackung
festgesetzt ist, im Interesse der Volksgemeinschaft nicht weiter steigern
zu müssen.

Ich bitte, mir zum .... 1936 über das dortseits Veranlaßte, insbesondere über die bis dahin behandelten Blutspender und die an
die Behringwerke abgesandten Blutmengen, Nachricht zu geben, damit ich
die etwa säumigen zur Blutspende aufgeforderten Personen erinnern kann.

An ....

....

Unter Bezugnahme auf mein Schreiben vom .... 1936 bitte
ich Sie erneut, sich — Ihr Kind — zu dem kleinen Opfer der Blutspende,
das leidenden Menschen Rettung verschaffen kann, zur Verfügung zu
stellen. Die zentral geleitete Organisation zur Gewinnung von Kinderlähmungsheilserum zum Wohle unserer jungen deutschen Volksgenossen
bedarf dringend der Unterstützung der wenigen, deren Blut über die wertvollen Heilkräfte verfügt.

Daher kommen Sie bitte — mit Ihrem Kinde — an einem der nächsten
Wochentage, möglichst am .... 1936 in der Zeit von ..... bis
..... Uhr .... zu der vorgesehenen Blutentnahme.

Für je 10 ccm Ihres der Sammelstelle gelieferten Blutes wird Ihnen als
Anerkennungsgebühr und zugleich als Entschädigung für etwaige Auslagen
der reichseinheitliche Betrag von RM 1.—, für $^1/_4$ l Blut also RM 25.—,
überwiesen werden, sofern Sie nicht ausdrücklich darauf verzichten.

Die Behringwerke berichten in unregelmäßigen Zeitspannen,
die in den Monaten der jahreszeitlichen Häufung August bis Oktober den Umständen entsprechend kurz sind, über den Eingang
an Rekonvaleszentenblut mit Angabe des Namens des Blut-
spenders, des Datums der Einsendung der Entnahmestelle und
die indiv;duelle Blutmenge. Aus diesen Angaben kann sich das
Reichsgesundheitsamt jederzeit ein Bild über die Vorräte an
Serum machen. Die weitere jahreszeitlich-epidemiologische Bewegung der Erkrankungshäufigkeit im Vergleich mit den Bluteingängen gibt die Unterlagen dafür ob die Sammlungsaktion
durch entsprechende Rundschreiben an die Gesundheitsämter zu
verschärfen ist, oder ob unter Umständen auf ein Abdämmen
von allzu reichlichen Bluteingängen einzuwirken ist.

Im Jahre 1936 sind 2080 Erkrankungsfälle an übertragbarer
Kinderlähmung amtsärztlich gemeldet worden. Dieser hohen Zahl
von Erkrankungsfällen konnte trotzdem in genügendem Umfange
Serum zur Verfügung gestellt werden, sodaß tatsächlich Ende
1935 die Vorräte bei den Behringwerken den Bedarf für die
nächste Zeit bei weitem überstiegen. Anfang Oktober 1935 betrug der *Lagerbestand* an Serum insgesamt nahezu 20000 ccm,
am 11. X. 1935 betrug der Gesamtlagerbestand 27000 ccm bei
den Behringwerken in Marburg und weitere rund 4000 ccm bei
den einzeinen Depots einschließlich der Unterlager. In der weiteren
Zeit hielten sich die Eingänge von Rekonvaleszentenblut und die
Abforderung von fertiggestelltem Rekonvaleszentenserum im
großen und ganzen die Waage, sodaß Anfang Mai 1936 rund
26000 ccm Rekonvaleszentenserum bei den Behringwerken lagen
und weitere 3500 ccm in den verschiedenen Depots.

Die Abgabe des Heilserums an die verschiedenen Verteilungs-
stellen geschieht auch auf Grund von Überlegungen, die über die

jahreszeitlich-epidemiologische und epidemiologisch-territoriale Bewegung der Poliomyelitis angestellt werden. Hierüber ist im Reichsgesundheitsblatt für das Jahr 1934 und 1935 berichtet worden. Wenn festgestellt wird, daß in einem bestimmten Gebietsteil des Deutschen Reiches (im Jahre 1935 waren es insbesondere die südwestlichen Länder Deutschlands) mit einem stärkeren Auftreten der Poliomyelitis gerechnet werden muß, dann werden die entsprechenden Verteilungslager bevorzugt versorgt. An der Gliederung der Poliomyelitisdepots haben sich gegenüber dem Stande von 1934 keine wesentlichen Änderungen ergeben. Verschiedene Wünsche zur Errichtung weiterer Abgabestellen mußten, um eine zu große Zersplitterung der Serumvorräte zu vermeiden, dann abgelehnt werden, wenn die örtliche Versorgung einigermaßen gesichert schien. Augenblicklich bestehen im Deutschen Reich 34 ständige Depots, von denen jederzeit das Serum bezogen werden kann. Es sind dies:

Königsberg, Universitäts-Kinderklinik,
Beuthen, Hygienisches Institut,
Breslau, Universitäts-Kinderklinik,
Berlin, Hauptgesundheitsamt der Stadt Berlin,
Stettin, Städtisches Krankenhaus,
Greifswald, Universitäts-Kinderklinik,
Rostock, Universitätsklinik,
Lübeck, Städtisches Krankenhaus,
Kiel, Universitäts-Kinderklinik,
Hamburg, St. Georg-Krankenhaus,
Bremen, Kinderklinik,
Hannover-Kleefeld, Annastift,
Magdeburg, Hygienisch-Bakteriologisches Institut des Sudenburger Krankenhauses,
Halle, Universitäts-Kinderklinik,
Leipzig, Universitäts-Kinderklinik,
Dresden, Krankenhaus-Apotheke, Friedrichstadt,
Chemnitz, Apotheke des Küchwald-Krankenhauses,
Jena, Universitäts-Klinik-Apotheke,
Göttingen, Universitäts-Kinderklinik,
Münster, Universitäts-Kinderklinik,
Dortmund, Kinderklinik der städtischen Krankenanstalten,
Köln, Universitäts-Kinderklinik,
Marburg, Institut für Experimentelle Therapie E. v. Behring,
Frankfurt a. M., Universitäts-Kinderklinik,
Trier, Krankenhaus der „Barmherzigen Brüder",
Ludwigshafen, Städtisches Krankenhaus,
Heidelberg, Orthopädische Klinik der Universität Heidelberg,
Karlsruhe, Kinderkrankenhaus,
Stuttgart, Medizinisches Landesuntersuchungsamt, Vorsteher Med.-Rat Dr. MAYSER,
Tübingen, Universitäts-Kinderklinik,
Freiburg, Bakteriologisches Untersuchungsamt,
Konstanz, Städtisches Krankenhaus,
Nürnberg, Bakteriologisch-Serologisches Institut des Städtischen Krankenhauses,
München, Kinderklinik des Schwabinger Krankenhauses.

Die örtliche Lage der Depotstellen ist aus der im Reichsgesundheitsblatt 1934 S. 890 abgedruckten Abbildung ersichtlich. Es sind die Gebietsteile zahlreicher Bevölkerung bevorzugt mit Serumdepotstellen besetzt worden.

Diese neue Organisationsform zur *Bekämpfung der übertragbaren Kinderlähmung im Deutschen Reich* hat nach den vorausgegan-

genen Bemerkungen ein vollbefriedigendes Ergebnis gehabt. Man
muß bedenken, daß die Mitte August 1935 als beginnend erkannte
Poliomyelitisepidemie in den südwestdeutschen Landesteilen insofern eine erhöhte Gefahr bedeutet, als in der Zeit der jahreszeitlichen Häufung von Kinderlähmung auch der Reichsparteitag
fällt, dessen außerordentlich große Menschenansammlung aus
allen Teilen des Reiches in Nürnberg, also in verhältnismäßiger
Nähe zum Epidemieherd von 1935, stattfand. Es war darum
eine ausreichende Versorgung mit Heilserum besonders dringend
notwendig, die vollauf befriedigt wurde. Es konnte erreicht werden, daß in die Umgebung von Nürnberg während des Partei-
tages nicht ein einziger Fall von Kinderlähmung eingeschleppt
wurde. Ob der Serumbekämpfung oder der teilweise durchgeführten Absperrung ganzer Gebiete die Hauptbedeutung für
diesen Erfolg zukommt, oder ob dafür überhaupt andere Gründe
maßgebend waren, kann nicht mit Sicherheit festgestellt werden.
Über die ganze Frage der Erfolge in der poliomyelitischen Bekämpfung herrschen noch große Unklarheiten. Aus der einfachen
Gegenüberstellung von Erkrankungszahlen und deren jahreszeitliche Bewegung und anderen Unterlagen örtlich beschreiben-
der Statistik läßt sich zur Zeit nicht viel entnehmen, was auch
nur ein einigermaßen sicheres Urteil zuläßt. Die Erfolgsstatistik
müßte in diesem Fall ganz besondere Wege gehen und sich dabei
neuer Methoden bedienen, an deren Aufstellung im Reichsgesundheitsamt gearbeitet wird, und die zur gegebenen Zeit eine entsprechende praktische Ausprobierung finden werden.

1. K. POHLEN, Reichsgesdh.bl. 1934 Nr. 42 S. 886. — 2. K. POHLEN,
Reichsgesdh.bl. 1936 Nr. 9 S. 186. — 3. K. POHLEN, Reichsgesdh.bl. 1934
Nr. 35 S. 745 u. 1935 Nr. 33 S. 716.

Sonderabdruck aus

DEUTSCHE MEDIZINISCHE WOCHENSCHRIFT

1936 / 62. Jahrgang

Verlag von Georg Thieme, Leipzig

Statistische Kurzberichte

Die Erfüllung der Anzeigepflicht bei den Infektionskrankheiten in Litauen

Die Wirksamkeit der Bekämpfung der übertragbaren Krankheiten hängt zum Teil davon ab, ob die mit der Bekämpfung der Seuchen beauftragten Gesundheitsbehörden schnell genug eine ausreichende Kenntnis über das Beginnen und das Ausmaß von Epidemien erhalten. Bis vor einigen Jahrzehnten wurden die Unterlagen für die Seuchenbeobachtung fast ausschließlich der allgemeinen amtlichen Todesursachenstatistik entnommen, die aber darum nur einen beschränkten Erkenntnisinhalt haben, weil sie nicht über den Gesamtumfang der aufgetretenen Infektionskrankheiten sondern nur über die tödlich verlaufenen unterrichtet. Die moderne Aufgabe der Seuchenbekämpfung, alle bekannt gewordenen Infektionsquellen zu verstopfen und die Keimträger zu erfassen, ließ in allen Kulturländern für die wichtigeren Infektionskrankheiten die gesetzliche Meldepflicht einführen, derzufolge der behandelnde Arzt, oder — falls ein solcher zur Behandlung nicht zugezogen wurde — ein anderer Verpflichteter an die Gesundheitsbehörde eine Anzeige über die betreffende Infektionskrankheit zu erstatten hat. Diese Anzeigen bilden die Grundlage für die Statistik der anzeigepflichtigen Krankheiten und werden in einem immer steigenden Maße für die Beobachtung des Seuchenstandes und der Seuchenbewegung herangezogen. So sehr die dadurch ermöglichte Ermittlung der *Angriffsrate* der Seuchen auf die Bevölkerung den neueren Bestrebungen in der medizinischen Statistik entspricht, so sehr bleibt aber für alles statistische Unterfangen die ausreichende Vollständigkeit das oberste Gebot. Die amtliche Todesursachenstatistik hat den Vorzug, daß sie — bei richtiger Organisation — in der Lage ist, die Gesamtheit der vorgekommenen Sterbefälle zu erfassen, weil im allgemeinen die Beerdigung eines Verstorbenen von der Ausfüllung eines Sterbezertifikates abhängig gemacht wird. Daß die auf diesen Totenscheinen enthaltenen Diagnosen mit zahlreichen Fehlern behaftet sind, mag hier unbeachtet bleiben, zumal für eine Reihe von Infektionskrankheiten das klinische Bild so deutlich ist, daß nur mit einer verhältnismäßig geringeren Zahl von Fehldiagnosen gerechnet werden kann. Anders liegen jedoch die Verhältnisse bei der Erfüllung der Anzeigepflicht bezüglich der Infektionskrankheiten. Die verschiedenen Behörden obliegende Sammlung der Totenscheine sowie der ärztlichen Meldungen von Erkrankungen einerseits und die Binnenwanderungen zwischen der Erkrankung und dem Tod anderseits machen eine sichere Kontrolle der eingegangenen Meldungen von Erkrankungen hinsichtlich ihrer Vollständigkeit

nahezu unmöglich. Darum bestehen auch in fast allen Ländern
mehr oder minder große Unterschiede in der Zahl der Sterbefälle an bestimmten Infektionskrankheiten zwischen den Ergebnissen der allgemeinen Todesursachenstatistik und der Zusammenstellung der Meldungen von anzeigepflichtigen Krankheiten. Solange die Differenzen zwischen diesen beiden Erhebungen
nicht allzu groß sind und dadurch das wesentliche Bild der
Seuchenbewegung und des Seuchenstandes nicht verwischt wird,
verdient die Zusammenstellung der erfolgten Anzeigen von
Infektionskrankheiten für alle praktischen Bedürfnisse der Gesundheitsführung zweifelsohne den Vorzug, wenn sie auch nicht
jene Vollständigkeit wie die Todesursachenstatistik erreicht. Die
Aufschlüsse über die Morbidität und Letalität sind von derart
weittragender Bedeutung, daß sie einen gewissen — kleineren —
Mangel an Vollständigkeit wohl ausgleichen. Wenn aber die
Unterschiede größer werden, dann kann die Seuchenbeobachtung
den Vergleich beider statistischer Unterlagen nicht entbehren,
bis bei sehr erheblichen Unterschieden mitunter die Statistik der
anzeigepflichtigen Krankheit derart an Wert verliert, daß sie
aus der praktischen Nutznießung völlig ausschaltet und die allgemeine Todesursachenstatistik für die Verwendbarkeit allein
übrig bleibt.

Dieser Fall tritt in *Litauen* ein, wo die Erfüllung der Anzeigepflicht bei den Infektionskrankheiten nicht das erforderliche
Mindestmaß erreicht. Nach den Jahresberichten über das öffentliche Gesundheitswesen von Litauen sind in den beiden Jahren
1932 und 1933 zusammen bei 2136 gemeldeten Erkrankungsfällen an Unterleibstyphus 120 gemeldete Sterbefälle vorgekommen,
das sind 5,23 je 100 Erkrankungen. In der gleichen Zeit wurden
370 Sterbefälle an Typhus in der Todesursachenstatistik gezählt,
also mehr als 3 mal so viel wie die gemeldeten. Es betrugen die
entsprechenden Zahlen:

1932/33 zusammen	Gemeldete Erkrankungsfälle	Gemeldete Sterbefälle	Sterbefälle in der Todesursachenstatistik
Masern	2 037	16	309
Scharlach	1 684	30	1019
Keuchhusten.	1 511	4	1022
Diphtherie.	2 064	89	618
Grippe	10 566	12	1052
Tuberkulose aller Organe	3 305	148	5138

Danach kamen auf je einen gemeldeten Sterbefall solche in
der Todesursachenstatistik beim Typhus: 3,1, bei den Masern:
19,3, beim Scharlach: 33,9, beim Keuchhusten 255,8, bei der
Diphtherie: 6,9, bei der Grippe: 87,7 und bei der Tuberkulose
aller Organe 34,7. Solch außerordentlich bedeutende Unterschiede
machen natürlich die Statistik der Infektionskrankheiten in
Litauen völlig illusorisch, da ja nicht nur die Sterbefälle sondern
auch die nicht tödlich verlaufenen Erkrankungen, also die Morbidität, in ähnlich unvollkommener Weise zur Kenntnis der Gesundheitsbehörden gelangen. Es ist ein leicht erklärbares Phänomen,
daß die Infektionskrankheiten mit steigender Letalität auch in

höherem Ausmaße gemeldet werden, teils weil die Hinzuziehung
der Ärzte bei den ernsteren Krankheiten häufiger ist, teils weil
die Anzeigepflicht bei den schwereren Leiden gewissenhafter erfüllt
wird. Demnach bleiben die Unterschiede selbst beim Typhus und
der Diphtherie so erheblich, daß auch der Versuch, auf Umwegen
zu einer wahrscheinlichen Zahl der Erkrankungen zu gelangen,
scheitern muß. Im Vergleich dazu betrug die Zahl der sanitätspolizeilich gemeldeten Sterbefälle in *Ostpreußen* im Jahre 1933 an
Diphtherie 221 und an Scharlach: 20, die Zahl der Sterbefälle
auf Grund der Todesursachenstatistik 270 bzw. 24. Danach
weist auch die Erfüllung der Anzeigepflicht in Ostpreußen fühl-
bare Lücken auf, die aber nicht bedeutend genug sind, um
den Wert der Infektionskrankheitenstatistik in Frage stellen zu
können.

Es handelt sich in diesen Ausführungen nicht darum, eine
bloße Kritik an der Litauischen Gesundheitsstatistik zu üben,
vielmehr soll gezeigt werden, welche Gefahren bestehen, wenn
bedenkenlos internationale Vergleiche angestellt werden über
statistische Erhebungen, deren Erkenntniswert ein wesentlich
verschiedener ist. Der Vergleich der Seuchenbewegung mit
unserem nordöstlichen Nachbarn läßt sich wohl durchführen,
aber nicht mit Hilfe der Statistik der anzeigepflichtigen Krankheiten, sondern nur mit Hilfe der allgemeinen Todesursachenstatistik.

Lietuvos Viešosios Sveikatos 1932 ir 1933 metų Apžvalga. Kaunas
1934 S. 36.

Der jahreszeitlich epidemiologische Stand der Kinderlähmungs-erkrankungen im Deutschen Reich um die Mitte des Jahres 1936

In den ersten Wochen des gegenwärtigen Jahres waren die
Erkrankungszahlen an Kinderlähmung im Deutschen Reich verhältnismäßig hoch und lagen bis einschließlich der fünften Ka-
lenderwoche oberhalb derjenigen wöchentlichen Erkrankungszahlen, die seit dem Jahre 1926 (von wann ab überhaupt erst entsprechende Werte vorliegen) festgestellt worden sind. Mit Ausnahme von einigen vereinzelten Wochen bewegten sich die Erkrankungshäufigkeiten des Berichtsjahres oberhalb der Polio-
myelitiszahlen aus den beiden Vorjahren 1933 und 1934; die auf-
summierte Gesamtzahl der in den ersten 26 Kalenderwochen gemeldeten Kinderlähmungsfälle betrug im Jahre 1936 422 und war
damit um fast ein Viertel höher als im Jahre 1935, in dem in der
gleichen Zeitspanne nur 311 Erkrankungsfälle zur Anzeige gebracht worden sind.

Immerhin liegt aber noch kein Grund vor, über diese Bewegung
irgendwie beunruhigt zu sein, da sich bis zum Juni nach den bisherigen Erfahrungen überhaupt noch kein klares Bild über die zu-
künftige (wahrscheinliche) epidemiologische Bewegung der Poliomyelitis machen läßt. Es ist sogar ohne tiefere Bedeutung, daß
im gegenwärtigen Jahr von den ersten 26 Berichtswochen genau
die Hälfte höhere wöchentliche Erkrankungszahlen aufweisen als
uns aus den entsprechenden Wochen der vergangenen Zeit seit
1926 bekannt geworden sind.

Aus der beigefügten Abbildung kann man deutlich erkennen,
daß in der ganzen Zeit vom Januar bis Juni allgemein nur eine sehr

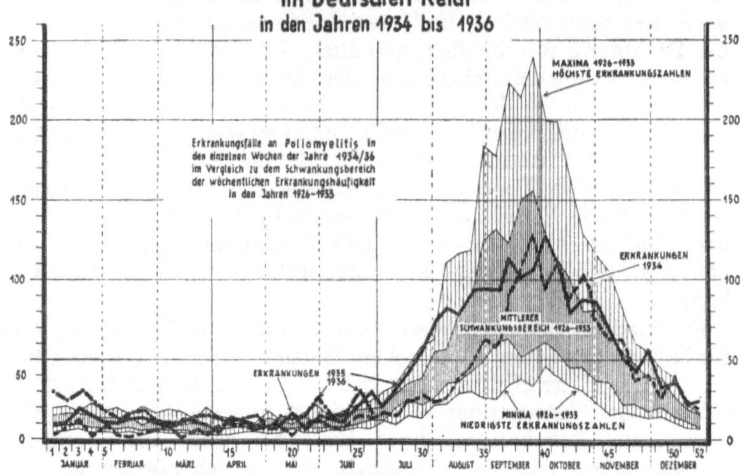

geringe Streuung der Häufigkeitsbewegung an Kinderlähmungserkrankungen besteht, und daß selbst eine derart überragende
Epidemie wie die des Jahres 1932 (deren Erkrankungszahlen der
einzelnen Wochen fast gänzlich durch die Maximalzahlen — obere
Abgrenzung — dargestellt sind) sich noch *nicht vor Anfang Juli*
erkenntlich macht. Die übertragbare Kinderlähmung hat ihre
epidemiologische Auf- und Abbewegung im Gegensatz zu anderen
Infektionskrankheiten ausschließlich in der Zeit der jahreszeitlichen Häufung, d. h. in den Monaten August, September, Oktober
und allenfalls noch November. Es ist eigenartig, daß die Erkrankungszahlen in den Monaten Januar bis Juni mit aller Regelmäßigkeit wieder nahezu auf den absoluten Nullpunkt (wöchentlich nur rund 10 Erkrankungsfälle im ganzen Deutschen Reich)
zurückgehen, gleichgültig ob im gerade vergangenen Herbst eine
geringe Häufung von Kinderlähmungsfällen bestand oder ob sich
eine derart hohe Epidemie wie im Jahre 1932 abgespielt hat. Soviel
über die Interpretation der Poliomyelitisbewegung in den ersten
26 Wochen des Jahres 1936.

Etwas anders liegen die Verhältnisse dann, wenn nicht das
ganze Reichsgebiet, sondern nur enger umgrenzte Gebietsteile betrachtet werden. Für solche Gebiete geringeren Umfanges können
bereits die Junizahlen der Erkrankungsbewegung Aufschlüsse über
die epidemiologische Lage vermitteln. Im Deutschen Reich ist im
gegenwärtigen Jahre (1936) nur in der Provinz *Schlesien* und darin
besonders im Regierungsbezirk *Oppeln* während des Juni eine
wiederholte verhältnismäßig größere Zahl von Kinderlähmungsfällen aufgetreten. In den letzten fünf Berichtswochen betrafen
37 von den insgesamt 103 Fällen im Deutschen Reich die Provinz
Schlesien und davon wieder allein 27 den Regierungsbezirk
Oppeln. Wenngleich hieraus noch lange nicht mit Sicherheit geschlossen werden darf, daß der Regierungsbezirk Oppeln in diesem
Jahre in verstärktem Maße von der Kinderlähmung heimgesucht
werden wird, so ist es aber immerhin notwendig, diesem Bezirk eine
besondere Beachtung für die nächsten Wochen zu widmen. Es
handelt sich darum, festzustellen, ob diese in den letzten fünf

Wochen gefundene erhöhte Zahl von Poliomyelitisfällen anhält
bzw. im Sinne der jahreszeitlichen Bewegung weiter ansteigt, oder
ob sie sich wieder auf die normalen Werte anderer Regierungsbezirke zurückentwickelt. Aus den übrigen Teilen des Deutschen
Reichs sind bis jetzt keine besonderen Tatsachen festzustellen, die
auf eine etwaige Gefahr der Verbreitung von Poliomyelitiserkrankungen hinweisen.

Die bisher beobachtete Letalität ist mit rund 10% normal und
gibt zu Überlegungen keinen weiteren Anlaß.

**Die Anzeichen einer drohenden Kinderlähmungsepidemie in der
Schweiz?**

Nach den vom Eidgenössischen Gesundheitsamt in jeder Woche
veröffentlichten Mitteilungen über das Vorkommen von übertragbaren Krankheiten in der Schweiz (Bulletin des Eidgenössischen
Gesundheitsamtes. Bern 1936 Nr. 27 und die vorhergehenden
Nummern) sind in der Woche vom 21.—27. VI. dieses Jahres (1936)
insgesamt 40 Fälle von Poliomyelitis gemeldet worden; in den
drei vorhergehenden Wochen, vom 14.—20. VI., vom 7.—13. VI.
und vom 31. V.—6. VI., waren es 17, 18 und 11 Fälle, sodaß allein
innerhalb einer vierwöchigen Zeitspanne 86 Erkrankungen an
Kinderlähmung bekannt geworden sind. Das macht für ein so
kleines Land wie die Schweiz außerordentlich viel aus, insbesondere wenn man bedenkt, daß im Monat Juni die Häufigkeit der
Kinderlähmung im allgemeinen noch sehr niedrig ist (vgl. das entsprechende Schaubild zu dem obenstehenden Kurzbericht über
den Stand der Poliomyelitiserkrankungen im Deutschen Reich).
Im Deutschen Reich sind in der gleichen Zeit bei einer rund 16mal
so großen Gesamtbevölkerung nur 78 Erkrankungsfälle bekannt
geworden. Hätte im Deutschen Reich im Juni dieselbe auf die
Einwohnerzahl bezogene Morbidität geherrscht wie in der Schweiz,
dann würde die Erkrankungszahl im Deutschen Reich mehr als
1350 Fälle betragen haben, d. h. mehr als das Fünffache von dem,
was bisher überhaupt im Deutschen Reich während einer Woche
im Gipfelpunkt der jahreszeitlichen Bewegung festgestellt worden
ist. Es kommt hinzu, daß sich die Poliomyelitisfälle im wesentlichen
auf den Teil der deutschen Schweiz beschränkten: In der Woche
vom 21.—27. VI. entfielen von den 40 Erkrankungen sämtliche
auf die deutschen Kantone, darunter je 14 auf die Kantone Graubünden und Thurgau. Diese beiden Kantone sind überhaupt bis
jetzt am stärksten von der Kinderlähmung heimgesucht worden.
Seit der Woche vom 26. IV.—2. V. ist im Kanton Thurgau die
Kinderlähmung nicht mehr zum Stillstand gekommen, sondern
ist in einem ständigen Ansteigen von 2 bis auf 14 Erkrankungsfälle
angestiegen. Seit der Woche vom 31. V.—6. VI. ist auch der
Kanton Graubünden wöchentlich mit 4, 7, 7 und 14 Erkrankungsfällen belastet. Die übrigen Kantone sind nur vereinzelt von der
Kinderlähmung betroffen. Hervorzuheben ist nur eine Zahl von
6 Erkrankungen in der letzten Berichtswoche im Kanton Zürich.
Von den 32 Erkrankungsfällen im Kanton Graubünden entfielen
allein 19 auf den Ort *Schiers*, und zwar 3 in der Woche vom 31. V.
bis 6. VI., alle 7 in der Woche vom 7.—13. VI., 4 in der Woche
vom 14.—20. VI. und 5 in der Woche vom 21.—27. VI. Im Kanton
Thurgau verteilt sich die Erkrankungshäufigkeit mehr auf eine
größere Anzahl von beteiligten Gemeinden, unter denen allerdings

Steckborn und *Mühlheim* mit je 8 Erkrankungsfällen und *Weiningen* mit 4 unter den 46 Fällen der Zeit vom 26. IV.—27. VI. hervortreten.

Es kann natürlich nicht mit Sicherheit vorhergesagt werden, ob diese immerhin auffallende Häufung von Kinderlähmungsfällen das Anzeichen einer kommenden schweren Kinderlähmungsepidemie in der Schweiz ist, es muß auf jeden Fall der Bewegung in den nächsten Wochen größte Aufmerksamkeit gewidmet werden, das um so mehr, nachdem gerade vor 2 Jahren in Dänemark (vgl. den nachstehenden Beitrag) eine Kinderlähmungsepidemie ganz außerordentlichen Ausmaßes, wenn auch in ungewöhnlich milder Form geherrscht hat. Es ist zu wünschen, daß es den einzuleitenden Maßnahmen der schweizerischen Gesundheitsbehörden gelingt, die bisherige Häufung von Kinderlähmungsfällen einzudämmen und ihre Ausbreitung zu einer größeren Epidemie zu verhüten.

Zahl der in der Schweiz gemeldeten Poliomyelitisfälle in den Wochen:

Kantone	26. IV. bis 2. V.	3./9. V.	10./16. V.	17./25. V.	24./30. V.	31. V. bis 6. VI.	7./13. VI.	14./20. VI.	21./27. VI.
Zürich	—	—	1	1	—	3	—	—	6
Bern	—	—	—	1	—	—	1	—	—
Luzern	—	—	—	—	—	—	—	—	—
Uri	—	—	—	—	—	—	—	—	—
Schwyz	—	—	—	—	—	—	—	—	—
Obwalden	—	—	—	—	—	—	—	—	—
Nidwalden	—	—	—	—	—	—	—	—	—
Glarus	—	—	—	—	—	—	—	—	2
Zug	—	—	—	—	—	—	4	1	—
Freiburg	—	—	—	—	—	—	—	—	—
Solothurn	—	—	—	—	—	—	—	—	2
Basel-Stadt	—	—	—	1	—	—	—	2	2
Basel-Land	—	—	—	—	—	—	—	—	—
Schaffhausen	—	—	—	—	—	—	—	—	—
Appenzell-Außer-Rhoden	—	—	—	—	—	—	—	—	—
Appenzell-Inner-Rhoden	—	—	—	—	—	—	—	—	—
St. Gallen	—	1	1	—	—	—	—	—	—
Graubünden	—	—	—	—	—	4	7	7	14
Aargau	—	—	—	—	1	—	—	—	—
Thurgau	2	3	5	3	3	4	6	6	14
Tessin	—	—	—	—	—	—	—	—	—
Vaud	—	—	—	—	—	—	—	—	—
Valais	—	—	—	—	—	—	—	—	—
Neuchâtel	—	—	—	—	—	—	—	—	—
Genf	—	—	—	—	—	—	—	—	—
Schweiz insgesamt	2	4	7	6	4	11	18	17	40

Die Bewegung der Kinderlähmungserkrankungen in Württemberg während der Epidemie vom Jahre 1935

Während des Jahres 1935 wurden vor allem die süddeutschen Gebietsteile, an der Spitze Württemberg mit 1,22 Erkrankungsfällen je 10000 Einwohner (Baden 0,46 °/₀₀₀ und Bayern 0,26°/₀₀₀),

betroffen. Im ganzen Jahr sind in Württemberg 328 Erkrankungsfälle, in Bayern 203 und in Baden 111 an Kinderlähmung erfolgt,
die einen hohen Anteil der insgesamt 2080 gemeldeten Poliomyelitisfälle ausmachen. Während die Bewegung der Kinderlähmung mit einer überraschenden Regelmäßigkeit um die Wende
der Monate September/Oktober ihren Höhepunkt hat und eine
nach beiden Seiten nahezu symmetrische Häufigkeitsverteilung
aufweist, ist im Jahre 1935 durch die völlig anders gelagerte Bewegung in Württemberg die jahreszeitliche Bewegung des Deutschen Reichs merklich verändert worden. Stellt man nun, wie in
der nachstehenden Abbildung, die Bewegung der Erkrankungsfälle
von Württemberg denen des übrigen Deutschen Reiches gegenüber (wobei den württembergischen Zahlen noch die von Baden

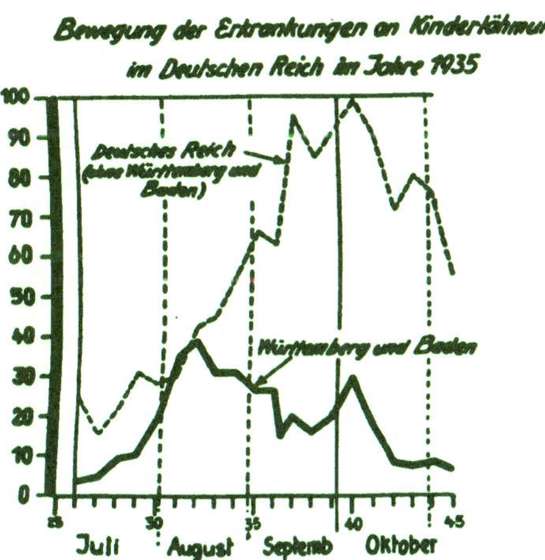

als beeinflußtes Epidemiegebiet zugerechnet werden), so erkennt
man deutlich, daß die Bewegung im übrigen Deutschen Reich,
ohne Württemberg und Baden, wieder die übliche Form der Bewegung zeigt, mit einer Ende September, Anfang Oktober gegipfel-
ten Kurve, während der Höhepunkt der südwestdeutschen Epidemie in der zweiten Augustwoche lag und von da ab nach einem
steilen Anstieg schwach, d. h. asymmetrisch zurückging. Dieser
Rückgang wurde Anfang Oktober nochmals durch einen kurz an-
haltenden Anstieg unterbrochen. Es kann nicht festgestellt werden,
welche Gründe für diese eigenartige Krankheitsbewegung in
Württemberg und Baden vorliegen. Es ist zwar in Württemberg
eine verhältnismäßig sehr strenge Absperrungsmaßnahme für
ganze Gebiete eingeleitet worden, um die Stadt des Reichspartei-
tages vor einer Einschleppung von Kinderlähmungsvirus freizu-
halten. Ob diese Absperrungsmaßnahmen auch bereits eine Wirkung auf die Übertragung des Kinderlähmungsvirus im Prodromal-
stadium ausübte, dadurch daß Gelegenheiten zu Neuinfektionen
teilweise unterbunden wurden, läßt sich nicht mit Sicherheit
sagen. Immerhin teilt uns die württembergische Bewegung mit,
daß auf die Prognose, die aus einem kurzen Abschnitt der jahreszeitlichen Bewegung gestellt wird, namentlich wenn jeder Abschnitt
in dem Anfang des saisonmäßigen Anstieges liegt, nicht mit un-
bedingter Sicherheit gerechnet werden darf, sondern daß in jeder
Beziehung Vorbehalte und Einschränkungen notwendig sind. Das

trifft z. B. auf die obengestellten Vermutungen bezüglich der zukünftigen Bewegung der Kinderlähmung in der Schweiz und in Oppeln zu.

Die Kinderlähmungsepidemie von 1934 in Dänemark

Im Jahre 1934 fand in Dänemark eine Kinderlähmungsepidemie statt, die größte solange in Dänemark Aufzeichnungen über diese Krankheit bestehen. Während sich die Zahl der Erkrankungen an Kinderlähmung in den vergangenen Jahren im allgemeinen unter 100 bewegte und nur vereinzelt diesen Wert überschritt, betrug die Zahl der gemeldeten Erkrankungsfälle im Jahre 1934 nicht weniger als 4711 oder 129 je 10000 Einwohner. Bereits im Jahre 1933 ist die Zahl der Kinderlähmungsfälle auf 356 gestiegen, war aber damit immer weniger als ein Zehntel so groß wie im Berichtsjahr. Der Hauptherd der Erkrankungsfälle im Berichtsjahr lag in den beiden Amtsbezirken *Svendborg* auf der Insel Fünen und *Hadersleben*, das zum abgetretenen Teil von Schleswig gehört. Daneben waren noch die Bezirke *Ribe* und *Vejle* nördlich vom Bezirk Hadersleben sehr stark von der Kinderlähmung betroffen. Jeder dieser Bezirke hatte mehr als 700 Kinderlähmungsfälle zu melden gehabt, und zwar: Svendborg 709, Vejle 802, Ribe 807 und Hadersleben 747. Dann folgen in sehr weitem Abstand Odense mit 359, Ringköbing mit 214 und Kopenhagen Land mit 163 sowie Kopenhagen Stadt mit 161 Poliomyelitisfällen. Die ganze Epidemie hat sich also im wesentlichen auf den mittleren Teil von Jütland und den westlichen Teil der Insel Fünen, also auf die an dem *kleinen Belt* liegenden Bezirke beschränkt, während das übrige Dänemark nur verhältnismäßig gering unter der Kinderlähmung zu leiden hatte.

Die jahreszeitliche Bewegung dieser Erkrankungen war durchaus wie üblich. Im Januar wurden 23 Fälle gemeldet, dann bewegte sich diese Zahl vom Februar bis Juni zwischen 11 und 15 Fällen und stieg im Juli auf 45, im August auf 361 und erreichte im September mit 2528 Erkrankungsfällen ihren Höhepunkt. Im Oktober ist die Zahl wieder auf 1207 zurückgegangen, ein Rückgang, der im November auf 360 und im Dezember auf 121 Fällen anhielt. Diese steile Aufwärtsbewegung hat sich in den einzelnen betroffenen Landesteilen verhältnismäßig wiederholt.

Es ist bemerkenswert, daß die Gesamtzahl der *Sterbefälle* sich von 40 im Jahre 1933 auf nur 107 im Jahre 1934 erhöht hat, was eine *Letalitätsziffer für das Jahr 1934 von 2,3%* ergibt. Das ist die geringste bisher bekannt gewordene Letalitätsziffer für die Kinderlähmung. Es muß aber dieser Zahl deshalb Glauben geschenkt werden, weil 4669 oder 99% aller Erkrankungsfälle in die Krankenhäuser eingeliefert wurden und dort eine Bestätigung der Diagnose erhielten. Im einzelnen sind innerhalb der zumeist betroffenen Gebiete noch besondere Häufungen in kleineren Bezirken festzustellen gewesen, deren Studium für die Kenntnisse der Poliomyelitisepidemiologie von Bedeutung sein dürfte. Es sei noch darauf hingewiesen, daß im Jahre 1934 auch die deutsche Provinz Schleswig in einem stärkeren Maße, aber bei weitem nicht annähernd so sehr wie die dänischen Bezirke, unter der Kinderlähmung zu leiden hatte.

Medicinalberetning for den Danske Stat for Aaret 1934. Kopenhagen 1936. S. 32.

Die grönländische Kinderlähmungsepidemie von 1932/33

Die aufschlußreichsten Studien über das epidemiologische Verhalten von Infektionskrankheiten lassen sich bezüglich solcher Länder anstellen, die bei einer nicht allzuhohen Volkszahl abgeschlossen liegen und weniger den mannigfaltigen und unüberblickbaren Einflüssen des Weltverkehrs ausgesetzt sind. So konnten z. B. grundlegende Feststellungen über die Kontagiosität gelegentlich von Maserneinschleppungen auf die Färöer-Inseln, die vorher jahrzehntelang ganz frei von dieser Krankheit waren, angestellt werden. Ähnliche Möglichkeiten bieten sich für die Kinderlähmung in den Gesundheitsberichten der dänischen Kolonie Grönland, deren wichtiger westlicher Teil rund zwei Jahrzehnte lang ganz von der Poliomyelitis verschont geblieben ist und in den Jahren 1932 und 1933 von einer örtlich abgegrenzten Epidemie heimgesucht wurde. Westgrönland, das am 31. XII. 1934 eine Eingeborenenbevölkerung von 16565 Personen hatte, ist in 7 Medizinaldistrikte eingeteilt, die längs der Küste liegen, und zwar in der Reihenfolge von Süden nach Norden: Julianehaab, Godthaab, Sukkertoppen, Egedesminde, Jakobshavn, Umának und Upernivik. Im Jahre 1932 wurden die ersten 20 sicheren Fälle von Kinderlähmung im Bezirk Sukkertoppen (Ende 1932 2567 Einwohner) festgestellt, denen in den Monaten Juli, August und September desselben Jahres 52, 10 und 4 weitere Fälle folgten. Von der Gesamtzahl der 86 Erkrankungen an Kinderlähmung betrafen 21 das Alter 1—4 Jahre, 57 das von 5—14 Jahren und 8 die höheren Altersklassen. Trotz der sehr geringen Siedlungsdichte Grönlands wurden im Jahre 1932 3,4% der Gesamteinwohnerzahl des Bezirkes Sukkertoppen, auf den die Seuche beschränkt blieb, von der Kinderlähmung befallen. Unter Berücksichtigung des Anteils von Kindern unter 15 Jahren sowohl an der Gesamtbevölkerung als auch bei den Erkrankten machte die Morbidität des Kindesalters rund 10% der Lebenden aus. Im Jahre 1933 griff die Epidemie auf den im Süden angrenzenden Bezirk Godthaab (Ende 1932 2543 Einwohner) über. In diesem Bezirk ereigneten sich 1933 87 Erkrankungsfälle, 3,4% der Einwohnerzahl, und zwar entfielen diese Fälle auf die Monate Januar 49, Mai 9, Juni 18 und November 11 bzw. auf die Altersklassen 0—1 Jahr: 8, 1—4 Jahre: 18, 5—14 Jahre: 42 sowie 15 und mehr Jahre: 19. In dem im Norden an Sukkertoppen angrenzenden Bezirk Egedesminde ist die Poliomyelitis nur in geringem Umfange, 3 Erkrankungen im Jahre 1933, gekommen. Im Jahre 1934 hat die Kinderlähmung nur noch einen einzigen Fall im südlichsten Bezirk Julianehaab erfordert.

Diese Zahlen sind nicht nur darum besonders bemerkenswert, weil die Morbidität in Sukkertoppen und Godthaab mit je 3,4% der Gesamtbevölkerung genau übereinstimmende Zahlen aufweist, sondern vielmehr darum, weil in diesen beiden Bezirken die Epidemie — nachdem sie innerhalb sehr kurzer Zeit, in Sukkertoppen nur 4 Monate, die Bevölkerung derartig erfaßt hat — im nächsten Jahr in der lokalen Abgrenzung völlig aufhörte.

Von den 86 Erkrankungen des Jahres 1932 in Sukkertoppen endeten 23 mit dem Tode und 37 mit bleibenden Lähmungen. Von den 87 Fällen des Jahres 1933 in Godthaab endeten nur 5 mit dem Tode und 25 mit bleibenden Lähmungen.

Bericht über Grönland in Medicinalberetning for den Danske Stat for Aaret 1932, 1933, 1934. Kopenhagen 1934, 1935 und 1936.

Der Apothekenbetrieb in den baltischen Staaten im Jahre 1934

Angeregt durch den Bericht über die *Apotheken* und den *Apothekenbetrieb* in den baltischen Ostseestaaten für das Jahr 1933, der im Reichsgesundheitsblatt veröffentlicht wurde, hat jetzt das Statistische Zentralamt von Lettland die Angaben über den Apothekenbetrieb der drei Staaten *Lettland, Litauen* und *Estland* für das Jahr 1934 weitergeführt. Die Zahl der Apotheken ist innerhalb des Jahres 1934 nur geringfügig gewachsen, und zwar in Lettland von 502 auf 510, in Litauen von 298 auf 313 und in Estland von 209 auf 210. Die Zahl der Einwohner, die im Durchschnitt auf eine Apotheke entfielen, hat sich ungefähr auf dem gleichen Stand gehalten und betrug in Lettland 3825, in Litauen 7911 und in Estland 5364.

In Lettland sind im Jahre 1934 von den Apotheken rund 2970000 *Rezepte* beliefert worden, das sind auf je 1000 Einwohner 1523. In dieser Zahl sind weitere 486000 Rezepte, die von den Anstaltsapotheken der Krankenhäuser kostenlos bereitet worden sind nicht enthalten, ebenso auch nicht in den weiter unten aufgeführten Umsatzberechnungen. In Estland betrug die Zahl der verarbeiteten Rezepte rund 1183000. Auch hier überstieg die Zahl der Rezepte die Einwohnerzahl: von denen 1051 auf 1000 Einwohner kamen. In Litauen dagegen sind trotz erheblich zahlreicherer Bevölkerung nur 813000 Rezepte gezählt worden, das sind 328 auf 1000 Einwohner. Der *Gesamtumsatz* der Apotheken belief sich im Jahre 1934 in Lettland auf 8,271 Mill. Lati, die bei einem mittleren Devisenkurs (1934) von Lati 100.— = RM 79,70 dem Betrag von 6,59 Mill. RM entsprechen. Davon entfielen 4,067 Mill. Lati (3,24 Mill. RM) auf die verarbeiteten Rezepte und 4,205 Mill. Lati (3,35 Mill. RM) auf den freihändigen Verkauf. In Litauen betrug der Gesamtumsatz der Apotheken 6,069 Mill. Litai oder bei einem mittleren Devisenkurs von Litai 100.— = RM 41,93 gleich 2,57 Mill. RM. Davon entfielen: 2,251 Mill. Litai (0,94 Mill. RM) auf die verarbeiteten Rezepte und 3,818 Mill. Litai (1,60 Mill. RM) auf den freihändigen Verkauf. (Da für den freihändigen Verkauf keine neueren Zahlen vorhanden sind, wurde für diesen die Angaben aus dem Jahre 1933 eingesetzt). Den geringsten Umsatz hat Estland mit 2,730 Mill. Kroon, die auf deutsche Mark umgerechnet (Kroon 100.— = RM 69,25) 1,89 Mill. RM betragen, und zwar 1,495 Mill. Kroon (1,03 Mill. RM) für verarbeitete Rezepte und 1,235 Mill. Kroon (0,86 Mill. RM) für freihändigen Verkauf. Der durchschnittliche Verkaufspreis eines Rezepts, der durchschnittliche Preis eines Rezeptes je Einwohner und der auf den Kopf der Bevölkerung fallende freihändige Umsatz betrug im Jahre 1934 in:

	Lettland Lati	Litauen Litai	Estland Kroon
durchschnittliche Kosten für ein Rezept	1,37	2,77	1,26
Aufwand für die Rezeptbereitung pro Kopf der Bevölkerung	2,08	0,91	1,33
Aufwand für den freihändigen Verkauf pro Kopf der Bevölkerung	2,16	1,54[1]	1,10

K. Pohlen, Reichsgsdh.bl. 1935 H. 38 S. 836. — A. Vanags und V. Salnitis, Tautas Veselibas Statistika 1934. VII gada gajums. Riga 1936. S. 27.

[1] für 1933.

Die Vergehen gegen das Gesetz zur Bekämpfung der Geschlechtskrankheiten im Deutschen Reich im Jahre 1933

Nach den Ergebnissen der Kriminalstatistik für das Deutsche Reich wurde im Jahre 1933 gegen insgesamt 346 Angeklagte wegen Vergehen gegen das Gesetz zur Bekämpfung von Geschlechtskrankheiten (RGBG.) eine *rechtskräftige Entscheidung* gefällt. Das sind fast genau soviel wie im Jahre 1932 mit 345 rechtskräftigen Entscheidungen. Die durchgeführten Verfahren wegen Vergehen gegen den § 5 des RGBG. (Ausüben des Beischlafes durch Geschlechtskranke) sind auch im Berichtsjahr weiterhin zurückgegangen und betrugen 1933 insgesamt 196 Fälle (1932: 206), davon lautete die Entscheidung auf *Verurteilung* bei 163 (1932: 172), und zwar kamen 52 Fälle auf männliche und 111 auf weibliche Personen. Darunter befanden sich 2 Ausländer. Von den Verurteilten standen 42 im Alter von 18 bis unter 21 Jahren. 32 Angeklagte wurden *freigesprochen* und bei 1 Person wurde auf Einstellung des Verfahrens entschieden. Es waren vor der Tat wegen Verbrechen oder Vergehen gegen die Reichsgesetze 65 Personen vorbestraft, davon 19 mehr als 4mal. Auf Gefängnisstrafe wurde erkannt bei 137 Personen, darunter 3 mit einer Strafe von 1 Jahr und mehr, 25 mit 3 Monaten bis unter 1 Jahr und 109 Personen mit einer Strafe von weniger als 3 Monaten. 25 Personen wurde Geldstrafe auferlegt. Bei den jugendlichen Angeklagten (zur Zeit der Tat bis unter 18 Jahren alt) betrug die Gesamtzahl 4 Personen, alle weiblichen Geschlechts, die sämtlich verurteilt wurden, darunter 1 Jugendliche im Alter von 14 bis unter 16 Jahren. Eine Person war bereits wegen Verbrechen oder Vergehen gegen die Reichsgesetze vorbestraft. Zwei Angeklagte, die gleiche Zahl wie 1932, wurden verurteilt wegen Vergehen gegen den § 6 (Eheschließung durch einen Geschlechtskranken ohne Mitteilung der Erkrankung an den anderen Teil). Davon waren 1 Person männlichen und 1 weiblichen Geschlechts. Einer der Verurteilten bekam Gefängnisstrafe von weniger als 3 Monaten und der andere Geldstrafe. 135 Angeklagte kamen auf die Vergehen gegen § 7 II (Unbefugte Behandlung und unbefugtes Erbieten zur Behandlung von Geschlechtskrankheiten), das sind 6 Fälle mehr als im Jahre 1932. 111, darunter 52 Vorbestrafte, der Angeklagten wurden verurteilt, 20 freigesprochen und bei 4 wurde das Verfahren eingestellt. Von den Verurteilten (95 Männer und 16 Frauen) wurde bei 20 auf Gefängnis, davon 6 mit einer Strafe von 3 Monaten bis unter 1 Jahr und 14 von weniger als 3 Monaten und 91 auf eine Geldstrafe erkannt. Zuwiderhandlungen gegen den § 7 III (Unlauteres öffentliches Sicherbieten eines Arztes zur Behandlung von Geschlechtskrankheiten) wurden wie auch im Jahre 1932 nicht mehr bekannt. 12 Angeklagte hatten sich gegen den § 11 vergangen (Öffentliches Ausstellen, Ankündigen oder Anpreisen von Gegenständen usw. zur Heilung oder Linderung von Geschlechtskrankheiten). Bei 1 Person wurde das Verfahren eingestellt, 11 Angeklagte männlichen Geschlechts wurden verurteilt, einmal zu Gefängnis und 10 mal zu Geldstrafe, unter denen sich einer im Alter von 18 bis unter 21 Jahren befand. Zum ersten Male wurde im Jahre 1933 eine Anklage wegen Vergehens gegen § 14 (Zuwiderhandlungen gegen die Vorschrift über das Stillen von Kindern durch geschlechtskranke Personen und das Stillen oder Inpflegegeben geschlechtskranker Kinder) behandelt. Die Angeklagte ist freigesprochen worden.

Kriminalstatistik für das Jahr 1933. Statistik des Deutschen Reiches
Bd. 478. Berlin 1936. — K. POHLEN, Reichsgsdh.bl. 1936 H. 2.

Die Verbreitung der Tuberkulose in Estland

In Estland erkrankten *(Neuerkrankungen)* in den Jahren 1932
bis 1935 3 649 Männer und 2 911 Frauen an Tuberkulose. Im Jahresdurchschnitt kamen auf je 10 000 Einwohner 14,6 Erkrankte insgesamt (17,2 Männer bzw. 12,2 Frauen). Im Verlaufe der vier
Berichtsjahre ist die auf 1000 Einwohner berechnete *Morbiditätsziffer* an Tuberkulose beim männlichen Geschlecht von 17,2 auf
18,4 und beim weiblichen von 11,7 auf 12,9 gestiegen. An dieser
Zunahme der Tuberkulosemorbidität haben nur die *Städte* teilgenommen, während die *Landbezirke* sich in den vier Jahren 1932
bis 1935 auf der gleichen Höhe gehalten haben. Der Unterschied
in den Gemeindegrößenklassen ist recht bedeutend. Es betrug im
Jahre 1935 die Tuberkulosemorbidität beim männlichen (bzw.
beim weiblichen) Geschlecht in der Hauptstadt Tallinn (Reval)
39,1 (20,6), in den übrigen 18 estischen Städten 31,0 (18,5) und
in den Landbezirken einschließlich kleiner Landstädte 14,0 (10,4).
Eine Zunahme der Tuberkuloseerkrankungen wurde bereits seit
dem Jahre 1921 beobachtet, die zunächst im Jahre 1927 mit einem
Maximum von 17,9⁰/₀₀₀ zum Stillstand kam. Nach einem anfänglichen Rückgang setzte im Jahre 1933 ein erneutes Ansteigen ein,
das aber bis jetzt den Stand vom Jahre 1927 noch nicht erreicht
hat. Der *Bestand* an Tuberkulösen ist in Estland nicht angegeben.
Das Geschlechtsverhältnis der Tuberkulösen ist besonders groß.
Das ist wahrscheinlich darauf zurückzuführen, daß die durchgreifende Versorgung der Bevölkerung mit Tuberkulosefürsorgestellen so, wie wir sie im Deutschen Reich besitzen, noch nicht
besteht, und daß darum im wesentlichen die *berufstätige* Bevölkerung durch die Tuberkulosefürsorge erfaßt wird. Darum besteht
namentlich in den höheren Altersklassen eine sehr starke Übermorbidität der Männer. Das geht auch daraus hervor, daß die
Sterbeziffern auf 10 000 Einwohner in Estland nicht geringer als
die Morbiditätsziffern sind und im Jahre 1934 21,7 beim männlichen und 11,7 beim weiblichen Geschlecht betragen haben, gegenüber 17,7 und 12,1 Erkrankungsziffern je 10 000 Einwohner. In
der nachstehenden Zusammenstellung sind die auf 1000 Einwohner
gemeldeten Erkrankungsfälle und die durch die amtliche Todesursachenstatistik erfaßten Sterbefälle angegeben, aus denen der
plötzliche steile Anstieg der Tuberkulosemorbidität beim männlichen Geschlecht in der Altersklasse von 15—19 Jahren, d. h.
dem Beginn der gewerblichen Berufstätigkeit und ebenso der
plötzliche Rückgang bei den mehr als 60jährigen deutlich hervorgeht, während beim weiblichen Geschlecht der Anstieg und der
Rückgang sich über mehrere Altersklassen hin verteilen. Der große
Unterschied in der Tuberkulosemorbidität und -mortalität im
Säuglingsalter beruht im wesentlichen auf den vorgekommenen
tuberkulösen Hirnhautentzündungen, bei denen der Tod einsetzte,
bevor eine Meldung an die Fürsorgestelle erfolgte. Welche Bedeutung die Tuberkulose in Estland in den mittleren Altersklassen hat, geht daraus hervor, daß bei den 20- bis 30jährigen
Männern 40% sämtlicher Sterbefälle überhaupt auf die Tuber

Alters-klassen Jahre	Registrierte Tuberkulose-kranke auf 10 000 Einwohner		Tuberkulosesterbefälle auf 10 000 Einwohner	
	Männer	Frauen	Männer	Frauen
—1	1,1	2,3	23,2	6,9
1—4	4,9	2,7	8,0	6,8
5—6	5,6	9,0	3,4	4,0
7—9	7,8	7,6	3,3	3,8
10—14	9,3	12,9	5,7	7,0
15—19	21,0	21,1	12,8	16,8
20—24	30,3	23,2	23,6	21,4
25—29	27,1	27,1	22,1	23,5
30—39	24,4	17,9	25,6	16,4
40—49	21,4	7,7	31,4	8,2
50—59	21,1	6,4	35,3	8,1
60—69	8,9	2,9	37,3	6,9
70—79	2,6	1,3	25,0	6,4
80—89	—	—	7,3	8,1
90—	—	—	—	—
Total:	17,7	12,1	21,7	11,7

kulose entfallen. Bei den Frauen betrug in der gleichen Altersklasse dieser Anteil mehr als 50% und nicht viel weniger (48,5%)
bei den 15- bis 20jährigen.

K. RUMMA, Tuberkuloos 1932/35 a; Eesti Statist. Kuukiri 1936.

Ferner sind vom gleichen Verfasser an anderen Stellen im Jahre 1936 (bis September)
erschienen:

I. Selbständige Schriften.

1* Abschnitt B und C in: **Das Gesundheitswesen des Preußischen Staates im Jahre 1934.** B. Gesundheitsfürsorge (Soziale Hygiene), C. Organisation und Aufbau der öffentlichen und privaten Gesundheitsfürsorge. Veröffentlichungen aus dem Gebiete der Medizinalverwaltung. XLVI. Band — 5. Heft.
Berlin (Verlagsbuchhandlung von Richard Schoetz) 1936.

2* **Gesundheitsstatistisches Auskunftsbuch für das Deutsche Reich** Ausgabe 1936. Mit einem Vorwort von
Prof. Dr. H. Reiter. Veröffentlichungen aus dem Gebiete der Medizinalverwaltung. XLVI. Band —
4. Heft. Berlin (Verlagsbuchhandlung von Richard Schoetz) 1936.

3* **Die Gesundheitsbehörden im Deutschen Reiche.** Berlin (Verlagsbuchhandlung von Richard Schoetz) 1936.

II. Aufsätze in Zeitschriften.

a) Reichsgesundheitsblatt.

4* Die Vergehen gegen das Gesetz zur Bekämpfung der Geschlechtskrankheiten (RGBG.) im Jahre 1932.
(Nr. 2. S. 22—25.)

5* Die Verbreitung der Geschlechtskrankheiten in Lettland. (Nr. 5. S. 98—101.)

6* Das Geschlechtsverhältnis bei den Erkrankungen an Kinderinfektionskrankheiten nach Altersklassen.
(Nr. 7. S. 148—150.)

7* Der Stand der anzeigepflichtigen Krankheiten im Deutschen Reich am Ende des Jahres 1935. (Nr. 9.
S. 183—191.)

8* Die örtliche Gliederung der häufigeren anzeigepflichtigen Krankheiten im Deutschen Reich in den
Jahren 1931—1934. (Nr. 15. S. 305—315.)

9* Die Sterblichkeit in der ersten Lebenswoche in England und Wales. — In Zusammenarbeit mit Dr. Toma
Stefanoff aus Sofia. (Nr. 17. S. 345—346.)

10* Die Bedeutung der kommunalen Gesundheitsstatistik. (Nr. 26. S. 498—499.)

11* Die Beobachtung der jahreszeitlich-epidemiologischen Bewegung von Infektionskrankheiten. (Nr. 27,
S. 521—524.)

12* Die Methoden zur Berechnung einer Kriminalitätsordnung. (Nr. 33. S. 621—626.)

13* Die Vergehen gegen das Gesetz zur Bekämpfung der Geschlechtskrankheiten (RGBG.) im Jahre 1933.
(Nr. 34. S. 644.)

b) Reichsarbeitsblatt.

14* Die neue Todesursachenstatistik der Kriegsbeschädigten und ihre Bedeutung für die Versorgungsgesetzgebung.

c) Bericht über das Geschäftsjahr 1935/36 des Reichs-Tuberkulose-Ausschusses. Erstattet von Dr. H. Denker.

15* Ergebnisse der Tuberkulose-Fürsorgestellenberichte. In Zusammenarbeit mit Dr. E. Seiffert. (S. 59—69.)

d) Deutsche Medizinische Wochenschrift.

Statistische Kurzberichte V (Nr. 3. S. 107).

16* Die gewerblichen Erkrankungen an Milzbrand in den Vereinigten Staaten von Amerika 1929—1933.

17* Die Fehlgeburten in Lettland.

18* Das Problem der Ortsfremden bei der Statistik der anzeigepflichtigen Krankheiten.

19* Ergebnisse der Musterungen für das dänische Heer.

Statistische Kurzberichte VI (Nr. 6. S. 231).

20* Die Schulversäumnisse wegen eigener Krankheit in den Mannheimer Volksschulen 1932/33 bis 1934/35.

21* Die Neuordnung der ärztlichen Todesursachenbescheinigung in Kanada.

22* Das Geschlechtsverhältnis bei den Diphtherieerkrankungen nach Altersklassen.

23* Die Schlafverhältnisse der Schuljugend in Thüringen.